国家级重点专科建设项目

护士临床思维训练
Clinical Thinking Practice in Nursing

主 编 张洪君 李葆华

北京大学医学出版社

HUSHI LINCHUANG SIWEI XUNLIAN

图书在版编目（CIP）数据

护士临床思维训练/张洪君，李葆华主编．—北京：北京大学医学出版社，2013.3（2024.2重印）

ISBN 978-7-5659-0503-2

Ⅰ．①护⋯　Ⅱ．①张⋯②李⋯　Ⅲ．①护理学-英文　Ⅳ．①R47

中国版本图书馆 CIP 数据核字（2012）第 299414 号

护士临床思维训练

主　　编：张洪君　李葆华
出版发行：北京大学医学出版社
地　　址：(100191) 北京市海淀区学院路 38 号　北京大学医学部院内
电　　话：发行部 010-82802230；图书邮购 010-82802495
网　　址：http://www.pumpress.com.cn
E - mail：booksale@bjmu.edu.cn
印　　刷：北京信彩瑞禾印刷厂
经　　销：新华书店
责任编辑：许　立　　责任校对：金彤文　　责任印制：罗德刚
开　　本：787 mm×1092 mm　1/16　印张：17.5　插页：2　字数：440 千字
版　　次：2013 年 3 月第 1 版　2024 年 2 月第 5 次印刷
书　　号：ISBN 978-7-5659-0503-2
定　　价：50.00 元

版权所有，违者必究

（凡属质量问题请与本社发行部联系退换）

编委名单

（按姓氏拼音排序）

柴 玮	车 颖	陈 樨	陈潇潇	陈秀云	戴宏乐
邓述华	杜 俊	段俊涛	付雪雁	葛宝兰	管艳玲
郭立花	郭笑妍	洪宝丽	侯文铮	胡家颖	胡晋平
黄 萍	黄润州	黄 素	贾 珊	李葆华	李惠芳
李佳佳	李 健	李建军	李 谨	李灵慧	刘春霞
刘金莲	刘 敏	刘 萍	刘 研	刘 征	刘志平
卢 契	卢丽凤	卢世芳	骆金铠	欧国荣	齐 颖
乔红梅	宋 静	孙巧玲	孙悦华	田 菲	田淑红
童素梅	王海燕	王 晶	王 靖	王攀峰	王 群
王 爽	王振青	吴金艳	吴晓静	肖 颖	许影婕
阳 凡	杨海娥	药晋江	殷淑珍	于桂香	苑 垒
张洪君	张 静	张婉婧	张文慧	张妍红	张燕辉
张艳萍	赵 芳	赵 楠	郑海燕	郑粤吟	钟 丽
周玉洁	祖鹏婧				

序

随着医学模式的转变,在我国护理专业服务的内涵和外延发生着深刻的变化。护理学的知识结构也相应地由生物科学扩大到心理科学和社会科学领域,其工作模式决定着护理的内容和范围的宽泛与扩大,这对护士专业实践能力、工作经验等方面提出了更高的要求。

目前我国的医疗卫生事业改革进入新的发展时期,护理事业不断发展,在临床护理中实施责任制整体护理,强调"以病人为中心",要求达到优质护理服务的境界,因而,近年来我国护理人员数量增长迅速,如何培养护士,使之满足临床工作要求、提供优质护理,是每一个护理管理者关注的课题。

《护士临床思维训练》这本书选取了大量临床中常见的有代表性的病例,从各个方面进行护理阐述,引导护士如何在工作中担负起病情观察、专业照顾、健康教育、心理支持等各项护理任务,为患者提供安全、优质的护理。该书具有很强的实用性,对于各级护士培养具有重要的指导意义。所给的案例是从不同角度了解或学习疾病的发生与发展,了解确定疾病的依据,知晓治疗的方法和手段,掌握护理措施等。本书将有助于提高低年资护士综合护理的基本临床思维能力,有助于高年资临床护士从疑难病例的分析判断和实践经历中学习。学习临床护理不仅要学习好基础知识,更重要的是把每一基础部分综合起来,本书正是遵循这样一思路编制而成。

希望这本书能够帮助护士迅速掌握常见病的护理技巧、树立良好的临床护理思维习惯。

高燕红

2012 年 11 月 15 日

前　言

随着护理临床工作内容的不断拓展、病人周转的加快，如何保证临床护士掌握较全面的知识，为临床患者提供安全、优质的护理，已成为当今护士培训需要解决的重要课题。

北京大学第三医院是一所三级甲等综合医院，各项管理指标处于我国先进水平，多次受到卫生部和北京市卫生局的表彰。护理工作在医院各项工作的完成中起到了重要的作用。2010年在卫生部首批重点学科建设项目申请中，北京大学第三医院的专科护理很荣幸地获得了项目支持。

为了更好地发展学科，北医三院护理人在护理临床、护士培训、护理管理模式创新方面进行了孜孜不倦的探索。出于将多年来的经验与同行共同学习、共同分享的目的，我们组织大量具有丰富临床经验的护士编写了本书。

本书共分三部分，既介绍了大量的临床病例，帮助护士能够在短时间内了解不同疾病的特点，同时也进行了大量护理分析，帮助护士树立正确的临床护理思维。

由于各方面条件限制，不足之处恳请各位护理同仁给予批评指正。

编者
2012年11月

目　录

学习篇

冠状动脉粥样硬化性心脏病	3
心肌梗死	7
慢性心力衰竭	11
慢性阻塞性肺病	14
肺间质纤维化	18
支气管哮喘	22
2型糖尿病	25
脑出血	30
脑梗死	34
肾病综合征	37
消化道出血	40
再生障碍性贫血	44
过敏性休克	47
甲状腺瘤	52
胃癌	55
颈椎病	59
右胫腓骨骨折、踝关节骨折	63
髋关节置换	67
膝关节置换	71
下肢深静脉血栓	76
脊髓损伤	78
肾结石	81
心脏瓣膜病	85
食管癌术后肺不张	89
膝关节骨关节病	92
肩袖撕裂	96
盆底器官膨出	98
子痫前期（重度）	102
支原体肺炎	105
新生儿高胆红素血症	107
扁桃体炎	110

青光眼	113
眼外伤	116
天疱疮	119

提高篇

1例大量心包积液致心包压塞的护理	127
1例应用低分子肝素引起患者注射部位以外出血的护理	131
1例重症甲型流感并发急性呼吸窘迫综合征（ARDS）患者应用体外膜肺氧合（ECMO）辅助治疗的护理	137
1例胃管误入气管患者的护理	142
1例系统性红斑狼疮（SLE）伴多脏器损害的护理	145
1例急性髓细胞性白血病M3型患者合并出血的护理	150
1例经PICC（经外周置入的中心静脉导管）化疗合并皮疹病人的护理	155
1例氯氮平中毒致急性胃扩张的急救与护理	160
1例黑斑息肉病患者的护理	164
1例肠穿孔修补术后气管切开患者的护理	169
1例胰腺癌合并胃造瘘患者的护理	175
1例冠状动脉旁路移植术后并发乳糜胸的护理	180
1例慢性阻塞性肺气肿、肺大疱患者术后出现气管食管瘘的护理	185
1例胸椎旁肿瘤合并下肢静脉血栓患者的护理	189
1例肛周会阴坏死性筋膜炎并发多脏器功能受损患者的护理	193
1例产后出血患者的护理	198
1例妊娠合并慢性肾功能不全的护理	202
1例双眼爆炸伤合并双上肢损伤患者的护理	206
1例真菌性鼻窦炎伴颅内感染合并糖尿病的护理	212
1例大疱性表皮松解坏死型药疹患者的护理	217

思考篇

病例简介-冠心病	223
病例简介-心肌梗死	223
病例简介-慢性心力衰竭	224
病例简介-慢性阻塞性肺疾病	225
病例简介-肺间质纤维化	225
病例简介-支气管哮喘	226
病例简介-2型糖尿病	226
病例简介-脑出血	227
病例简介-脑梗死	227
病例简介-肾病综合征	228

病例简介-消化道出血 ··· 229
病例简介-再生障碍性贫血 ··· 229
病例简介-过敏性休克 ··· 230
病例简介-甲状腺瘤 ·· 231
病例简介-胃癌 ··· 231
病例简介-颈椎病 ··· 232
病例简介-右胫腓骨骨折、踝关节骨折 ························ 232
病例简介-髋关节置换 ·· 233
病例简介-膝关节置换 ·· 233
病例简介-下肢深静脉血栓 ··· 234
病例简介-脊髓损伤 ·· 235
病例简介-肾结石 ··· 235
病例简介-心脏瓣膜病 ·· 236
病例简介-食管癌术后肺不张 ····································· 236
病例简介-肩袖撕裂 ·· 237
病例简介-盆底器官膨出 ·· 238
病例简介-子痫前期（重度） ····································· 238
病例简介-支原体肺炎 ·· 239
病例简介-新生儿高胆红素血症 ·································· 240
病例简介-扁桃体炎 ·· 240
病例简介-青光眼 ··· 241
病例简介-眼外伤 ··· 241
病例简介-天疱疮 ··· 242
思考篇答案 ··· 243

附录

1. 临床常用检验正常值 ··· 262
2. 英文缩略语表 ··· 267

学习篇

冠状动脉粥样硬化性心脏病

一、一般资料

姓名：某某　　　　　　　　入院时间：2011/09/15
年龄：43　　　　　　　　　入院方式：急诊
性别：男　　　　　　　　　病历记录时间：2011/09/15
职业：工人　　　　　　　　病史陈述者：患者本人
民族：满族　　　　　　　　可靠程度：可靠
籍贯：北京　　　　　　　　婚姻：已婚
文化程度：本科
入院医疗诊断：冠状动脉粥样硬化性心脏病
　　　　　　　急性下壁、右室心肌梗死
　　　　　　　心脏不大
　　　　　　　起搏心律
　　　　　　　心功能Ⅱ级
主管医生：某某
主管护士：某某

二、病史

主诉：间断胸痛3天，再发5小时。

现病史：患者近3天于每天傍晚活动时出现胸痛，向肩胛下放射，可忍受，持续2~3分钟可缓解，无晕厥、恶心、呕吐、腹痛、呼吸困难，未予重视。5小时前早餐后出现胸骨后闷痛，较剧烈，向后背放射，伴恶心，呕吐胃内容物1次，伴大汗，持续不缓解，4小时前来我院急诊，心电图示"Ⅱ、Ⅲ、aVF、$V_{3R\sim5R}$ ST段抬高"，急诊冠状动脉造影（CAG）结果为："冠状动脉左主干（LM）正常，前降支（LAD）近端狭窄40%，回旋支（LCX）中段不光滑，右冠状动脉（RCA）近端完全闭塞"。对RCA植入1枚支架，术中患者有一过性心动过缓，HR：33次/分，给予阿托品0.5mg静脉注射，同时行临时起搏器植入术，手术顺利，术后HR：70次/分，起搏心律，术后转入冠心病监护病房（CCU）。发病以来患者饮食较好，睡眠可，体重变化不大。

现在身体状况：

进食、洗漱、更衣、排泄需他人协助。

入院前后对比：

	入院前	入院后
饮食	3餐/日，2～3两/餐，食欲好，无忌口	3餐/日，1～2两/餐，食欲一般，无忌口
饮水	2000ml/d，茶水为主	1000～1500ml/d，白开水为主
睡眠	睡眠较晚，连续睡眠8小时，无午睡，晨起精神好	夜间间断睡眠大于8小时，无午睡，晨起精神好
小便	1500～2000ml/d，色淡黄	1000ml/d左右，色淡黄
大便	1次/日，成形黄色软便，排便不费力	1次/2～3日，成形黄色软便，排便不费力

既往史：发现"高脂血症"8年余，未治疗，否认高血压、冠心病、糖尿病病史，否认肝炎、结核等传染病史，否认手术、外伤、输血史。

过敏史：否认药物、食物、花粉过敏史。

个人史：吸烟10余年，15支/天，偶有少量饮酒。出生生长于原籍，否认疫区居住、疫水接触史，否认毒物、放射线接触史。

婚育史：适龄婚育，育有1女，女儿及配偶体健。

家族史：否认家族中遗传病、传染病等病史，其母患脑梗死。

三、护理评估

1. 体格检查

身高：165cm 体重：67.5kg T：36℃ P：70次/分 R：18次/分
BP：100/60mmHg 发育正常，营养中等，神志清楚，平卧位，查体合作。全身皮肤未见苍白、黄染、皮疹及出血点。全身浅表淋巴结未触及肿大。双侧瞳孔等大等圆，直径约3mm，对光反射灵敏。口唇无发绀，口腔黏膜无溃疡及出血，颈部对称，颈软无抵抗，颈静脉无充盈，颈动脉未见异常搏动，气管居中，甲状腺无肿大。胸廓对称无畸形，呼吸运动对称，语颤均等，节律规整。双肺叩诊音清，呼吸音清，未闻及干湿性啰音。腹部平坦，无腹壁静脉曲张，未见胃肠形及蠕动波，腹软，无压痛、反跳痛、肌紧张，肝、脾肋下未及。Murphy征阴性，叩诊鼓音，移动性浊音阴性，肠鸣音3～4次/分，腹、腰部未闻及血管杂音，双下肢无水肿，双侧足背动脉搏动强弱一致，右腹股沟区可见股动脉置入鞘管处伤口，无渗血出血。

2. 专科检查

心前区无隆起及凹陷，心尖搏动不明显。心率70次/分，心律齐，$A_2 > P_2$。各瓣膜听诊区未闻及病理性杂音，未闻及心包摩擦音。心界叩诊如下表：

右（cm）	肋间	左（cm）
2	Ⅱ	2
2	Ⅲ	3
3	Ⅳ	5
	Ⅴ	8

锁骨中线至前正中线距离为9cm

3. 辅助检查

2011.9.15　血常规：WBC：9.2×10^9/L　Hb：154g/L

中性粒细胞：68.2%　肌钙蛋白（TnT）：阴性

心肌酶：AST　58U/L↑　CK-MB　47U/L↑

CK　345U/L↑　LDH　490U/L↑

心电图：Ⅱ、Ⅲ、aVF、$V_{3R\sim5R}$　ST段抬高

电解质：K^+　5.82mmol/L　Na^+　133.9mmol/L

冠状动脉造影：LM正常，LAD近端狭窄40%，LCX中段不光滑，RCA近端完全闭塞

2011.9.16　超声心动：室壁节段性异常（左心室下壁基地段-中段）左心室射血分数（LVEF）：57%

TNT：0.21ng/dl↑

心肌酶：AST　68U/L↑，CK-MB　6U/L，CK　352U/L↑，LDH　214U/L↑

2011.9.17　心肌酶：AST　22U/L，CK-MB　7U/L，CK　274U/L，LDH　148U/L

电解质：K^+　4.89mmol/L，Na^+　139.9mmol/L

4. 心理社会状况

（1）精神状况：精神好，语言流利，定向力、记忆力、视、听、嗅、味觉均正常；

（2）对疾病问题的认识和理解：对急性心肌梗死、冠状动脉粥样硬化性心脏病知识不了解，希望了解到更多心肌梗死的预防及保健知识以及今后饮食、活动方面的指导；

（3）应对能力：遇事可自行解决，平静应对紧张，入院后很快适应环境；

（4）人格类型：外向、独立、松弛、主动；

（5）周围环境与人际关系：与同事关系融洽，入院后很快与医护人员及病友建立友好关系；

（6）其他：医保，家庭经济状况良好。

四、目前主要治疗

心内科疾病护理常规

特级护理

低盐、低脂半流食

多功能监测　Q1h

持续吸氧　2L/min

抗血小板聚集：拜阿司匹林　0.3　Qd　口服

抗血液凝集：氯吡格雷（波利维）　75mg　Qd　口服

低分子肝素钙（速碧林）　0.6ml　iH　Q12h（9am，9pm）

扩张冠状动脉：硝酸异山梨酯（消心痛）　10mg　tid　口服

稳定斑块：辛伐他汀（舒降之）　　20mg　Qn　口服

胃黏膜保护剂：吉法酯（惠加强）　　100mg　Tid　口服

五、护理计划

护理诊断	护理目标	护理措施
1. 部分自理能力缺陷（进食、洗漱、更衣、排泄需他人协助）	患者在住院卧床期间生活需求得到满足	1. 评估患者自理程度，将呼叫器放在患者床边，并教会其使用 2. 卧床期间协助患者进食、洗漱、更衣、排泄等生活护理 3. 询问有无生理需要，协助患者大小便，保持床单位及衣服的平整、干燥和整洁 4. 将患者经常使用的物品放于易取处
2. PC：出血	住院期间医护人员及时发现患者出血征象，并及时处理	1. 评估患者伤口情况，皮肤有无出血点，口腔牙龈是否有出血 2. 置管侧肢体制动，保持鞘管不打折，不脱出。必要时约束置管侧下肢，观察肢体血运情况 3. 随时了解患者 APTT 及血小板的化验结果，如出现异常及时通知医生 4. 嘱患者避免抓伤皮肤，保持床单位的整洁 5. 为患者做完有创操作后应按压伤口 5~10 分钟 6. 观察患者大小便情况，定期送检
3. 知识缺乏：缺乏心肌梗死的预防保健知识	患者 1 周内能简单理解、复述心肌梗死后的注意事项及术后预防保健知识	1. 评估患者的文化程度以及对疾病知识了解的程度，评估学习知识的需求和影响学习的因素 2. 指导患者使用软毛牙刷，勿过力刷牙，勿抠挖鼻孔 3. 向患者讲解疾病的预防保健知识的重要性，取得患者的理解 4. 在宣教时注意让患者保持舒适的姿势，并注意观察其病情和心理状态 5. 耐心倾听患者的诉说，鼓励其提出问题并给予讲解

（洪宝丽　阳　凡　段俊涛）

心 肌 梗 死

一、一般资料

姓名：某某　　　　　　　　　　入院日期：2011/03/09
年龄：37 岁　　　　　　　　　　入院方式：平车
性别：男　　　　　　　　　　　病历记录日期：2011/03/09
职业：干部　　　　　　　　　　病史陈述者：患者本人
民族：汉族　　　　　　　　　　可靠程度：可靠
籍贯：上海　　　　　　　　　　婚姻：已婚
文化程度：大专
入院医疗诊断：冠状动脉粥样硬化性心脏病
　　　　　　　急性下壁心肌梗死
　　　　　　　心脏不大
　　　　　　　起搏心律
　　　　　　　心功能Ⅱ级
主管医生：某某
责任护士：某某

二、病史

主诉：胸闷、胸痛8天，加重10小时。

现病史：患者于8天前劳累后突发左胸闷痛，伴出汗，无放射，不伴心悸、恶心、呕吐，自服速效救心丸5粒，10分钟后症状明显减轻。7天前患者偶感左胸闷痛不适，快走等活动时加重，休息5分钟后可缓解。于外院就诊，建议留诊观察，但患者自行离院。3月9日于我院就诊，诊断为急性下壁心肌梗死。于3月14日4pm行经皮冠状动脉介入治疗（PCI）术，术中植入临时心脏起搏器后收入CCU。3月15日5pm转入心内科病房。

现在身体状况：

饮食：半流食，每餐2两，每天3餐。

饮水：每天800～1000ml左右，以白水为主。

休息：卧床休息。

睡眠：夜间连续睡眠6～7小时，午休40分钟左右，醒后精神好。

排泄：大便每天1次，黄色成形软便，无便秘。

小便：每天1000～1300ml，淡黄色清亮尿液，无尿频、尿急、尿痛、排尿困难。

嗜好：吸烟10余支/天×（7～8）年，未戒烟，无嗜酒。

既往史：患者20年前发现"乙肝大三阳"未诊治，十余年前患"心肌炎"已治愈，否认高血压、糖尿病、高脂血症病史，否认结核病病史。否认药物过敏史，否认食物、花粉过敏史。

个人史：患者生于原籍，久居北京，无疫区居住史，无疫水接触史，无SARS接触史，无牧区、矿山、高氟区、低碘区居住史，无化学物质、放射性物质、有毒物质接触史，无吸毒史。

婚育史：适龄婚育，育有一子，体健。

家族史：患者母亲四十余岁患"冠心病"，否认其他家族遗传病史。

三、护理评估

1. 体格检查

身高：170cm　体重：80kg　T：36.9℃　P：74次/分　R：21次/分　BP：118/62mmHg

发育良好，营养中等，正常面容，表情自如，自主体位，神志清楚，查体合作。全身皮肤黏膜无黄染，无皮疹、皮下出血、皮下结节、瘢痕，毛发分布正常，无水肿，无肝掌、蜘蛛痣。全身浅表淋巴结无肿大。头颅无畸形、压痛、包块，无眼睑水肿，结膜正常，眼球正常，巩膜无黄染，双侧瞳孔等大等圆，直径3mm，对光反射正常。外耳道无异常分泌物，乳突无压痛，粗测听力无障碍。嗅觉正常，口唇无发绀，口腔黏膜正常。舌苔正常，伸舌无偏斜、震颤，咽部黏膜正常，双侧扁桃体无肿大。颈软无抵抗，颈动脉搏动正常，颈静脉正常。气管居中，肝颈静脉回流征阴性。甲状腺正常，无压痛、震颤、血管杂音。胸廓正常，胸骨无叩痛。呼吸运动正常，肋间隙正常，语颤正常。双肺叩诊音清，呼吸规整，听诊双肺呼吸音粗，未闻及干湿啰音及胸膜摩擦音。腹部平坦，无腹壁静脉曲张，腹肌紧张，无压痛、反跳痛，腹部无包块。肝、脾未触及，Murphy征阴性，肾区无叩击痛，移动性浊音阴性。肠鸣音5次/分。肛门及外生殖器未查。脊柱正常生理弯曲，四肢活动自如，无畸形、下肢静脉曲张，无杵状指（趾），关节正常，下肢无水肿。

2. 专科检查

心前区无隆起，心尖搏动正常，心尖搏动位于左锁骨中线内侧1cm第五肋间，未触及震颤，心浊音界正常，心率74次/分，律齐，各瓣膜听诊区未闻及杂音，无心包摩擦音。心界叩诊如下表：

右（cm）	肋间	左（cm）
2	Ⅱ	2.5
2	Ⅲ	4
3	Ⅳ	6
	Ⅴ	8

锁骨中线至前正中线距离为9cm

3. 辅助检查

2011.3.9

心电图：Ⅱ、Ⅲ、aVF 异常 Q 波，T 波低平，$T_{Ⅲ、aVF}$ 倒置

心肌酶：AST 104U/L↑，CK-MB 63U/L↑，CK 921U/L↑，LDH 263U/L↑

TnT：1.4ng/ml↑

尿常规：尿胆原（+-），未见红细胞及其他

2011.3.10

肾功能Ⅱ，血脂Ⅱ：Ca^{2+} 2.13mmol/L，T-CHO 5.55mmol/L，TG 0.96mmol/L，LDL-C 4.14mmol/L↑，HDL-C 1.09mmol/L，ApoA1 1036mg/L↓，ApoB 1164mg/L↑

乙肝五项：HBsAg（+），抗 HBe（+），抗 HBc（+）

ESR：10mm/h

2011.3.10

肝功能Ⅱ，心肌酶：US-CRP 16.39mg/L↑，ALT 65U/L↑，AST 97U/L↑，T-Bil 26.9μmol/L↑，LDH 472U/L↑，HBDH 457U/L↑，CK 801U/L↑

2011.3.10

凝血Ⅱ：FIB 556mg/dl↑，APTT 37.8s↑，APTT 比率 1.26↑，INR 1.04，PT 12.6s，凝血酶原活动度 93%

2011.3.14

尿常规：尿胆原（+-），尿潜血（+）

心肌酶、电解质：Cl^- 112mmol/L↑，Ca^{2+} 1.97mmol/L↓，K^+ 4.03mmol/L，Na^+ 143.5mmol/L，TnT 0.57ng/ml↑

2011.3.15

TnT：0.57ng/ml↑

心肌酶、电解质：LDH 277U/L↑，HBDH 245U/L↑，Cl^- 115mmol/L↑，TCO_2 22.6mmol/L↓，K^+ 4.89mmol/L，Na^+ 145.4mmol/L

4. 心理社会状况

(1) 精神状况：神志清楚；

(2) 对疾病（健康）问题的认识和理解：了解；

(3) 应对能力：正常；

(4) 人格类型：独立、主动、外向、松弛；

(5) 周围环境及人际关系：与家人和周围邻居、同事关系和睦。

四、目前主要治疗

降血脂：辛伐他汀 20mg Qn 口服

扩大冠状动脉：硝酸甘油 50mg+0.9% 生理盐水 40ml 静脉泵入维持

抗血液凝集：低分子肝素 0.6mg Q12h 皮下注射，氯吡格雷 75mg Qd 口服

抗血小板聚集：拜阿司匹林 0.1g Qd 口服

降血压：卡托普利 6.25mg Tid 口服

减轻心肌耗氧量：美托洛尔（倍他乐克） 12.5mg Bid 口服

五、护理计划

护理诊断	护理目标	护理措施
1. PC：心律失常	患者住院期间，医护人员通过密切观察及时发现心律失常并处理	1. 密切注意患者主诉，观察心律、神志、生命体征，及时准确记录。观察并记录心电图示波有无起搏心律。一旦发现心律失常，及时通知大夫处理 2. 遵医嘱准确给予抗心律失常药物，并观察疗效 3. 做好临时起搏器术后的护理，注意观察穿刺部位伤口有无出血、渗血，双侧足背动脉搏动是否正常一致 4. 密切观察起搏器工作状况及设置的起搏频率 5. 嘱患者平卧位，禁止患者剧烈翻身 6. 做好心理护理，消除患者焦虑、恐惧情绪，给予必要的解释 7. 保持抢救仪器及药物齐备、良好
2. PC：出血	患者住院期间，医护人员能及时发现出血并及时处理	1. 观察出血情况：全身皮肤黏膜有无出血点、有无鼻出血、呕血以及烦躁不安、头痛、视力模糊、神志改变。观察尿便颜色，如有异常，及时检查并处理 2. 密切观察患者股动脉穿刺伤口及周围皮肤组织有无渗血、出血 3. 保持患者术侧肢体伸直，防止出血 4. 给予半流食，当恢复正常饮食时嘱患者避免食用刺激性或粗硬食物 5. 保持大便通畅，防止因用力排便引起肠道或其他部位出血，必要时给予灌肠或遵医嘱给予药物通便 6. 遵医嘱及时给药，积极配合原发病的治疗
3. 躯体移动障碍：与支架术后绝对卧床有关	1. 患者卧床期间生活需要及时得到满足 2. 7天内患者下地活动，无肢体活动障碍	1. 评估患者自理的程度和需要情况 2. 注意观察穿刺部位伤口有无出血、渗血，双侧足背动脉搏动情况、皮肤色泽和温度情况 3. 保证患者术侧肢体绝对伸直平卧，至拔管后 6～8h 4. 协助患者进食、洗漱、大小便
4. 知识缺乏：缺乏PCI术后相关的保健知识	患者转出CCU前能复述有关PCI术后的相关保健知识	1. 评估患者掌握知识的程度，向患者讲述有关冠心病易患因素、保健知识，如戒烟、饮食清淡、情绪稳定、大便通畅 2. 活动指导：避免咳嗽、打喷嚏，若控制不住，可按压腹部协助咳嗽或打喷嚏，必要时可给予止咳药物 3. 鼓励患者提问说出自己的看法主动与护士讨论 4. 指导患者加强自我监护，必要时复诊

（于桂香　刘　萍）

慢性心力衰竭

一、一般资料

姓名：某某　　　　　　　　入院日期：2011/09/27
性别：女　　　　　　　　　入院方式：轮椅
年龄：83岁　　　　　　　　病历记录日期：2011/09/27
职业：干部　　　　　　　　病历申述者：本人
民族：汉族　　　　　　　　可靠程度：可靠
籍贯：北京　　　　　　　　婚姻：已婚
入院医疗诊断：1. 慢性心力衰竭
　　　　　　　2. 高血压病3级　极高危
主管医生：某某
责任护士：某某

二、病史

主诉：间断呼吸困难3年，加重3天。

现病史：患者近3年来常于爬楼后或步行较快时出现呼吸困难，休息后可缓解，活动耐力逐年下降。近2年来，偶有受凉后出现夜间阵发性呼吸困难，伴咳嗽、咳痰，坐起后好转，未诊治。近2个月患者出现双下肢水肿，尿量减少。3天前患者受凉后出现夜间阵发性呼吸困难，不能平卧，无咳嗽、咳痰、咳血、乏力、疲倦、心悸、尿少、大汗、腹胀、食欲缺乏、恶心、呕吐，持续不缓解，为进一步诊治收入院。患者入院后查体神志清楚，自动体位，诉活动后呼吸困难、能平卧，双下肢轻度可凹性水肿。日常生活可部分自理，如厕、沐浴需人协助。睡眠良好、二便正常、体重无明显变化。

现在身体状况：

饮食：低盐、低脂饮食，3餐/日，1~2两/餐，荤素均可，偏面食。

饮水：1000~1500ml/d，以白开水、茶水为主。

休息：卧床休息。

睡眠：夜间睡眠6~7小时，晨起精神好，午睡1小时。

大便：1~2次/日，黄色成形软便，不费力。

小便：1000~1500ml/d，尿色淡黄清亮。

既往史：高血压病40年，血压最高210/100mmHg，长期服用降压药，血压控制在120~130/60~70mmHg左右。否认肝炎、结核等传染病病史。否认糖尿病、脑血管病、手术外伤史。

过敏史：否认药物、食物、花粉过敏史。

家族史：否认家族遗传病史。

个人史：生于北京，久居本地，无疫情、疫水、疫区接触史，无烟酒嗜好。

三、护理评估

1. 体格检查

身高：160cm　体重：60.5kg　T：36.4℃　P：60次/分　R：18次/分　BP：135/65mmHg

患者发育正常，营养良好，自动体位，神志清楚，查体合作，全身皮肤黏膜无苍白、黄染、皮疹、皮下出血，全身浅表淋巴结无肿大，头颅无畸形，未触及包块，无压痛。眼睑无水肿下垂，结膜无苍白，巩膜无黄染，角膜透明。双侧瞳孔等大等圆，直径2.5mm，对光反射灵敏。耳郭无畸形，外耳道通畅。鼻外形正常，鼻窦无压痛。口唇无苍白、发绀。伸舌居中，咽无充血。扁桃腺无肿大。颈软，无抵抗，未见颈静脉充盈、怒张，未见颈动脉异常搏动。气管居中，甲状腺无肿大。胸廓无畸形，双侧呼吸运动规律一致，双肺叩诊清音，双肺可闻及散在湿啰音，未闻及胸膜摩擦音。腹平未见胃肠形及蠕动波，无压痛及反跳痛，麦氏点压痛阴性，肝、脾肋下未及，Murphy征阴性，腹部未触及包块。腹部叩诊鼓音，移动性浊音阴性，肝肾区无叩痛，肠鸣音3～4次/分，腹部未及血管杂音，脊柱四肢无畸形，关节无红肿及活动障碍，双膝关节反射对称引出，双侧巴氏征阴性。

2. 专科检查

心前区无隆起及异常搏动，心尖搏动位于左锁骨中线第5肋间外1cm，搏动范围约2.5cm。叩诊左心界增大，心脏相对浊音界如下表。听诊心率73次/分，律齐，各瓣膜听诊区未闻及杂音、无心包摩擦音。双下肢轻度可凹性水肿。

心脏相对浊音界

右（cm）	肋间	左（cm）
2.5	Ⅱ	3.0
2.5	Ⅲ	4.0
3.0	Ⅳ	7.0
～	Ⅴ	11.0

3. 心理社会状况

（1）精神状况：精神好，沟通自然，记忆力、定向力正常，视听嗅觉正常；

（2）对疾病（健康）问题的认识和理解：患者对疾病的预防、保健等完全了解；

（3）应对能力：能够独立处理问题；

（4）人格类型：独立、松弛、主动、外向；

（5）周围环境及人际关系：日常生活适应力较好。日常与邻里来往密切，关系融洽。住院期间与医护人员及病友能友好往来；

（6）其他：家庭经济条件好，公费医疗。

四、护理计划

护理诊断	护理目标	护理措施
1. 气体交换功能受损：与心衰导致的肺水肿有关	患者在住院期间主诉呼吸困难症状减轻或消失	1. 评估患者呼吸频率、节律 2. 监测生命体征、神志变化 3. 遵医嘱给予低流量吸氧 2L/min，注意观察患者吸氧后症状是否改善、管路是否通畅 4. 每周一更换鼻导管、消毒湿化瓶，每日更换蒸馏水 5. 保持舒适体位：抬高床头，使患者处于半卧位或高枕卧位 6. 指导患者有效的呼吸技巧，教会患者缩唇腹式呼吸 7. 遵医嘱给予平喘、强心、利尿药物，注意观察用药后的效果 8. 保持病室环境干净整洁，每日通风 2 次，保持病室的温度（20℃～22℃）、湿度（50%～70%）适宜
2. 体液过多：与心衰有关	患者保持体液平衡，体重维持正常，无水肿或水肿减轻	1. 评估患者双下肢水肿情况 2. 详细记录 24 小时出入量，维持体液平衡 3. 限制液体摄入量，限制钠盐的摄入量 4. 抬高床头，使患者处于半卧位，鼓励患者翻身，给予抬高下肢 5. 遵医嘱给予强心、利尿药。注意监测电解质情况 6. 定期测量下肢周径：膝关节上 20cm、膝关节下 15cm
3. PC：电解质紊乱	护士在患者住院期间密切观察其有无电解质紊乱临床表现，及时通知医生给予处理	1. 护士在患者住院期间密切观察其有无电解质紊乱临床表现，及时通知大夫给予处理 2. 评估患者心脏的情况，注意心率、心律的变化 3. 监测心电图的变化 4. 每天监测血钾的变化，遵医嘱应用补钾药物 5. 准确记录出入量，见尿补钾 6. 静脉补钾时注意速度、浓度 7. 做好患者的饮食指导
4. 部分自理能力受限：与心功能不全、医源性限制活动有关	患者在住院期间日常生活需要得到满足	1. 评估患者自理能力的程度 2. 定时巡视，经常询问患者的所需并及时给予协助 3. 为患者放置呼叫器，并指导患者正确使用方法 4. 常用物品均放置在患者易取处 5. 为患者做好生活护理，口腔护理 Bid，会阴护理 Qd 6. 协助患者每 2 小时翻身 1 次，应用软枕，气垫床 7. 协助患者泡脚、洗漱

续表

护理诊断	护理目标	护理措施
5. 知识缺乏：缺乏有关药物、饮食、活动方面的知识	1周内患者能复述住院期间所服药物的作用和副作用及正确活动、饮食原则	1. 评估患者知识缺乏程度，鼓励其对自己不了解的内容提问，倾听其诉说 2. 嘱患者遵医嘱合理用药，讲解每天规律服药的重要性 3. 制订健康教育计划：第1天讲解药物的名称、用法及作用 第2天讲解药物的副作用 第3天讲解药物的注意事项 4. 指导患者活动注意事项以及做好相关的安全指导 5. 为患者提供所用药物的书面材料 6. 给患者讲解低盐低脂饮食的内容 7. 以问答形式及时了解患者的掌握程度，及时做好补充宣教

（管艳玲　钟　丽）

慢性阻塞性肺病

一、一般资料

姓名：某某　　　　　　入院日期：2011/06/23
年龄：63　　　　　　　入院方式：平车
性别：男　　　　　　　病历记录日期：2011/06/23
职业：工人　　　　　　病史陈述者：患者家属
民族：汉族　　　　　　可靠程度：基本可靠
籍贯：北京　　　　　　婚姻：已婚
文化程度：不详
入院医疗诊断：慢性阻塞性肺病
主管医生：某某
责任护士：某某

二、病史

主诉：呼吸困难1个月，加重3天。

现病史：1个月前患者无明显诱因出现呼吸困难加重，活动耐力由平地步行100～200m降为静息即有喘息，伴口唇、肢体末端发绀，夜间不能平卧，伴咳嗽咳痰加重，咳黄黏痰，不易咳出，家中自行吸氧，口服抗生素（具体不详）治疗，无好转。近3天出现精神差，嗜睡。2011年6月23日就诊于我院急诊，查血常规示：白细胞10.7×

10^9/L，血气示 pH：7.13，$PaCO_2$：136 mmHg PaO_2：56 mmHg，Ⅱ型呼吸衰竭，予无创通气，但效果差。给予气管插管，有创呼吸机辅助通气，为进一步治疗收入 RICU。

现在身体状况：神志清楚，持续呼吸机辅助呼吸，呼吸机通气方式：A/C，RR 14 次/分 FiO_2 40% V_T 480ml PEEP：4cmH_2O。吸痰为黄白黏痰，量约 50～60ml/d。示波：窦性心律，律齐，于 2011 年 7 月 15 日拔除气管插管。

饮食：流食，能全力 1000ml/d，瑞能 600ml/d。

饮水：100～150ml/d。

大便：1～3 次/日，黄色成形软便。

小便：3000～5000ml/d，留置尿管，尿色淡黄。

睡眠：4～5h/d。

嗜好：吸烟 30 年，20 支/天，已戒 10 年，偶饮酒。

既往史：高血压 10 余年，左侧面神经麻痹 4 余年，左前臂骨折术后。否认冠心病、糖尿病、脑血管、急慢性肾病史，否认肺炎、结核病病史。

过敏史：对青霉素及磺胺类药物过敏。

个人史：生于北京，久居北京，否认疫区接触史，否认放射线接触史。

婚育史：已婚，育有 1 子 1 女，子女体健。

三、护理评估

1. 体格检查

身高：170cm 体重：77kg T：36.3℃ P：98 次/分 R：17 次/分 BP：127/68mmHg

视诊桶状胸，双肺叩诊过清音，肋间隙增宽。听诊双肺呼吸音低，双肺可闻及湿啰音，未闻及哮鸣音及胸膜摩擦音。心前区无异常隆起或凹陷，心尖搏动未见。腹部平坦，未见腹壁静脉曲张、胃肠形蠕动波。腹软，无肌紧张、压痛、反跳痛。双下肢无水肿。

2. 辅助检查

血气分析：

日期	pH 7.260～7.392	$PaCO_2$ 64～83mmHg	PaO_2 85.5～115mmHg	SaO_2 93.4%～97.7%	备注
2011.6.23	7.260↓	77.7↑	79.3	93.4	
6.24	7.301↓	62.3↑	92.7	96.2	
6.25	7.331↓	73.9↑	91.5	96.1	
6.26	7.296↓	73.8↑	76.6	93.3	
6.26	7.342↓	73.8↑	90.8	96.2	
6.28	7.336↓	67.1↑	90.2	96.1	
7.1	7.329↓	79.4↑	115.4	97.7	
7.3	7.377	69.6↑	99.7	97.2	
7.8	7.273↓	83↑	85.5	94.7	
7.15	7.365	64.8↑	98.1	97.1	拔管前
7.15	7.335↓	70.6↑	77.6	94.2	无创通气

血常规：

	2012.6.24	6.27	6.28	7.3	7.5	7.8	7.9	7.10	7.13	7.15
白细胞	10.7↑	12.81↑	16.0↑	10.1↑	11.1↑	11.3↑	9.8↑	9.4↑	9.75↑	10.1↑
红细胞	4.78	5.01	4.40	4.43	4.43	4.37	4.36	4.17	4.16	4.43
中性粒细胞（%）	86.9↑	83.4↑	81.5↑	73.7↑	76.9↑	82.3↑	76.0↑	78.0↑	78.9↑	79.4↑

2012.6.29　电子支气管镜：左肺上下叶支气管黏膜弥漫充血水肿

2012.6.23　胸片：右下肺透亮度有所增高，斑片模糊影密度较前稍减淡

2012.6.27　胸片：右下肺透亮度有所增高，斑片模糊影密度较前稍减淡，体积较前缩小

2012.6.24　痰涂片：革兰阳性球菌（++）

2012.6.27　痰培养：鲍曼不动杆菌（++）

2012.7.2　痰培养：鲍曼不动杆菌（+++）　金黄色葡萄球菌（++++）甲型溶血性链球菌

2012.7.3　便常规加潜血：弱阳性

3. 心理社会状况

（1）精神状况：精神差、语言沟通障碍、间断出现幻听及幻觉、记忆力听力正常；

（2）对疾病问题的期望和理解：对病情反复加重而焦虑，担心预后差以及费用问题；

（3）应激反应：患者遇到重大事件与家属商量。

四、目前主要治疗

内科护理常规

特级护理

无创呼吸机辅助通气：S/T　RR14次/分　$FiO_2$40%　一般吸气压：16cmH_2O　呼气压：4cmH_2O

化痰：氢溴索 30mg　静脉冲入　Tid

抗感染：0.9%盐水 100ml + 亚胺培南 0.5 g　静脉输液 Q6h

左氧氟沙星　0.5g 静脉输液　Qd

0.9%盐水 100ml + 美罗培南 0.5 g 静脉输液　Q8h

0.9%盐水 100ml + 哌拉西林舒巴坦钠 5g 静脉输液　Q8h

5%葡萄糖 250ml + 万古霉素 1g 静脉输液　Q12h

抑制胃酸：法莫替丁 20mg　静脉冲入 Bid

营养：瑞能 600ml　鼻饲 Qd

能全力 1000ml　鼻饲 Qd

促进胃肠动力：枸橼酸莫沙必利 5mg　鼻饲 Tid

平喘：茶碱缓释胶囊　0.2g　鼻饲 Q12h

五、护理计划

护理诊断	护理目标	护理措施
1. 气体交换受损：与肺部炎症有关	患者住院期间呼吸困难得到改善	1. 评估患者生命体征，血氧饱和度，发绀情况，呼吸型态，呼吸频率，节律，深度的改变 2. 观察患者神志及血气变化 3. 给予患者舒适体位，如半坐位 4. 遵医嘱给予抗炎化痰平喘治疗，必要时吸痰 5. 遵医嘱给予呼吸机辅助通气。监测呼吸机参数变化，进行呼吸机使用及配合知识的宣教，提高患者的舒适度及耐受程度 6. 协助患者生活护理，绝对卧床休息，减少耗氧 7. 做好健康教育与心理护理，使患者能配合治疗
2. 清理呼吸道无效：与痰液黏稠，患者气管插管无法将痰液咳出有关	患者在住院期间呼吸道保持通畅	1. 评估患者的呼吸型态，呼吸音及血氧饱和度情况 2. 每小时评估患者有无痰液并及时吸痰。记录痰液的性质，量，颜色 3. 必要时行气管镜吸痰 4. 随时添加呼吸机湿化液，根据痰液黏稠度滴加2%碳酸氢钠湿化液 5. 遵医嘱给予雾化吸入及化痰药物 6. 床旁备好抢救用品
3. 自理能力缺陷：与患者气管插管以及医源性限制有关	患者住院期间生活需要得到满足	1. 评估患者自理缺陷的内容 2. 评估患者做好洗漱、大小便等生活护理 3. 做好床旁监测，随时发现患者的生活需要给予满足 4. 加强与患者沟通，使用写字板了解患者要求 5. 患者绝对卧床期间注意皮肤护理，每2小时翻身，骨突部位贴增强型透明贴保护并垫软枕
4. 语言沟通障碍：与患者气管插管有关	患者在住院期间可以有效沟通	1. 与患者进行手语沟通 2. 必要时给予写字板进行沟通 3. 安慰患者，解除患者紧张及消极心理 4. 进行非语言沟通时注意安全
5. 有皮肤完整性受损的危险	患者住院期间皮肤保持完整	1. 评估患者的皮肤、体温情况、营养状况 2. 骨突部位贴增强型透明贴及垫软枕。使用防压疮气垫 3. 保持床单位的平整 4. 定时观察患者受压部位皮肤的情况 5. 密切关注管路周围皮肤的状况。合理安放管路及导线 6. 保持皮肤干燥，如潮湿及时清洁

（李　谨）

肺间质纤维化

一、一般资料

姓名：某某　　　　　　　　入院日期：2011/06/27
年龄：74　　　　　　　　　入院方式：平车
性别：女　　　　　　　　　病历记录日期：2011/06/27
职业：教师　　　　　　　　病史陈述者：家属
民族：汉族　　　　　　　　可靠程度：可靠
籍贯：天津　　　　　　　　婚姻：已婚
文化程度：不详
入院医疗诊断：1. 肺间质纤维化
主管医生：某某
责任护士：某某

二、病史

主诉：发热伴咳嗽气短 6 天。

现病史：患者 6 天前无明显诱因出现发热，体温：38.3℃，伴畏寒，气短，活动后加重，咳嗽，咳白黏痰，于我院门诊查血常规示白细胞：6.64×10^9/L，胸片示双肺间质性改变伴感染。CT 示肺间质纤维化，给予阿奇霉素静点 3 天及雾化，平喘治疗后仍发热，体温最高 38.9℃。后于我院急诊查血气分析示 pH7.52，$PaCO_2$ 28mmHg，PO_2 69mmHg，SaO_2 95%，予吸氧，雾化，平喘，莫西沙星静点治疗 1 天，气短减轻，仍间断发热，体温波动在 37.5℃～38.8℃，为进一步治疗收入院。现给予患者呼吸机辅助通气，呼吸机通气方式 A/C，RR 12 次/分，FiO_2 45%，V_T 460ml，PEEP 10cmH_2O，吸痰为黄白黏痰，量约 40～50ml/d。

现在身体状况：

饮食：胃管鼻饲　瑞代 1000ml/d。

饮水：胃管鼻饲温开水 450ml/d。

休息：卧床。

睡眠：现处于镇静后睡眠状态。

排泄：大便每 1 次/日，黄色成形软便。

小便：1000 ml 左右/d　尿色淡黄。

吸烟饮酒史：吸烟 2～3 支/日，30 余年，已戒 3 个月，无饮酒嗜好。

既往史：慢性咳嗽咳痰 20 余年，晨起时咳嗽明显，咳痰为白色黏液或浆液性痰，偶可带血丝；夜间阵发性气短 10 余年，不能平卧，否认高血压，糖尿病，心脏病史，否认外伤手术史。否认食物、药物过敏史。

个人史：生于北京市，久居本地。无疫区、疫情、疫水接触史，无牧区、矿山、高氟区、低碘区居住史，无化学性物质、放射性物质、有毒物质接触史。

月经史：初潮 12 岁，7/28 天，绝经年龄 51 岁。月经周期规则，月经量中等，颜色正常。无血块、痛经史。

婚育史：育 1 子 1 女，配偶及子女均体健。

家族史：否认家族遗传史。

三、护理评估

1. 体格检查

T：37℃ P：96 次/分 R：22 次/分 BP：135/80mmHg

发育良好，营养中等，查体合作。全身皮肤黏膜无黄染，全身浅表淋巴结未触及肿大，双侧瞳孔等大等圆，直径 3mm，对光反射灵敏。颈软，颈静脉无怒张，胸廓前后径增大，为桶状胸，双肺叩诊过清音，肋间隙增宽，听诊双肺呼吸音低，呼吸活动减弱，触觉语颤减弱，两肺可闻及湿啰音，未闻及哮鸣音及胸膜摩擦音。心前区无异常隆起或凹陷，心尖搏动未见。腹部平坦，未见腹壁静脉曲张、胃肠形蠕动波。腹软，无肌紧张、压痛、反跳痛。双下肢轻度可凹性水肿。听诊心音遥远。

2. 辅助检查

2011.7.13 凝血：APTT：25.4s↓，INR：0.74↓，D~Dimer：0.95ug/ml↑

2011.7.13 心肌酶：AST：45 U/L↑，CK-MB：27U/L↑，CK：204 U/L↑，LDH：656U/L↑

肝功能：ALT：41 U/L↑

电子支气管镜：左肺上下叶支气管黏膜弥漫充血水肿

2011.7.12 胸片：右下肺透亮度有所增高，斑片模糊影密度较前稍减淡，体积较前缩小

2011.7.12 便常规加潜血：弱阳性

血常规

日期	WBC（×10⁹/L）	RBC（×10¹²/L）	Hb（g/L）	PLT（×10⁹/L）
2011.7.13	14.97	2.6	80	
2011.7.14	10.6	2.48	76	
2011.7.15	11.82	2.67	83	86
2011.7.17	9.32	2.46	77	52
2011.7.20	2.89	2.43	73	23

电解质

日期	K⁺ (mmol/L)	Na⁺ (mmol/L)	Cl⁻ (mmol/L)
2011.7.18	3.38	146.2	
2011.7.20	2.9	149.3	107.3

2011.7.18 凝血：纤维蛋白原：7.97g/l，APTT：26.8s，INR：0.78，D-Dimer：1.37μg/ml

血气分析

	pH	$PaCO_2$ (mmHg)	PaO_2 (mmHg)	HCO_3^- (mmol/L)	BE (mmol/L)	SaO_2 (%)
2011.7.14 8：30	7.354	71	70.1	35.6	12.6	95
2011.7.14 13：00	7.387	60.2	104	33.5	10.1	98.9
2011.7.15 8：30	7.462	50.3	61.4	34.4	11	95.5

3. 心理社会状况

（1）精神状况：患者处于镇静后睡眠状态；

（2）对疾病（健康）问题的认识和理解：缺乏对所患疾病目前及预后的认知；

（3）应对能力：平时遇事能独立处理；

（4）人格类型：独立、主动；

（5）周围环境及人际关系：与家人及周围邻居同事相处和睦。

四、目前主要治疗

化痰：沐舒坦 30mg　静脉冲入　Tid

平喘：0.9%盐水 2ml+沙丁胺醇 2ml+异丙托溴铵 2ml+布地奈德 2ml/雾化吸入 Tid

抗感染：阿奇霉素 0.5g　静脉输液　Qd

0.9%盐水 100ml+亚胺培南 0.5g/静脉输液　Q8h

0.9%盐水 100ml+甲泼尼龙琥珀酸钠 40mg/静脉输液　Qd8

0.9%盐水 100ml+甲泼尼龙琥珀酸钠 20mg/静脉输液　Qd16

0.9%盐水 100ml+哌拉西林舒巴坦钠 5g/静脉输液　Q8h

5%葡萄糖 100ml+头孢吡乌 2g/静脉输液　Q12h

5%葡萄糖 100ml+卡泊芬 50g/静脉输液　Q8h

抑制胃酸：法莫替丁 20mg　静脉冲入　Bid

营养：温开水 150ml/鼻饲　Tid

瑞代 1000ml/鼻饲　Qd

促进胃肠动力：枸橼酸莫沙必利 5mg 鼻饲　Tid

多潘立酮 10mg 鼻饲　Tid

调节心律血压：卡托普利 12.5mg 鼻饲　Tid

美托洛尔 12.5mg 鼻饲　Bid

氨氯地平 5mg 鼻饲　Qd

五、护理计划

护理诊断	护理目标	护理措施
1. 气体交换受损：与患者肺部感染呼吸道分泌物增加有关	住院期间，患者呼吸困难改善	1. 评估呼吸情况：注意呼吸的性质、频率、节律、形态、深度等 2. 及时清除口腔内分泌物 3. 给予机械通气：监测呼吸机指标，做好人工气道管理，保证有效通气 4. 床头抬高 30°，增加有效通气，防止误吸。预防呼吸机相关性肺炎 5. 监测气囊压力防止漏气影响患者呼吸情况 6. 严密监测气管插管深度及外露情况，并做好交接班 7. 每班检查呼吸机管路的连接情况，保证呼吸机工作正常 8. 遵医嘱给予抗生素药物 9. 监测血气分析指标 10. 做好健康教育与心理护理，使患者能配合治疗
2. 清理呼吸道无效：与患者咳嗽无力有关	患者住院期间呼吸道保持通畅	1. 评估患者配合能力，生命体征，肺部听诊注意有无呼吸音减弱及异常呼吸音 2. 适当翻身、叩背，促进痰液排出 3. 吸痰，严格无菌操作动作轻柔，时间不超过 15 秒，必要时行气管镜吸痰 4. 观察痰液的颜色、性状、量，必要时气道内滴入稀释痰液 5. 保持呼吸机湿化罐温度在 32℃～37℃，湿化液保持在水位线，保证气道湿化 6. 调整合适的负压，及时清除痰液及口腔分泌物
3. 自理能力缺陷：与医源性限制有关	患者卧床期间生活需要得到满足	1. 评估患者活动能力，每天给予患者肢体功能锻炼 2. 医护人员和家属应给予充分理解，关心体贴患者，并协助患者活动，协助患者渡过危机 3. 定时翻身叩背，保持皮肤完整，并保持肢体功能位 4. 做好床旁监测，随时发现患者的生活需要并给予满足 5. 加强与患者沟通，可使用写字板了解患者要求

续表

护理诊断	护理目标	护理措施
4.有皮肤完整性受损的危险：与患者长期卧床呼吸机辅助通气医源性限制有关	患者住院期间皮肤完整无破损	1. 评估患者活动能力及皮肤情况 2. 每2小时翻身，动作轻柔，每次翻身时检查皮肤情况，发现异常及时处理 3. 监测气垫床是否充气正常，保持床单位清洁干燥无皱褶，无渣屑 4. 及时清理大便，保持肛周皮肤清洁干燥 5. 保持肢体功能位，骨突处垫软枕，必要时采取预防性贴膜保护 6. 监测血氧饱和度、白蛋白、血红蛋白、血常规等 7. 监测出入量情况
5.语言沟通障碍：与患者气管插管有关	患者在住院期间可以有效沟通	1. 诊疗和护理过程需与患者进行沟通 2. 必要时可使用写字板、手语等进行沟通 3. 注意人文关怀，解除患者紧张及消极心理 4. 可给予患者书报或听音乐等使患者放松 5. 进行非语言沟通时注意安全

（刘志平　李　谨）

支气管哮喘

一、一般资料

姓名：某某　　　　　　入院日期：2011/08/17
年龄：44　　　　　　　入院方式：轮椅
性别：男　　　　　　　病历陈述者：本人
职业：工人　　　　　　可靠程度：可靠
民族：汉　　　　　　　婚姻：已婚
籍贯：北京　　　　　　文化程度：高中
入院医疗诊断：支气管哮喘
主管医生：某某
责任护士：某某

二、病史

主诉：喘息症状加重1天。
现病史：近几日活动后喘憋加重，咳嗽、咳痰，约10ml/d。
现在身体状况：
饮食：3餐/天，1～2两/餐，以米饭为主。
饮水：1000ml～2000ml/d，以白开水为主。
睡眠：夜间持续睡眠7～9小时，晨起精神好，午睡40分钟。
排泄：大便：1次/日，黄色软便。
小便：4～5次/日，色淡黄，无尿急、尿痛等。
嗜好：无烟酒嗜好。
既往史：否认肝炎、结核病、高血压、糖尿病史，否认手术、外伤输血史，否认食物、药物过敏史。
个人史：生于北京，久居本地。
家族史：否认家族遗传史。

三、护理评估

1. 体格检查
身高：178cm　体重：78kg　T：36.4℃　P：80次/分　R：28次/分　BP：150/95mmHg

发育良好，营养中等，神志清楚，表情自然，查体合作。全身皮肤黏膜无黄染，全身浅表淋巴结未触及肿大，双侧瞳孔等大等圆，直径3mm，对光反射灵敏。颈软，颈静脉无怒张，胸廓对称无畸形，双侧呼吸运动度一致，双侧触觉语颤对称，无胸膜摩擦感。双侧肺叩诊清音，肺下界位于右锁骨中线第6肋间，双侧腋中线第8肋间，双侧肩胛线第10肋间。双肺呼吸音清，可闻及散在哮鸣音。心尖搏动位于左锁骨中线第五肋间内侧1cm，未触及震颤，叩诊心界如下表：

右（cm）	肋间	左（cm）
2	Ⅱ	2.5
2	Ⅲ	4
3	Ⅳ	6
	Ⅴ	8

锁骨中线至前正中线距离为9cm
心率80次/分，节律齐，各瓣膜听诊区未闻及病理性杂音，未闻及心包摩擦音，腹部平坦，无肌紧张，无压痛及反跳痛，肠鸣音5次/分，双下肢无水肿。

2. 辅助检查

2011.08.19

肺功能：阻塞性通气功能障碍，可逆试验阳性

2011.08.19

肺部 X 线：双肺纹理多。血气分析：$PaCO_2$ 47.5mmHg↑ PaO_2 110.9mmHg

2011.08.20 心电图：正常

血常规：白细胞 $9.5\times10^9/L$↑

红细胞压积 0.39%↓

淋巴细胞百分数 17.4%↓

中性粒细胞百分数 79.2%↑

中性粒细胞绝对值 $7.5\times10^9/L$↑

嗜酸性粒细胞百分数 0.0%↓

嗜酸性粒细胞绝对值 $0.00\times10^9/L$↓

单核细胞百分数 2.9%↑

平均血小板体积 8.3fL

尿常规：尿比重 1.030↑

免疫八项：乙肝表面抗体 554.70↑

乙肝核心总抗体 0.370↓

凝血Ⅱ：正常

肝肾功能电解质：氯 107mmol/L

血脂Ⅱ：正常

便常规+便潜血：正常

2011.08.21

腹部彩超：肝、胆、胰、脾、肾未见明显异常

心电图：窦性心律，大致正常心电图

肺功能：阻塞性通气功能障碍，弥散功能大致正常，可逆试验阴性

3. 心理社会状况

（1）精神状况：神志清楚；

（2）对疾病问题的认识和理解：部分了解；

（3）应对能力：正常；

（4）人格类型：独立、主动；

（5）周围环境及人际关系：与家人及周围邻居同事相处和睦。

四、目前主要治疗

左氧氟沙星（可乐必妥）0.5g 静脉输液 Qd

甲泼尼龙 40mg 静脉输液 Qd

布地奈德 4ml 雾化吸入 Bid

复方异丙托溴铵（可必特） 2.5ml 雾化吸入 Bid

孟鲁司特　10mg　口服　Qn

富马酸酮替芬　1mg　口服　Qn

沙美特罗氟替卡松（舒利迭）　50ug/250ug　1吸　Bid

泼尼松　20mg　口服　Qd

五、护理计划

护理诊断	护理目标	护理措施
1. 低效性呼吸形态：与支气管痉挛和变性炎症有关	患者在1周内喘憋症状减轻，舒适感增加，呼吸平稳，16～20次/分	1. 评估患者呼吸困难的程度以及口唇、甲床有无发绀 2. 抬高床头，使患者呈半坐位，有利呼吸 3. 遵医嘱予以持续低流量吸氧，保持鼻导管通畅 4. 指导患者正确使用气雾剂 5. 加强巡视病房，每30～60min巡视1次，并加强夜间巡视，一旦发现患者有哮喘发作的先兆或喘感明显时，应及时通知医生，遵医嘱给予平喘药物并观察药物疗效 6. 哮喘发作时，要陪伴患者使其平静，以减轻其紧张情绪，并满足患者的生活需要
2. PC：二重感染	护士在患者住院期间监测其有无感染征象，一旦发现及时通知医生处理	1. 评估患者可能引起感染的因素，观察患者皮肤黏膜情况，监测患者体温变化及血常规 2. 告诉患者在吸入含有激素的气雾剂后必须漱口，以防止口腔真菌感染 3. 保持病室内空气清新，每日通风2次，15～30分/次。 4. 限制探视人数，防止交叉感染 5. 进行有创操作时，严格无菌操作原则，避免医源性感染

（张　静）

2型糖尿病

一、一般资料

姓名：某某　　　　　　入院时间：2011/08/01

年龄：48　　　　　　　入院方式：步行

性别：男　　　　　　　病历记录时间：2011/08/01

职业：其他　　　　　　病史陈述者：患者本人

民族：汉族　　　　　　可靠程度：可靠

籍贯：北京　　　　　　　　　　婚姻：已婚
文化程度：初中
医疗诊断：1. 2型糖尿病　　　2. 糖尿病周围神经病变
　　　　　3. 糖尿病视网膜病变　4. 糖尿病肾病3期
主管医生：某某
主管护士：某某

二、病史

主诉：糖尿病病史20年余。乏力、双下肢麻木2个月。

现病史：2个月前无诱因患者自觉双下肢麻木加重，伴双手麻木。为进一步调整血糖及完善相关检查于8月1日收入院。

现在身体状况：

	入院前	入院后
饮食	3餐/日，主食1~2两/日，不喜蔬菜、肉类	低盐低脂糖尿病饮食（总热量2380kcal，蛋白质119g，脂肪53g，糖357g 早中晚三餐按1/5，2/5，2/5分配）
饮水	2000~2500ml/d，以淡茶水为主	2000~2500ml/d，以淡茶水为主
睡眠	5~6h/d，可连续睡眠，晨起精神好，午休1小时	5~6h/d，可连续睡眠，晨起精神好，午休1小时
小便	尿色淡黄，量1500~2000ml/d，无尿频、尿急、尿痛，无尿中泡沫增多，夜尿2~3次/d	尿色淡黄，量1500~2000ml/d，无尿频、尿急、尿痛，无尿中泡沫增多，夜尿2~3次/d
大便	2~3天1次，黄色成形软便，排便不费力	1~2天1次，黄色成形软便，排便不费力

既往史：糖尿病病史20余年，应用胰岛素控制血糖10年。院外使用诺和灵R早8U、午10U、晚12U于餐前半小时皮下注射，诺和灵N10U于睡前皮下注射，空腹血糖控制在8.0~10.0mmol/L，餐后2小时血糖控制在12.0~15.0mmol/L。支气管哮喘病史40余年，酒精性肝病病史1年，前列腺增生病史1年，外周动脉硬化症病史3年。否认结核、疟疾病史，否认心脏、脑血管病、精神疾病史，否认手术外伤史。

过敏史：否认食物、药物过敏史。

婚育史：30岁结婚，育有1子，儿子及配偶健康。

家族史：父亲、叔叔、姑姑均患糖尿病，否认其他家族性遗传病史。

个人史：生于北京市，久居本地，无疫情、疫水接触史，无吸毒史。

嗜好：吸烟30年，20支/日，近1年减至6~7支/日；饮白酒1~2斤/日，近30年，近1年减至1两/日。

三、护理评估

1. 体格检查

身高：173cm 体重：46kg BMI：15.4kg/m² T：36.3℃ P：90 次/分 R：20 次/分 BP：95/55mmHg

患者神志清楚，体形消瘦。全身皮肤可见散在色素沉着，无皮疹、皮下出血、皮下硬结、瘢痕，毛发分布正常，无水肿，未见肝掌、蜘蛛痣。结膜正常，巩膜轻度黄染，双侧瞳孔等大等圆，直径2.5mm，对光反射正常。双肺叩诊清音，呼吸规整，听诊双肺呼吸音粗，无胸膜摩擦音，未闻及干湿啰音。腹部平软，未见腹壁静脉曲张，无压痛、反跳痛，无异常包块。脊柱正常生理弯曲，四肢活动自如。双足趾间肌挛缩，双下肢无水肿，双足皮肤干燥。四肢肌力、肌张力正常，双侧肱二头肌、三头肌腱反射正常，双侧膝、跟腱反射未引出，双侧babinski征阴性。

2. 专科查体

双下肢触觉存在，针刺觉、振动觉消失。足趾关节位置觉缺失。双下肢皮肤温度、皮肤颜色正常，双侧足背搏动一致。

3. 实验室及其他检查

化验项目	结果
2011.8.3 糖化血红蛋白	6.8%↑
2011.8.3 C-肽	63.8↓
2011.8.3 肝功能：总胆固醇	2.84mmol/L↓
2011.8.3 载脂蛋白B	576mg/L↓
2011.8.3 ALT	11u/L
2011.8.3 AST	20u/L
2011.8.3 肾功能：总蛋白	56g/L↓
白蛋白	31.3g/L↓
2011.8.3 电解质：血清钾	3.4mmol/L↓
8.5 血清钾	4.68mmol/L
2011.8.4 血常规：红细胞	4.1×10¹²/L
白细胞	3.4×10⁹/L↓
快速血糖（空腹）	4.7～13.0mmol/L
快速血糖（餐后2小时）	4.1～16.7mmol/L
快速血糖（2am）	4.0～16.8mmol/L

2011.8.2 眼科会诊：糖尿病视网膜病变（非增殖期）

2011.8.4 胸部X线：双肺慢性间质炎症（慢性支气管炎、支气管扩张）

2011.8.4 骨密度：未见异常

2011.8.9 腹部B超示：脾稍大，排尿后膀胱未见明显变化

2011.8.9 颈部血管超声示：左侧颈总动脉分叉处粥样硬化斑块

2011.8.10～8.12 尿蛋白排泄率分别为16μg/min、13μg/min、14μg/min（0～20）

4. 社会心理状况

(1) 精神状况：精神好，语言流利，定向力、记忆力、视、听、嗅、味觉均正常；
(2) 对疾病问题的认知和理解：主诉已了解部分糖尿病基本知识，希望得到更多关于糖尿病足部护理的知识；
(3) 对学习、工作等心理应激反应：平时遇事能独立处理，入院后能较快适应环境；
(4) 人格类型：独立　主动　外向　松弛；
(5) 周围环境与人际关系：日常与家人及邻里关系融洽，与病友及医务人员能友好相处；
(6) 医疗支付方式：公费医疗。

四、目前主要治疗

低盐、低脂糖尿病饮食　持续（总热量 2380kcal，蛋白质 54.4g，脂肪 68g，糖 384g，早中晚 3 餐按 1/5，2/5，2/5 分配）

快速血糖 Qid、Qd2

降血压、减轻肾动脉压力：氯沙坦钾 25mg　口服　Qd8

抗血小板聚集：拜阿司匹林 100mg　口服　Qd8

营养神经：甲钴铵注射液 500μg　肌内注射　Qd8

维生素 B1 注射液 100mg　肌内注射　Qd8

补钾：氯化钾缓释片 1g　口服　Tid

改善神经病变：0.9% 氯化钠注射液 250ml
＋硫辛酸 300mg　静脉注射 Qd8　避光输注大于 90 分钟

降血糖：诺和灵 R、N 皮下注射

五、护理计划

护理诊断	护理目标	护理措施
1. PC：低血糖	患者在住院期间，护士通过监测、巡视及时发现低血糖症状并给予处理	1. 加强低血糖宣教，并告知低血糖的临床表现及对身体的危害，如出现心慌、饥饿、冷汗、视物不清等，及时告知护士监测血糖，并在护士指导下进食可快速升高血糖的食物，如：2 粒果汁糖、含糖 15～20g 的糖水或三、四片饼干等 2. 嘱患者吃饭定时定量，如因饭菜不佳，进食量不够时，也应及时告知护士 3. 遵医嘱按时注射胰岛素，患者血糖波动时，提醒医生调整胰岛素剂量 4. 向患者强调注射餐前胰岛素 30min 后必须进食；护士应加强早、午、晚餐时的巡视，观察患者的进餐情况 5. 遵医嘱每日 Qid＋2am 监测血糖，必要时随时测血糖 6. 告知患者饮酒与低血糖的关系及危害，嘱患者戒酒

续表

护理诊断	护理目标	护理措施
2. 有受伤的危险：与糖尿病周围神经病变有关	患者在住院期间没有发生外伤	1. 评估患者的活动能力，协助日常生活护理，如足部护理Qn，必要时协助其如厕 2. 每小时巡视患者1次，满足患者需求 3. 做好入院介绍，保持病室内环境整洁，物品摆放规整，光线充足，地面无障碍物 4. 床头放置安全防护标识 5. 将患者经常使用的物品放于易拿取处，将呼叫器放于枕边及易取处；睡觉时将床档拉起，以防坠床 6. 告知患者体位改变时会造成血压的变化，因此动作要慢，如起床时由躺变坐再站再走
3. 营养失调：低于机体需要量	患者在住院期间体重不下降	1. 评估饮食习惯、结构 2. 评估患者营养状况 BMI＝体重（kg）/身高（m）^{2} 消瘦：＜18.5kg/m^2，正常：18.5～23.9 kg/m^2 超重：24～27.9 kg/m^2 肥胖：≥28 kg/m^2 3. 每周三测体重 4. 讲解饮食重要性，指导患者自觉遵守，吃饭定时定量 5. 低盐、低脂糖尿病饮食（总热量2380kcal，蛋白质54.4g，脂肪68g，糖384g，早中晚3餐按1/5，2/5，2/5分配） 6. 密切监测患者的白蛋白指标
4. 知识缺乏：缺乏糖尿病足部护理相关知识	患者在5天内能复述糖尿病足部护理的相关知识	1. 评估患者文化程度及理解程度 2. 提供患者所需的有关纸质资料、图册 3. 讲解有关糖尿病足的基本知识，如：临床症状、危害等 4. 教会患者如何进行足部护理： （1）每日检查皮肤的颜色变化，有无外伤、红肿、水疱、溃疡 （2）每日洗脚，水温小于40℃，泡脚5～10分钟，用吸水性好的软毛巾轻拭擦干，并涂润肤油，可适当按摩 （3）选择透气、宽松的圆头鞋，每次穿鞋前检查鞋内是否有异物、破损等 （4）选择袜口宽松颜色浅的棉袜，每日更换，禁止赤脚 （5）冬季注意保暖，禁用热水袋、电热毯等热源保暖 （6）需平剪趾甲，禁止自行挖鸡眼、修理茧子等处理 5. 戒烟

（张文慧 王 群）

脑 出 血

一、一般资料

姓名：某某　　　　　　入院日期：2011/09/29
年龄：72　　　　　　　入院方式：平车
性别：女　　　　　　　病历记录日期：2011/09/29
职业：职员　　　　　　病史陈述者：家属
民族：汉族　　　　　　可靠程度：可靠
籍贯：河北　　　　　　婚姻：已婚
文化程度：中学
入院医疗诊断：脑出血
主管医生：某某
责任护士：某某

二、病史

主诉：突然头痛、吞咽困难伴行走右偏2天

现病史：患者2天前工作中突然头痛，以后枕部疼痛为主，伴恶心、呕吐，吞咽困难及饮水呛咳，行走向右偏斜，无发热及意识不清，无视物不清、视物成双及视物旋转，无耳鸣、听力下降，右侧肢体肌力0级，持续不缓解，遂就诊于我院急诊，行头颅MRI示脑出血，予甘露醇静脉注射脱水降颅压、吡拉西坦（脑复康）保护脑细胞，葡萄糖补充能量及留置胃管等对症治疗后，患者自觉症状较前好转，现为进一步诊治收入我科。患者自发病以来，仍诉头痛，精神、睡眠可，胃管进食，三天未排便，体重无明显改变。

现身体状况：

饮食：鼻饲饮食，每日4次，每次能全力125ml、水150ml。

饮水：鼻饲白开水200ml/次，4次/日。

休息：绝对卧床休息。

睡眠：每晚连续睡眠7～8小时，醒后精神好，无午睡习惯。

大便：每2～3天1次，为黄色干硬便。

小便：每日5～6次，尿色为淡黄清亮，2500～3000ml/d。无尿频、尿急、尿痛、尿失禁及排尿困难。

既往史：否认高血压、糖尿病及冠心病病史，否认肝炎、结核病史，否认外伤手术史，否认输血史，否认药物、食物过敏史。

个人史：生于北京市，久居本地，否认疫区、疫情、疫水接触史，否认牧区、矿山、高氟区、低碘区居住史，否认化学性物质、放射性物质、有毒性物质接触史，否认吸毒史，吸烟 10 年，每日 20 支，饮酒 7 年余，每日饮白酒 500ml，右利手。

家族史：否认家族性遗传病史。

三、护理评估

1. 体格检查

身高：176cm　体重：80kg　T：36.4℃　P：82 次/分　R：18 次/分　BP：200/100mmHg

发育正常，营养良好，嗜睡，言语量少，无构音障碍。全身皮肤黏膜无黄染，无皮疹、皮下出血、皮下结节、瘢痕，毛发分布正常，皮下无水肿，无肝掌、蜘蛛痣，无全身浅表淋巴结肿大。头颅无畸形、压痛、包块，无眼睑水肿，结膜正常，眼球正常，巩膜无黄染，双眼向右凝视，活动欠灵活；双侧瞳孔等大等圆，对光反射正常；双侧额纹对称，左侧鼻唇沟变浅，伸舌不配合，外耳道无异常分泌物，乳突无压痛，粗测听力无障碍。嗅觉正常。口唇无发绀，口腔黏膜正常。舌苔正常，伸舌无偏斜、震颤、齿龈正常。咽部黏膜正常，扁桃体无肿大。颈软无抵抗，颈动脉搏动正常，颈静脉正常。气管居中，肝颈静脉回流征阴性。甲状腺正常，无压痛、震颤、血管杂音。胸廓正常，胸骨无叩痛。呼吸运动正常，肋间隙正常，语颤正常。双肺叩诊清音，呼吸规整，听诊双肺呼吸音清，无胸膜摩擦音。心前区无隆起，心尖搏动正常，心浊音界正常，心率 82 次/分，律齐，各瓣膜听诊区未闻及杂音，无心包摩擦音。腹平坦，无腹壁静脉曲张，腹部柔软，无压痛、反跳痛，腹部无包块。肝、脾未触及，Murphy 征阴性，肾区无叩击痛，移动性浊音阴性。肠鸣音正常，4 次/分。肛门及外生殖器未查。

2. 专科检查：

患者神志清楚，言语流利，无颈项强直、Kerning 征（－）、Brudzinski 征（－）。右侧肢体肌力 0 级，左侧肢体肌力 Ⅴ 级，双侧肢体腱反射（＋＋），右侧 Babinski 征阳性。指鼻试验、跟膝胫试验、轮替试验不配合；右侧肢体针刺觉减退，右侧肢体位置觉、运动觉消失。

3. 辅助检查

2011.9.29 颅底 MR：延髓急性梗死

2011.9.30 血常规：白细胞 $13.59×10^9$/L　中性粒细胞百分数 81.2%

2011.10.2 胃液隐血试验　阴性

2011.10.2 三酰甘油　1.82 mmol/L

　　　　高密度脂蛋白胆固醇　0.44 mmol/L

　　　　载脂蛋白 659 mg/L

　　　　超敏 C 反应蛋白 10.66 mg/L

2011.10.3 超声心动图：示心内结构未见异常，LVEF60%

2011.10.4 胃液隐血实验　阳性

2011.10.5 血常规：白细胞 9.80×10^9/L　血小板 288×10^9/L

2011.10.6 胃液隐血实验　阳性

2011.10.6 血常规：白细胞 13.78×10^9/L　血小板 293×10^9/L

2011.10.7 血常规：白细胞 8.48×10^9/L　血小板 238×10^9/L

2011.10.9 头部 MRA：正常

4. 心理社会状况：

认知能力：听力、味觉、触觉及嗅觉均较正常。无定向力障碍，记忆力、理解力、计算力及判断力良好，语言表达不受限。

（1）情绪状态：语言平和，情绪稳定，表情自然；

（2）对健康与疾病的理解：认为不生病，无忧无虑就是健康，渴望了解本次治疗的相关注意事项及效果；

（3）重大应急事件及应对情况：最近没有发生重大应激事件，但对今后的工作较担心；

（4）家庭关系：与父母居住，家庭关系和睦；

（5）社交状况：与同事邻居关系融洽；

（6）经济状况：住院费为医疗保险，无经济负担。

四、护理计划

护理诊断	护理目标	护理措施
1. PC：出血	住院期间护士能及时发现再次脑出血的先兆，发现异常及时通知医生，配合抢救	1. 评估患者用药的情况，患者皮肤黏膜有无出血点。如有异常及时通知医生 2. 注意观察患者生命体征，神志的情况。有无烦躁呕吐等情况 3. 嘱患者绝对卧床休息，保持心情平静，避免情绪波动 4. 监测患者的凝血功能及胃液隐血，有异常及时通知医生 5. 随时做好抢救准备
2. 自理能力缺陷：与患者绝对卧床及右侧肢体肌力0级有关	患者绝对卧床期间基本需要能得到满足	1. 评估患者自理活动受限的程度以及相关因素 2. 关心患者，关注患者的需要，向患者及家属讲解呼叫器的使用方法，并放在患者伸手可及之处 3. 为患者提供舒适安全的环境，将物品放在患者易取处，嘱患者有需要时使用呼叫器 4. 帮助患者完成日常生活必要的活动，如进食水，穿衣，如厕等 5. 每日进行晨晚间护理，保持床单被罩的清洁 6. 协助患者摆放良肢位

续表

护理诊断	护理目标	护理措施
3. 便秘：与患者活动减少，不习惯床上排便有关	1. 患者2周内可1~2d排便1次，不费力 2. 24h内排便1次，不费力	1. 评估患者便秘的原因 2. 患者不习惯床上排便，给患者解释并告知卧床的重要，指导患者床上排便的技巧 3. 遵医嘱给予甘油灌肠并嘱患者不可用力排便 4. 嘱患者多进食高蛋白、高维生素及粗纤维易消化的饮食，如香蕉、韭菜、芹菜等，防止便秘 5. 教会患者腹部按摩、促进肠蠕动，助于排便 6. 鼓励患者多饮水，利于排便
4. 有皮肤完整性受损的危险：与右侧肢体肌力0级有关	患者住院期间不发生压疮	1. 评估患者肢体肌力及感觉情况 2. 每2小时协助患者翻身，建立翻身卡 3. 使用防压疮气垫及减压贴，减少压疮的发生 4. 做好交接班，做好皮肤的观察 5. 保持肢体功能的良肢位
5. 有误吸的危险：与胃管鼻饲有关	患者留置胃管期间不发生误吸	1. 准备好吸引器和吸痰管以备随时使用，确保患者呼吸道通畅 2. 患者头偏向一侧，将床头抬高30°，以免误吸，保持呼吸道通畅 3. 进食前先确定胃管的位置是否正确，用三种方法确定胃管是否在胃内 4. 进食前检查胃内残余物，残余物多时暂停进食并通知医生 5. 如呼吸道分泌物的颜色与所鼻饲食物的颜色类似时，提示可能有误吸，应及时报告医生
6. 头痛：患者主诉头痛	住院期间患者头痛症状减轻，舒适感增加。	1. 评估患者头痛部位、性质、持续的时间及频率 2. 密切观察患者的生命体征，有无呕吐等情况 3. 遵医嘱用药，并注意观察用药后的效果 4. 减少探视，护士操作注意四轻：开门轻、关门轻、走路轻、操作轻 5. 嘱患者精神放松，避免情绪激动 6. 指导患者缓解头痛的技巧

（王攀峰　黄润州）

脑 梗 死

一、一般资料

姓名：某某　　　　　　入院日期：2011/09/28
年龄：52　　　　　　　入院方式：步行
性别：男　　　　　　　病历记录日期：2011/09/28
职业：职员　　　　　　病史陈述者：本人
民族：汉族　　　　　　可靠程度：可靠
籍贯：北京　　　　　　婚姻：已婚
文化程度：中专
入院医疗诊断：脑梗死
主管医生：某某
责任护士：某某

二、病史

主诉：头晕1周，伴右侧肢体麻木36小时。

现病史：1周前患者进食时突然眩晕，伴视物旋转，无头痛、恶心、视物模糊，无肢体无力、麻木，复视，数秒钟后自行缓解。3天前患者突发右手麻木，数秒钟后自行缓解，36小时前看电视时突发右侧肢体麻木，活动受限，无意识不清、言语障碍、饮水呛咳、吞咽困难，症状持续不缓解，就诊于我院急诊，完善头颅MRI示左侧脑桥新鲜梗死，多发腔隙性脑梗死。诊断"脑梗死"，予拜阿司匹林，疏血通治疗，病情无明显变化，为进一步治疗收入院。发病以来，患者精神、食欲、睡眠尚可，大小便正常。

现在身体状况：神志清楚，仍诉头晕，言语流利，右侧肢体肌力3级，左侧肢体肌力5级。

饮食：以米饭为主，三餐/日，每餐1两，荤素搭配口味适中。

饮水：白开水，每日约1100ml～1700ml。

睡眠：夜间睡眠持续5～6小时，晨起精神好。

小便：每日白天4～5次，1～2次/晚，尿色淡黄澄清。

大便：每日1次，黄色成形，不费力。

既往史：腰椎间盘突出症十余年，未治疗。否认肝炎、结核、疟疾病史，否认高血压、心脏病史，否认糖尿病、脑血管病、精神病史，否认手术、外伤、输血史。

个人史：生于北京市，久居本地，无疫区、疫情、疫水接触史，无牧区、矿山、高氟区、低碘区居住史，无化学性物质、放射性物质、有毒物质接触史，无吸毒史，无吸烟、饮酒史。

家族史：否认家族性遗传病史。

三、护理评估

1. 体格检查

身高：175cm　体重：65kg　T：36.6℃　P：72次/分　R：18次/分　BP：180/100mmHg

发育正常，营养良好，正常面容，表情自如，自主体位，神志清楚，查体合作。全身皮肤黏膜无黄染，无皮疹、皮下出血、皮下结节、瘢痕，毛发分布正常，无水肿，无肝掌、蜘蛛痣。全身浅表淋巴结无肿大。头颅无畸形、压痛、包块，无眼睑水肿，结膜正常，眼球正常，巩膜无黄染，双侧瞳孔等大等圆，直径2.5mm，对光反射正常。外耳道无异常分泌物，乳突无压痛，粗测听力无障碍。嗅觉正常。口唇无发绀，口腔黏膜正常。舌苔正常，伸舌无偏斜、震颤，齿龈正常。咽部黏膜正常，扁桃体无肿大。颈软无抵抗，颈动脉搏动正常，颈静脉正常。气管居中，肝颈静脉回流征阴性。甲状腺正常，无压痛、震颤、血管杂音。胸廓正常，胸骨无叩痛，乳房正常对称。呼吸运动正常，肋间隙正常，语颤正常。双肺叩诊清音，呼吸规整，听诊双肺呼吸音清，无胸膜摩擦音。心前区无隆起，心尖搏动正常，心浊音界正常，心率78次/分，律齐，各瓣膜听诊区未闻及杂音，无心包摩擦音。腹平坦，无腹壁静脉曲张，腹部柔软，无压痛、反跳痛，腹部无包块。肝、脾未触及，Murphy征阴性，肾区无叩击痛，移动性浊音阴性。肠鸣音正常，4次/分。肛门及外生殖器未查。脊柱正常生理弯曲，四肢活动自如，无畸形、下肢静脉曲张、杵状指（趾），关节正常，双下肢无水肿。

2. 专科检查

神志清楚，言语流利，双侧瞳孔等大等圆，直径＝3mm，对光反射灵敏眼球各向运动充分，未及眼震及复视。额纹对称，左侧鼻唇沟变浅，龇牙、鼓腮不能，伸舌居中。无颈项强直、Kerning征（－）、Brudzinski征（－）；右侧肢体力3级，左侧肢体肌力5级，腱反射未引出，右侧Babinski征（＋）。右半身针刺感觉减退，共济运动不配合。

3. 心理社会状况

认知能力：听力、味觉、触觉及嗅觉均较正常。无定向力障碍，记忆力、理解力、计算力及判断力良好，语言表达不受限。

（1）情绪状态：语言平和，情绪稳定，表情自然；

（2）对健康与疾病的理解：认为不生病，无忧无虑就是健康，渴望了解本次治疗的相关注意事项及效果；

（3）重大应激事件及应对情况：最近没有发生重大应激事件，但对今后的工作较担心；

（4）家庭关系：与父母居住，家庭关系和睦；

（5）社交状况：与同事邻居关系融洽；

（6）经济状况：住院费为医疗保险，无经济负担；

（7）文化评估：源于同种文化背景，无特殊记录。

四、护理计划

护理诊断	护理目标	护理措施
1. PC：高血压脑病	住院期间护士密切观察患者有无高血压脑病先兆，发生高血压脑病及时通知医生配合抢救	1. 密切观察患者生命体征、意识、瞳孔、肌力变化，发现高血压脑病的先兆及时通知医生 2. 急性期卧床休息，减少活动，减少探视，避免情绪激动 3. 遵医嘱给予降压等对症治疗，并监测血压变化 4. 指导患者正确服药，降压药必须坚持服用，遵医嘱减药或加药 5. 嘱患者清淡饮食，多饮水，保持大便通畅，避免用力排便，必要时遵医嘱使用通便药 6. 准备好抢救物品，做好抢救准备
2. 部分生活自理缺陷：活动、沐浴、如厕：与右侧肢体肌力3级有关	患者肌力未恢复至5级期间，如厕、沐浴需要得到满足	1. 评估患者生活需要程度，定时巡视病房，及时满足患者生活需要 2. 协助卧床患者洗漱、进食、排泄及个人卫生活动等 3. 协助患者做好日常生活护理，每餐前后为患者洗手，睡前泡脚，必要时涂润肤油，帮助患者床上大小便，每天床上擦浴，保持患者个人卫生 4. 鼓励患者做力所能及的活动，指导并协助患者进行功能锻炼，预防关节挛缩 5. 将呼叫器放于患者易取处
3. 有受伤的危险：与头晕有关	住院期间患者不发生外伤	1. 评估头晕的程度 2. 保持病室安静，避免大声喧哗，操作轻柔，尽量减少不良刺激，以免诱发和加重头晕 3. 设置路滑及防倒标识 4. 患者下床时需有人陪同，穿软底鞋，头晕时勿下床活动 5. 头晕时卧床休息，加用床档，防止坠床，加强患者基础护理及心理护理 6. 嘱患者避免突然改变体位。改变体位时，动作宜迟缓，尤其转动头部时，更应缓慢进行 7. 指导患者放松方法：深呼吸、听音乐等，减轻头晕症状 8. 将患者经常使用的物品放在易取处。将呼叫器置于患者易取处 9. 加强巡视，必要时给予帮助

续表

护理诊断	护理目标	护理措施
4. 有皮肤完整性受损的危险：与右侧肢体肌力3级有关	患者住院期间不发生压疮	1. 评估患者肢体肌力及感觉情况 2. 每2小时协助患者翻身，建立翻身卡 3. 使用防压疮气垫及减压贴，减少压疮的发生 4. 做好交接班，做好皮肤的观察 5. 肢体保持功能的良肢位
5. 知识缺乏：缺乏有关所用药物及脑梗死预防保健的知识	患者在2周内能了解及简单复述所用药物，及脑梗死预防保健的知识	1. 评估患者知识缺乏的程度，鼓励患者对自己不了解的知识进行主动提问，并认真倾听 2. 嘱患者遵医嘱用药，并讲解规律服药的重要性 3. 讲解药物名称、用法、作用 4. 讲解药物副作用及注意事项 5. 讲解疾病相关知识：病因、症状、预防 6. 讲解疾病康复知识 7. 为患者提供相关书籍，材料等，供其自学，并适时给予指导 8. 及时与患者沟通，了解知识掌握情况

（黄润州　王攀峰）

肾病综合征

一、一般资料

姓名：某某　　　　　　　入院日期：2011/09/12
年龄：28　　　　　　　　入院方式：步行
性别：女　　　　　　　　病历记录日期：2011/09/12
职业：无业　　　　　　　病史陈述者：本人
民族：汉族　　　　　　　可靠程度：可靠
籍贯：山东　　　　　　　婚姻：已婚
文化程度：不详
入院医疗诊断：肾病综合征
主管医生：某某
责任护士：某某

二、病史

主诉：间断双下肢水肿4年余，加重伴胸闷2周。

现病史：患者4年余前无明显诱因出现双下肢可凹性水肿，晨轻暮重，2天后迅速发展至大腿，伴腹胀，尿色加深，尿中泡沫增多，尿量减少至500~600ml/d，于我院住院治疗，查血白蛋白16g/L，24小时尿蛋白7.6g，肾功能正常，肾活检提示不典型膜性肾病，予泼尼松龙及环磷酰胺治疗，症状缓解后出院。此后持续激素及静脉输入环磷酰胺治疗，半月前，上呼吸道感染后出现双下肢水肿，数日后发展至大腿及后背，伴胸闷、憋气、乏力等不适。患者自发病来神志清楚，精神状态一般，食欲一般，睡眠良好，大便正常，小便如前所述。

现在身体状况：

饮食：饮食，2两/餐，三餐/日。

饮水：每日饮水约500~800ml，以白开水为主。

休息：卧床休息。

睡眠：夜间连续睡眠6~8小时，午休30~60分钟，晨起精神良好。

排泄：大便每日1次，为黄色软便。小便：500~600ml/d，尿色淡黄。

嗜好：无烟酒等不良嗜好。

既往史：甲状腺功能减退4年余，入院前两天患中耳炎，否认肝炎、结核、高血压、糖尿病、心脏病史。

个人史：生于原籍，久居本地，无疫区、疫情、疫水接触史。无吸毒史，无吸烟、饮酒史。

月经史：初潮12/28天，绝经年龄51岁。月经周期规则，月经量中等，颜色正常。无血块、痛经史。

婚育史：适龄婚育，育有1女。

家族史：父亲患高血压，否认其他家族性遗传病史。

三、护理评估

1. 体格检查

身高：154cm　体重：56.5kg　T：36.3℃　P：75次/分　R：16次/分　BP：120/80 mmHg

发育正常，营养良好，正常面容，表情自如，自主体位，神志清楚，查体合作。全身皮肤黏膜无黄染，全身浅表淋巴结无肿大。呼吸运动正常，语颤正常，叩诊清音，听诊双肺呼吸音清。心前区无隆起，心尖搏动正常，心浊音界正常。各瓣膜听诊区未闻及杂音。腹平坦，无腹壁静脉曲张，腹部柔软无压痛，反跳痛，腹部无包块，肝、脾未触及，Murphy征阴性，肾区无叩击痛。移动性浊音阳性。肠鸣音正常，4次/分。脊柱正常生理弯曲，四肢活动自如，双下肢及后背重度可凹性水肿。四肢肌力、肌张力未见异常。

2. 专科检查

腹围 91.5cm

双下肢周径

左腿	上 1.0cm	48cm
	下 10cm	38.5cm
右腿	上 10cm	48.5cm
	下 10cm	39cm

3. 辅助检查

9.13　血常规　WBC 7.09×10^9/L　PLT 244×10^9/L

9.13　血脂　T-CHO 15.36mmol/l　TG 5.75mmol/l

9.13　肾功能　Cr 79mmol/l　BUN 11.3 mmol/l

9.13　肝功能　TP 38g/L　ALB 15.2g/L

9.13　凝血：FIB 6.75g/L　TT 10.0秒　INR 0.69

9.13　腹部B超：胆囊襞水肿增厚，双肾实质回声稍增强，腹腔游离积液，液深约10cm

9.17　24小时尿蛋白定量：10.949g/d

9.17　甲状腺功能Ⅱ：FT$_3$ 1.03 pg/ml　FT$_4$ 0.75 ng/dl

4. 心理社会状况

（1）精神状况：神志清楚；

（2）对疾病（健康）问题的认识和理解：了解；

（3）应对能力：正常；

（4）人格类型：独立、主动；

（5）周围环境及人际关系：与家人及周围邻居同事相处和睦。

四、护理计划

护理诊断	护理目标	护理措施
1. PC：出血	患者住院期间，医护人员通过密切观察及时发现出血并处理	1. 密切观察患者血小板情况，皮肤黏膜情况，自理程度 2. 嘱患者刷牙时用软毛牙刷，注意观察口腔黏膜情况 3. 嘱患者选择高蛋白，高维生素，少渣饮食 4. 嘱患者皮肤出血时，不可搔抓皮肤。鼻腔出血时，要用油纱条填塞。有便血，呕血，阴道出血要卧床休息，对症处理 5. PLT在（30～40）$\times10^9$/L以下时，要减少活动，卧床休息，保持心情平静。以上者，可适当运动 6. PLT在20×10^9/L以下时要警惕脑出血，便秘、剧烈咳嗽会诱发脑出血，注意观察病情，随时通知医生

续表

护理诊断	护理目标	护理措施
2. PC：栓塞	患者住院期间，医护人员通过密切观察及时发现栓塞并处理	1. 密切观察患者尿量、双下肢腿围，胸闷憋气、凝血功能、D-二聚体情况 2. 密切观察双下肢的皮肤颜色，皮肤温度 3. 卧床期间，嘱患者进行床上活动
3. PC：感染	患者住院期间，医护人员通过密切观察及时发现感染并处理	1. 观察患者体温、白细胞情况 2. 每日病室给予紫外线消毒，减少探视 3. 嘱患者及时增添衣服，保暖。人多时，戴口罩保护 4. 嘱患者注意个人卫生，勤换内衣裤

（齐 颖）

消化道出血

一、一般资料

姓名：某某　　　　　　　入院日期：2010/12/27
年龄：61　　　　　　　　入院方式：平车
性别：男　　　　　　　　病历记录日期：2010/12/27
职业：无职业　　　　　　病史陈述者：本人
民族：汉族　　　　　　　可靠程度：可靠
籍贯：北京　　　　　　　婚姻：已婚
文化程度：不详
入院医疗诊断：1. 上消化道大出血
　　　　　　　2. 失血性贫血、中度
　　　　　　　3. 门脉高压原因待查
　　　　　　　4. 骨髓增生性疾病？
　　　　　　　5. 肝硬化？
　　　　　　　6. 脾大 中度
　　　　　　　7. 腹水
　　　　　　　8. 食管胃底静脉曲张
主管医生：某某
责任护士：某某

二、病史

主诉：乏力、腹胀5年，间断黑便2年，呕血3日。

现病史：患者5年前无明显诱因出现乏力、伴头晕，休息后不能缓解，就诊当地医院，腹部CT检查示：脾大、腹水，血常规检查示：红细胞增多，血红蛋白170g/L，诊断为：真性红细胞增多症，予中药治疗（具体不详）症状无缓解。3年前逐渐出现腹胀，乏力较前加重，伴胸闷憋气，尿中无泡沫，伴双下肢轻度水肿，间断于当地医院就诊，予利尿剂治疗可缓解。2年前无明显诱因黑便1次，量约200g，无头晕、眼花、心悸，未诊治。1年前再次排黑便1次，量300g左右，于当地医院输液治疗（具体不详）后黑便消失。3天前无明显诱因呕吐鲜红色血液，量约2500ml，无头晕、眼花、心悸、出汗等，就诊于我院急诊，测血压75/30mmHg，血红蛋白71g/L，肝MRI示肝硬化、腹水、脾大、食管胃底静脉曲张。予三腔两囊管压迫止血、抑酸、补液、输血、降低门脉压力治疗后，未再呕血，期间共排柏油样便5次，总量约800g，便后乏力明显，伴腹胀。无明显头晕、心悸、黑矇症状。患者自发病以来，精神差，睡眠饮食尚可，大小便如前述。11月27日23：00患者诉憋气，不能平卧，查体：神志清楚，贫血貌，双肺呼吸音低，右侧肺为著，未闻及干、湿啰音。心率84次/分，律齐，各瓣膜未闻及杂音。腹韧，无腹壁静脉曲张，全腹无压痛、反跳痛，未触及包块。肝肋下未触及，脾Ⅰ线9cm，Ⅱ线11cm，Ⅲ线1cm，Murphy征阴性。肝区、肾区、脾区无叩痛，移动性浊音阴性。肠鸣音正常，4次/分。行心电图检查未发现明显异常。查体示血压107/75mmHg，心率60次/分，SPO_2 84%（吸氧2L/min），后改为面罩吸氧5L/min，SPO_2 升至96%~98%。停止吸氧10分钟后 SPO_2 最低降至80%。动脉血气示pH 7.409，$PaCO_2$ 33mmHg，PaO_2 48mmHg。胸片示双肺渗出性病变可能，右侧胸腔积液。予以抬高床头、面罩吸氧5L/min、禁食、禁水、补液、抑制胃酸分泌、降低门静脉压力治疗。

现在身体状况：

饮食、饮水：禁食、禁水。

休息：卧床、端坐位，不能平卧。

睡眠：正常。

排泄：入院后未再排黑便。

小便：正常。

既往史：真性红细胞增多症5年，中药治疗（具体不详）。否认肝炎、结核、疟疾，高血压、糖尿病病史，否认手术、外伤、输血史，否认食物、药物过敏史，预防接种史不详。

个人史：生于河北省，久居本地，否认疫区、疫情、疫水接触史，无牧区、矿山、高氟区、低碘区居住史，无化学性物质、放射性物质、有毒物质接触史，吸烟20年，20支/d，已戒20年，饮酒10年，白酒250ml/d，已戒5年。

婚育史：育有2子，体健。

家族史：母亲因胰腺癌去世，否认家族性遗传病史。

三、护理评估

1. 体格检查

身高：163cm　W：卧床　T：37.0℃　P：84次/分　R：25次/分　BP：100/55mmHg

发育正常，营养不良，慢性病容，表情自如，半卧位，神志清楚，查体合作。全身皮肤黏膜无黄染，无皮疹、皮下出血、皮下结节、瘢痕，毛发分布正常，无水肿、无肝掌、蜘蛛痣。全身浅表淋巴结无肿大。头颅无畸形、压痛、包块，无眼睑水肿，结膜苍白，眼球正常，巩膜无黄染，双侧瞳孔等大等圆，对光反射灵敏。外耳道无异常分泌物，乳突无压痛，粗测听力无障碍。嗅觉正常。口唇微发绀，口腔黏膜正常。舌苔正常，伸舌无偏斜、震颤，齿龈正常。咽部黏膜正常，扁桃体无肿大。颈软无抵抗，颈动脉搏动正常，颈静脉正常。气管居中，肝颈静脉回流征阴性。甲状腺正常，无压痛、震颤、血管杂音。胸廓正常，胸骨无叩痛，乳房正常对称。呼吸浅快，肋间隙正常，语颤对称。双肺叩诊清音，呼吸规整，听诊双肺呼吸音低，右侧肺为著，未闻及干、湿啰音，无胸膜摩擦音。心前区无隆起，心尖搏动正常，心浊音界正常，心率84次/分，律齐，各瓣膜听诊区未闻及杂音，无心包摩擦音。腹韧，无腹壁静脉曲张，全腹无压痛、反跳痛，未触及包块。肝肋下未触及，脾Ⅰ线9cm，Ⅱ线11cm，Ⅲ线1cm，Murphy征阴性，肝区、肾区、脾区无叩痛，移动性浊音阴性。肠鸣音正常，4次/分。肛门及外生殖器未查。脊柱正常生理弯曲，四肢活动自如，无畸形、下肢静脉曲张、杵状指（趾），关节正常，下肢无水肿。

2. 辅助检查

2010.12.27 凝血：PT 14.3s，A 49.9%，APTT 33.0s

胸片：双肺渗出性病变可能、右侧胸腔积液

2010.12.28 血常规：WBC 20.5×10^9/L，RBC 2.56×10^{12}/L，Hb 73g/L，PLT 217×10^9/L，中性粒细胞 93.5%

2010.12.28 D-二聚体定量：1.06μg/ml

2010.12.28 生化：快速钾 3.8mmol/L，快速钠 143.5mmol/L 快速氯 118mmol/L，快速天门冬氨酸氨基转移酶 26U/L，快速肌酸激酶同工酶 MB33U/L，快速肌酸激酶 201U/L，快速乳酸脱氢酶 271U/L

2010.12.28 TnT 阴性

2010.12.28 BNP 640.9pg/ml

2010.12.28 动脉血气：pH 7.409，$PaCO_2$ 33mmHg，PO_2 48mmHg

3. 心理社会状况

(1) 精神状况：神志清楚，精神差；

(2) 对疾病（健康）问题的认识和理解：不了解；

(3) 应对能力：正常；

(4) 人格类型：独立、主动；

(5) 周围环境及人际关系：与家人及周围邻居同事相处和睦。

四、护理计划

护理诊断	护理目标	护理措施
1. 低效性呼吸形态：与胸腔积液有关	患者住院期间呼吸平稳	1. 保持患者呼吸道通畅，密切观察呼吸状况，认真倾听患者主诉 2. 遵医嘱予患者吸氧，保持供氧通畅，观察病人血氧情况，呼吸困难改善情况 3. 抬高床头，使患者处于半卧位 4. 协助移动患者躯体时，动作轻柔，避免拖拽、用力过猛，减少对患者的刺激，避免加重患者呼吸困难症状 5. 安慰患者，指导患者进行有效呼吸 6. 协助医生胸腔穿刺抽液治疗 7. 备好抢救用物及吸引器
2. 部分自理能力缺陷：与患者呼吸困难、贫血乏力活动受限有关	患者住院期间生活需要能够得到满足	1. 准确评估患者的生活自理能力、日常生活活动状态 2. 协助卧床患者洗漱、进食、排泄及个人卫生活动等 3. 按时巡视病房，将呼叫器置于患者床头，并教会患者正确的使用方法，将生活日用品放在患者易取处
3. 有皮肤完整性受损的危险：与患者被迫体位有关	患者卧床期间皮肤完整无破损	1. 准确评估患者皮肤状况及受压部位 2. 制定翻身记录卡，协助患者每1～2小时更换体位，并记录 3. 骶尾部及其他骨突处予增强形透明贴保护 4. 保持床单干燥整洁，必要时使用气垫床 5. 使用便盆时防止擦伤 6. 加强营养，遵医嘱给予患者静脉营养 7. 做好生活护理，保持皮肤清洁干燥
4. 有受伤的危险：与患者呼吸困难、贫血乏力活动受限有关	住院期间患者不发生外伤	1. 评估患者发生跌倒、坠床的潜在危险因素 2. 在患者床头悬挂防跌倒、坠床的标志，提醒医护人员注意安全，落实安全规程 3. 护士及时巡视病区，使用床档，协助如厕、穿衣等生活护理，活动时护士应在床边指导、协助，以免发生意外 4. 外出检查时需用平车并全程陪同 5. 加强护患沟通，保证患者安全
5. PC：出血	护士能够及时观察到消化道出血的表现，并配合医生采取积极的治疗措施	1. 评估患者出血倾向 2. 观察患者神志及生命体征变化 3. 观察患者有无呕血、便血、黑便等，并记录呕吐物、大便的量、颜色、性状及次数。密切观察患者24小时出入量，并准确记录 4. 观察患者实验室指标情况，如：凝血、血红蛋白、网织红细胞、尿素氮、红细胞压积等 5. 备好抢救用物

续表

护理诊断	护理目标	护理措施
6. PC：肺栓塞	护士能够及时发现肺栓塞表现，并配合医生采取积极地治疗措施	1. 严密观察患者生命体征变化，密切观察患者吸氧效果，监测血氧饱和度，维持血氧饱和度在90%以上。监测患者动脉血气、D-二聚体 2. 观察患者呼吸困难、咳嗽、憋喘是否加重，有无胸痛、大汗、烦躁不安等症状，并及时通知医生 3. 观察患者有无咳嗽咳痰，若出现应早期处理。保持呼吸道通畅，及时吸痰。如痰液黏稠可给予雾化吸入，有舌后坠时，可用喉咽管解除呼吸困难 4. 搬动患者时动作要轻柔 5. 备好抢救物品

（王　靖）

再生障碍性贫血

一、一般资料

姓名：某某　　　　　　　入院日期：2011/07/04
年龄：27　　　　　　　　入院方式：步行
性别：男　　　　　　　　病历记录日期：2011/07/4
职业：无　　　　　　　　病史陈述者：本人
民族：汉族　　　　　　　可靠程度：可靠
籍贯：北京　　　　　　　婚姻：已婚
文化程度：大专
入院医疗诊断：再生障碍性贫血
主管医生：某某
责任护士：某某

二、病史

主诉：多发瘀点2周，伴发热1周。

现病史：患者2周前无明显诱因出现双上肢及足背多发瘀点，于外院查 PLT $80×10^9$/L，WBC $2.3×10^9$/L，Hb 90g/L，行骨髓穿刺检查示骨髓有核细胞增生减低，巨核细胞未见。近1周伴持续发热，最高可达40℃，本院门诊以"三系减少，发热待查"

收入院。患者发病以来，无乏力、恶心、呕吐，无皮肤瘙痒、皮肤感染，无尿频、尿急、尿痛。

现在身体状况：

饮食：每日 3 餐，主食每餐 2 两，米面均可，副食以肉类为主。

饮水：每日饮水约 1500～2000ml，以白开水为主。

休息：卧床休息。

睡眠：睡眠好，连续睡眠 6～7 小时，晨起精神好。

排泄：大便：昨日 1 次，为黄色软便，不费力。今日未解。

小便：每日 4～5 次，为淡黄色尿液，每日量约 1500～1800ml。

嗜好：无烟酒等不良嗜好。

既往史：否认肝炎、结核、疟疾病史，否认高血压、糖尿病病史，否认手术、外伤、输血史，否认食物、药物过敏史，预防接种史不详。

个人史：生于北京市，久居本地，无疫区、疫情、疫水接触史，无牧区、矿山、高氟区、低碘区居住史，无化学性物质、放射性物质、有毒物质接触史，无吸毒史，无吸烟、饮酒史。

婚育史：育有 1 子，体健；26 岁结婚。

家族史：否认家族性遗传病史。

三、护理评估

1. 体格检查

身高：170cm　体重：68kg　T：38℃　P：100 次/分　R：20 次/分　BP：120/70mmHg

发育正常，营养良好，贫血面容，表情自如，自主体位，神志清楚，查体合作。全身皮肤黏膜无黄染，双上肢及足背多发瘀点，毛发分布正常，无水肿，无肝掌、蜘蛛痣。全身浅表淋巴结无肿大。头颅无畸形、压痛、包块，无眼睑水肿，双侧眼睑结膜苍白，眼球正常，巩膜无黄染，双侧瞳孔等大等圆，对光反射正常。外耳道无异常分泌物，乳突无压痛，粗测听力无障碍。嗅觉正常。口唇无发绀，口腔黏膜正常。舌苔正常，伸舌无偏斜、震颤，齿龈正常。咽部黏膜正常，扁桃体无肿大。颈软无抵抗，颈动脉搏动正常，颈静脉正常。气管居中，肝颈静脉回流征阴性。甲状腺正常，无压痛、震颤、血管杂音。胸廓正常，胸骨无叩痛。呼吸运动正常，肋间隙正常，语颤正常。双肺叩诊清音，呼吸规整，听诊双肺呼吸音清，无胸膜摩擦音。心前区无隆起，心尖搏动正常，心浊音界正常，心率 100 次/分，律齐，各瓣膜听诊区未闻及杂音，无心包摩擦音。腹平坦，无腹壁静脉曲张，腹部柔软，无压痛、反跳痛，腹部无包块。肝、脾未触及，Murphy 征阴性，肾区无叩击痛，移动性浊音阴性。肠鸣音正常，4 次/分。肛门及外生殖器未查。脊柱正常生理弯曲，四肢活动自如，无畸形、下肢静脉曲张。

2. 专科检查

皮肤、黏膜	全身皮肤黏膜无黄染，双上肢及足背多发瘀点
淋巴结	全身浅表淋巴结未触及肿大
腹部	肝脾肋下未触及
双下肢	无水肿

3. 心理社会状况

（1）精神状况：神志清楚，行为正常，语言表达清晰，思维过程正常，情绪状态焦虑；

（2）对疾病（健康）问题的认识和理解：对健康的认识比较清楚，对疾病的反应接受，对疾病完全不了解；

（3）应对能力：正常，患者无住院顾虑，不需要依赖别人解决问题，能正确面对现实，适应患者角色；

（4）人格类型：焦虑、依赖；

（5）周围环境及人际关系：良好，家人朋友体贴，与同室患者相处融洽。

四、护理计划

护理诊断	护理目标	护理措施
1. PC：出血	住院期间患者无出血	1. 评估血小板减少程度，检查患者全身有无新鲜出血，监测 INR，报告医生 2. 指导患者预防出血：禁止挖鼻孔、牙签剔牙，用力抓挠皮肤，刷牙用软毛刷，必要时用漱口水，勿用力打喷嚏、咳嗽 3. 注射后，指导患者延长注射部位的按压时间 4. 出现头痛，黑矇，心慌，及时告知医生 5. 大便不要用力，必要时使用通便药物 6. 加强环境管理，预防各种创伤，血小板$<0.5×10^9$/L 应卧床休息，减少活动。血小板$<0.3×10^9$/L 应绝对卧床，禁止活动 7. 选择半流食、流食、少渣易消化饮食，以防消化道出血
2. 体温过高：与感染有关	住院期间体温降至正常	1. 评估患者体温情况，37.5℃以上每日监测体温 4 次，直至体温恢复正常后 3 天 2. 遵医嘱采取适当的降温措施。体温超过 38.5℃，遵医嘱给予物理降温或药物降温，降温后 30 分钟复测体温并记录 3. 嘱患者卧床休息，在患者大汗、食欲缺乏及呕吐时，应密切观察有无脱水现象，防止患者虚脱发生跌倒、摔伤等 4. 提供高维生素、高热量、易消化的流食或半流食，鼓励患者多饮水 5. 加强基础护理，及时更换病号服，保持床单位清洁干燥，并保持室内空气清新 6. 注意患者心理变化

续表

护理诊断	护理目标	护理措施
3. 活动无耐力：与贫血有关	住院期间患者活动后没有不适感	1. 适当休息，避免劳累和感染 2. 当患者 Hb<60g/L 时，应指导卧床休息，加强床旁巡视 3. 合理制订活动计划，在活动期间给予充分休息 4. 患者活动中若出现呼吸加快、脉搏过快、血压改变、胸痛、眩晕，应立即停止活动 5. 指导患者更换体位时，动作不宜过快，预防直立性低血压引起晕厥
4. PC：口腔溃疡	住院期间患者未发生口腔溃疡	1. 密切观察口腔黏膜情况，指导患者选择合适的漱口水，勤漱口 2. 避免食用对口腔黏膜有刺激的食物 3. 鼓励患者进食高维生素、易消化食物
5. 知识缺乏：缺乏疾病相关知识及自我防护知识	患者能正确复述疾病相关注意事项及如何自我防护	1. 评估患者的文化程度和接受能力 2. 2天之内患者可复述所讲述知识 3. 应用讲解，图例等易于接受的方法，对患者进行健康宣教 4. 详细告知患者如何预防感染。如何预防贫血、如何避免发生跌倒的相关知识 5. 让患者复述如何自我防护，加深对相关知识的了解程度

（田　菲　张婉婧）

过敏性休克

一、一般资料

姓名：某某　　　　　　　　入院日期：2011/10/11
年龄：18　　　　　　　　　入院方式：平车
性别：女　　　　　　　　　病历记录日期：2011/10/11
职业：学生　　　　　　　　病史陈述者：医护人员
民族：汉族　　　　　　　　可靠程度：可靠
籍贯：北京　　　　　　　　婚姻：未婚
文化程度：本科
入院医疗诊断：1. 过敏性休克
　　　　　　　2. 急性阑尾炎术后
主管医生：某某
责任护士：某某

二、病史

主诉：阑尾切除术中表现为头晕、恶心、呕吐、呼吸困难。SPO_2 91%，HR 140 次/分，BP 40/20mmHg，脉细弱，四肢末端发冷，少量汗，全身皮疹。

现病史：患者术前青霉素皮试阴性，阑尾切除术中静点头孢哌酮/舒巴坦钠（舒普深），1 分钟后出现头晕、恶心、呼吸困难，SPO_2 91%，HR 140 次/分，BP 40/20mmHg，脉细弱，四肢末端发冷，全身皮疹。急救，抗休克治疗，严密监测，完成手术，转入 ICU。患者现处于镇静状态，镇静镇痛剂泵入。持续监测生命体征，去甲肾上腺素静脉泵入维持血压。气管插管接呼吸机辅助呼吸，Q8h 监测血气分析，呈代谢性酸中毒状态，5%碳酸氢钠持续静脉泵入纠正酸中毒。予中心静脉输液，扩容治疗，监测中心静脉压，晶体液胶体液交替输注。监测 24 小时尿量。莫西沙星抗感染，严密观察，暂未见过敏反应。

现在身体状况：

饮食饮水：禁食、禁水。

休息：卧床休息。

睡眠：镇静药辅助，Ramsay 3 分。

排泄：大便每天 1 次，黄色软便。

小便：2000~2500ml/d 尿色淡黄。

嗜好：无烟酒等不良嗜好。

既往史：否认肝炎、结核、疟疾病史，否认高血压、糖尿病病史，否认手术、外伤、输血史，否认食物、药物过敏史。6 年前游泳后出现荨麻疹，行过敏源试验，具体结果不详。

个人史：生于北京市，久居本地，无疫区、疫情、疫水接触史，无牧区、矿山、高氟区、低碘区居住史，无化学性物质、放射性物质、有毒物质接触史，无吸毒史，无吸烟、饮酒史。

月经史：初潮 12 岁，7/28 天。月经周期规则，月经量中等，颜色正常。无血块、痛经史。

婚育史：未婚。

家族史：否认家族性遗传病史。

三、护理评估

1. 体格检查

身高：165cm　体重：54kg　T：38.1℃　P：98 次/分　R：20 次/分　BP：117/64 mmHg

发育正常，营养良好，正常面容。全身皮肤黏膜无黄染，无皮下出血、皮下结节、瘢痕。毛发分布正常，无水肿，无肝掌、蜘蛛痣。全身浅表淋巴结无肿大。头颅无畸形、压痛、包块，无眼睑水肿，结膜正常，眼球正常，巩膜无黄染，双侧瞳孔等大等圆，对光反射正常。外耳道无异常分泌物，乳突无压痛，粗测听力无障碍。嗅觉正常。口唇无发绀，口腔黏膜正常。舌苔正常，伸舌无偏斜、震颤，齿龈正常。咽部黏膜正常，扁桃体无肿大。颈软无抵抗，颈动脉搏动正常，颈静脉正常。气管居中，肝颈静脉回流征阴性。甲状腺正常，无压痛、震颤、血管杂音。胸廓正常，胸骨无叩痛，乳房正常对称。呼吸运动正常，肋间隙正常，语颤正常。双肺叩诊清音，呼吸规整，听诊双肺呼吸音清，无胸膜摩擦音。心前区无隆起，心尖搏动正常，心浊音界正常，心率78次/分，律齐，各瓣膜听诊区未闻及杂音，无心包摩擦音。肝、脾未触及，Murphy征阴性，肾区无叩击痛。肛门及外生殖器未查。脊柱正常生理弯曲，四肢活动自如，无畸形、下肢静脉曲张、杵状指（趾），关节正常，下肢无水肿。

2. 专科检查

镇静状态，双侧瞳孔等大等圆，直径3mm，对光反射存在。浅表淋巴结未触及肿大。气管插管接呼吸机辅助呼吸，插管深度气管导管尖端距门齿23cm，呼吸频率20次/分。听诊双肺呼吸音清，无干湿啰音。留置右锁骨下中心静脉，插入深度13cm，穿刺点无红肿，无渗血、渗液。前胸及上臂内侧皮肤散在数块红斑，约直径1cm左右，压之褪色。腹平坦，右下腹伤口敷料保护，干燥，无渗血、渗液，敷料覆盖好。无腹壁静脉曲张，腹部柔软，无压痛、反跳痛，腹部无包块，移动性浊音阴性。肠鸣音减弱，1次/分。留置尿管，尿道口无红肿。约束上肢。双下肢无水肿。

3. 心理社会状况

（1）精神状况：镇静状态；

（2）对疾病（健康）问题的认识和理解：了解；

（3）应对能力：正常；

（4）人格类型：依赖、紧张、被动；

（5）周围环境及人际关系：与家人及周围邻居同学相处和睦。

四、目前主要治疗

1. 去除过敏源，停止静脉输注可疑致敏原，防止消化道摄入的致敏原。放置胃管洗胃，灌注活性炭。

2. 肾上腺素。出现休克，气道水肿，或是明确的呼吸困难，应快速给予0.1%的肾上腺素0.3～0.5 ml皮下或肌内注射，必要时5～10分钟重复1次。严重过敏，成年患者，0.01%肾上腺素3～5 ml静脉注射、儿童0.1 ml/kg剂量给药。

3. 给氧。保持气道通畅，吸氧。

4. 扩充血容量。液体复苏，建立静脉输液通道，乳酸林格氏液10～20 ml/kg快速静脉滴注。

5. 抗组胺类药物。H_1-受体阻断剂盐酸苯海拉明0.5～1mg/kg肌内或静脉注射。H_2-受体阻断剂甲氰咪呱2～5 mg/kg静脉注射。

6. 提升血压。给予头低足高位。持续的低血压，给予50～100μg的肾上腺素静脉推注后，以 0.02 μg/(kg·min) 持续静脉滴注，调整滴速致收缩压≥90mmHg；若升压效果不好，给予 5～20 μg/(kg·min) 多巴胺静脉滴注，3μg/(kg·min) 去甲肾上腺素静脉滴注。对服用 β-受体阻断剂的过敏性休克患者，若去甲肾上腺素的升压效果不佳，可给予胰高血糖素、纳洛酮以及抗休克裤处理。

7. 保持气道通畅。上呼吸道梗阻，给予 0.3 ml 0.1% 肾上腺素＋3 ml 生理盐水雾化吸入；对通气障碍，行气管插管，环甲膜穿刺插入导管以及气管切开。

8. 解除支气管痉挛。肾上腺素，H_1-受体阻断剂，选择性的 $β_2$-受体激动剂，如沙丁胺醇 0.3 ml＋3 ml 生理盐水雾化吸入；溴化异丙托品气雾剂 100 μg 吸入；氨茶碱，首次静脉负荷量是 30 分钟输注 5 mg/kg，随后按 0.3～0.9 mg/(kg·h) 持续静脉滴注。

9. 预防双相发作。氢化可的松 5～10 mg/kg 或甲基泼尼松龙 1～2 mg/kg 静脉滴注，每 6 小时重复 1 次。

10. 监护：救治后的连续观察不得少于 24 小时，紧急处理后，应将患者转致 ICU 病房。

五、护理计划

护理诊断	护理目标	护理措施
1. 清理呼吸道无效：与气管插管有关	患者气管插管期间，气道内分泌物能得到及时清除，能显示有效的呼吸速率	1. 评估：肺部听诊、跟踪胸片及 CT 结果。评估痰液性质、量、黏稠度 2. 气管插管固定：真丝胶带交叉固定与固定带同时应用。记录插管深度，便于观察。防止意外拔管，防过度牵拉管路 3. 气囊管理：气囊压力维持在适当范围，每 4 小时检测气囊压力，及时调整 4. 气体湿化与加温：应用湿化器调节吸入氧气温度 37℃，湿度 100% 5. 气道分泌物吸引：适时吸痰，吸痰过程无菌操作。分泌物黏稠时，适度应用 0.45% 盐水或 2% $NaHCO_3$ 稀释痰液 6. 肺部物理治疗：翻身、叩背、体位引流 7. 注意气道湿化，配合雾化吸入治疗 8. 床头抬高 30°，监测胃动力及胃潴留情况，防止胃内容物反流、误吸
2. PC：感染	患者住 ICU 期间，注意观察体温、血常规变化，观察感染征象，出现异常及时配合医生处理	1. 评估患者可能出现感染的部位和引发感染的因素：伤口感染，留置中心静脉处感染，呼吸机相关感染，尿路感染 2. 注意体温变化，体温异常及时告知医生，遵医嘱降温处理。及时更换衣物等，提高舒适度 3. 追踪血常规及细菌培养结果，异常结果及时告知医生。遵医嘱应用抗生素，注意观察疗效及副作用 4. 严格规范操作，注重无菌观念

续表

护理诊断	护理目标	护理措施
		5. 注意观察伤口愈合情况，发现异常如伤口有渗出、敷料潮湿等，及时告知医生，配合换药 6. 注意观察腹部体征，有无异常疼痛、压痛及反跳痛 7. 各引流保持通畅，防止逆行感染，引流袋每周更换2次 8. 执行中心静脉护理常规，穿刺点以透明敷料保护，注意穿刺点有无红肿、溢脓、溢液 9. 注意观察肺部情况及胸片变化，注重气道管理，呼吸机管路每周更换 10. 防止尿路逆行感染，注意尿液性质，发现混浊，有沉渣，及时告知医生，必要时遵医嘱行膀胱冲洗 11. 匀速输入含糖液体，遵医嘱监测血糖变化，注意应激性高血糖的发生。血糖高时告知医生处理
3. 完全自理缺陷：与镇静、约束有关	患者主诉住ICU期间，生活需要及时得到满足，个人卫生良好。患者未出现或较少出现因缺少活动而发生的并发症	1. 评估患者自理能力及需要协助解决问题：完全不能自理 2. 予以特级护理，监测生命体征及病情变化，管理各管路及液体通路，及时更换液体 3. 给予Q2h翻身，保持功能位。更换体位时避免拖、拉、拽及动作生硬。防止压疮发生，注意保护易受压部位及骨隆突处皮肤 4. 双足跟处以水球垫起。定时更换测量血压的手臂，手臂水肿时给予抬高 5. 保持床单位清洁，床单平整 6. 保持患者个人卫生清洁，每日温水擦浴，梳头2次，指趾甲按时修剪 7. 每日行口腔护理2次，注意口腔黏膜情况，及时清理口腔唾液 8. 每日行会阴擦洗1次，及时清理会阴部分泌物。必要时增加会阴擦洗次数 9. 患者排便后及时清理粪便，保持臀部皮肤及肛周清洁，必要时局部应用鞣酸软膏护臀 10. 告知患者康复过程，使患者心中有数，增强自信心，并逐渐增加自理能力 11. 指导并协助患者进行功能锻炼，应用血运仪治疗及踝泵练习
4. 焦虑：与担心过敏预后有关	患者能描述自己的焦虑和应对形态，陈述在心理和生理上的舒适感有所增加，应用有效的应对机制来控制焦虑	1. 评估焦虑水平及相关因素 2. 提供安全和舒适的环境，耐心倾听患者的诉说，理解、同情患者的感受，与患者一起分析焦虑产生的原因与不适，尽可能消除引起的因素 3. 减少对感官的刺激，为患者创造安静、无刺激的环境 4. 帮助患者重新评估感受到的威胁 5. 指导教育患者，当应激情况无法避免时，选择有效的方法以中断焦虑

（郭笑妍　骆金铠）

甲状腺瘤

一、一般资料

姓名：某某　　　　　　　　入院日期：2011/10/05
年龄：58　　　　　　　　　入院方式：步行
性别：女　　　　　　　　　病历记录日期：2011/10/05
职业：干部　　　　　　　　病史陈述者：本人
民族：汉族　　　　　　　　可靠程度：基本可靠
籍贯：北京　　　　　　　　婚姻：已婚
文化程度：高中
入院医疗诊断：1. 左叶甲状腺高功能腺瘤
　　　　　　　2. 左叶甲状腺瘤
主管医生：某某
责任护士：某某

二、病史

主诉：发现左颈部肿物半年。

现病史：患者主诉心悸，心率增快，最快达130次/分，手抖。半年前查体时，发现左颈部有一肿物，约红枣大小，大便由每日1次的黄色成形软便变成每日4～5次的稀便，就诊于我院门诊，甲状腺扫描示："双侧甲状腺增大，右叶伴'热'结节，左叶伴'冷'结节。"T_3：451ng/dl，T_4：28.8ng/dl，诊为："甲状腺高功能腺瘤"。给予丙硫氧嘧啶100mg，3次/日，口服，现T_3、T_4恢复正常。TSH＜0.5 uIu/ml，心悸减轻，大便成形。目前甲亢控制平稳，为行手术治疗于2011年10月5日门诊以"甲状腺高功能腺瘤"步行收入院，准备择期行"左甲状腺次全切除"手术。患者自发病来未诉不适，生活全部自理，近半年前体重减轻9kg。

现在身体状况：

饮食：三餐/日，2两/餐。主食：米饭、面食，副食：肉类、蔬菜为主。

饮水：每日饮水约2000ml，以白开水为主。

休息：卧床休息。

睡眠：夜间连续睡眠约6小时，晨起精神好。

排泄：大便每日1次，黄色成形软便，排便时无不适。

小便：2000～2500ml/d，尿色淡黄、清亮，排尿时无任何不适。

嗜好：否认烟酒及其他嗜好。

既往史：18年前曾患肺结核经保守治疗（具体不详）后痊愈。否认糖尿病、高血压、心脏病病史，否认肝炎及手术外伤史。

个人史：生于北京市，久居本地，无疫区、疫情、疫水接触史，无牧区、矿山、高氟区、低碘区居住史，无化学性物质、放射性物质、有毒物质接触史，无吸毒史，无吸烟、饮酒史。

月经史：初潮14岁，7/30天，绝经年龄45岁。月经周期规则，月经量中等，颜色正常。无血块、痛经史。

婚育史：育有子女2人，子女体健；G_2P_2，无流产，无早产、手术产、死产。

家族史：否认家族中有类似病史及遗传病史。

三、护理评估

1. 体格检查

身高：160cm 体重：50kg T：36.5℃ P：80次/分 R：17次/分 BP：128/68mmHg

发育正常，营养适中，神志清楚，表情自如，自主体位，查体合作。全身皮肤黏膜色泽正常、无黄染，无出血点，全身浅表淋巴结未触及，头颅无畸形，眼睑无水肿、结膜无充血水肿，巩膜无黄染，眼球无突出，无震颤，双侧瞳孔等大等圆，对光反射灵敏。耳郭无畸形，外耳道无异常分泌物，乳突无压痛，鼻外形正常，口唇红润，伸舌居中，无震颤。咽无充血，扁桃体不肿大。颈软，无抵抗，气管居中，未见颈静脉曲张，颈动脉无异常搏动，双侧甲状腺Ⅱ度肿大，质软，无压痛，表面光滑，与周围组织无粘连，仅有吞咽上下移动，未触及震颤，未闻及血管杂音。胸廓对称，心率80次/分，律齐。全腹平坦，无腹壁静脉曲张，未见胃肠形及蠕动波。腹软、无肌紧张，全腹无压痛、反跳痛。肝、脾肋下未触及，全腹未触及包块。叩诊鼓音，移动性浊音阴性，肠鸣音4次/分。脊柱四肢无畸形，活动自如，肌力正常，生理反射可正常引出，病理反射未引出。

2. 心理社会状况

（1）精神状况：神志清楚，表情自如，定向力准确，记忆力无异常，情绪稳定，能正确回答问题，无视、触、嗅、听、味觉异常；

（2）对疾病（健康）问题的认识和理解：认为"身体上没有病，心理正常，心情愉快"就是健康。了解所患疾病的诊断，但缺乏术前准备、术后饮食、活动有关的知识、情绪稳定，愿意接受手术治疗，能积极配合医护工作；

（3）应对能力：遇事能独立解决，自认为能适应医院环境，近期无重大事件发生；

（4）人格类型：独立、松弛、主动、外向；

（5）周围环境及人际关系：患者从事行政工作，退休1个月，与原同事，领导关系融洽，与老伴住3居室楼房，与周围邻居关系和睦，爱人已退休，夫妻感情好，两个女儿工作较忙，但均能经常来院探视，公费医疗，家庭经济状况好，住院无负担。

四、护理计划

护理诊断	护理目标	护理措施
1. 知识缺乏:缺乏与术前检查及准备有关的知识	5日内能复述术前检查及准备的相关知识	1. 评估患者的知识水平,接受能力 2. 告诉患者术前所需的检查的内容、目的、时间、及配合方法 3. 讲解并示范练习头颈过伸位的目的和方法 4. 讲解术前服碘的目的和方法 5. 告诉患者术前准备的内容(备皮,配血,药物过敏试验)方法、意义 6. 讲解术前12小时禁食,6小时禁水的目的 7. 告诉患者手术的麻醉方式、时间、注意事项 8. 告诉患者体重下降的原因,嘱患者术前进食高蛋白、高维生素饮食,如鱼、瘦肉、蛋类、新鲜水果、蔬菜等,必要时加餐 9. 告诉患者术前注意保持情绪稳定,心情舒畅
2. PC:出血	护士在48小时内密切观察患者有无出血征象,一旦发生,立即报告医生,及时处理	1. 评估患者呼吸、脉搏、血压及伤口渗血情况 2. 患者床旁准备气管切开包,以备急用 3. 遵医嘱给予止血药物,如酚磺乙胺(止血敏)、氨甲苯酸(止血芳酸)等 4. 嘱患者术后不要过频活动、说话、咳嗽 5. 患者清醒后,可改为半卧位 6. 定时巡视病房,密切观察患者的呼吸、脉搏、血压及伤口的引流情况,颈后有无血肿;同时,告诉患者如果出现颈部紧压感,呼吸费力,心悸等症状,立即报告医护人员 7. 如果患者术后痰多,不易咳出,及时给予雾化吸入,并告知患者有效的咳嗽咳痰方法,必要时给予止痰、祛咳药物 8. 一旦发生出血征象,立即报告医生,及时处理
3. 部分自理障碍:如厕卫生自理障碍:与术后卧床输液有关	患者在卧床输液期间,主诉基本生活需要得到满足	1. 评估患者自理缺陷的内容 2. 及时发现问题,及时解决 3. 物品置于患者易取之处,便于患者有需要及时通知护士 4. 使患者处于半卧位,利于呼吸及伤口渗出物的引流 5. 满足患者如厕需要 6. 满足患者卫生需要

续表

护理诊断	护理目标	护理措施
4. 疼痛：与手术切口有关	1. 患者在2h内主诉疼痛减轻，安静入睡 2. 患者在2日内主诉疼痛缓解，舒适感增加	1. 评估患者的疼痛原因、部位、性质及持续时间 2. 告诉患者术后疼痛的必然性，可能持续的时间 3. 遵医嘱给予镇痛药物，如盐酸哌替啶等 4. 创造良好的术后休养环境，保持病室整洁、安静，温湿度适宜，光线柔和，夜间拉好窗帘、关闭大灯，开地灯等 5. 协助患者取舒适体位，如半卧位 6. 医疗护理操作，动作轻柔，避免粗暴动作，尽量集中进行操作 7. 协助患者活动。患者活动时，协助其用手托住头部、肩一起活动 8. 告诉患者一些放松的方法，如听音乐等

（李　健　李建军）

胃　癌

一、一般资料

姓名：某某　　　　　　　入院日期：2011/09/10
年龄：81　　　　　　　　入院方式：步行
性别：男　　　　　　　　病历记录日期：2011/09/10
职业：离休　　　　　　　病史陈述者：本人
民族：汉族　　　　　　　可靠程度：可靠
籍贯：北京　　　　　　　婚姻：已婚
文化程度：大学
入院医疗诊断：1. 胃低分化腺癌
　　　　　　　2. 高血压
主管医生：某某
责任护士：某某

二、病史

主诉：上腹部刺痛1年，加重4个月。

现病史：患者1年前于饭前出现上腹部阵发性刺痛，每次持续约1分钟，不伴放射，进食后缓解，不伴腹胀、腹泻、反酸、胃灼热、恶心、呕吐、呕血、黑便于外院诊断"十二指肠溃疡"，予保守治疗，效果欠佳。4月前，患者腹痛症状加重，进食后不缓解。1个月前外院胃镜检查，病理结果提示"胃窦小弯前壁巨大溃疡面，可见低分化腺癌浸润伴溃疡形成"，为进一步治疗收入院。患者自发病来神志清楚，精神状态一般，食欲一般，睡眠良好，二便正常。患者入院后拟择期行"胃癌根治术"。

现在身体状况：

饮食：普食 主食1两/餐 三餐/日。

饮水：每日饮水约700～1000ml白开水。

休息：卧床休息。

睡眠：夜间连续睡眠3～4小时，午休30～60分钟。晨起精神良好。

排泄：大便每日1次，黄色软便。

小便：1500～2000ml/d，尿色淡黄清亮，无尿频、尿急、尿痛。

嗜好：无烟酒等不良嗜好。

既往史：高血压病20年，口服硝苯地平30 mg Qd，血压控制在140～160/80～90mmHg；1979年患淋巴结结核，已愈；1977年患血吸虫病，已愈；糖尿病15年，口服拜糖平、格列喹酮（糖适平）控制血糖，血糖控制可，否认肝炎、疟疾病史，否认手术、外伤、输血史，否认食物、药物过敏史，预防接种史不详。

个人史：生于北京市，久居本地，无疫区、疫情、疫水接触史，无牧区、矿山、高氟区、低碘区居住史，无化学性物质、放射性物质、有毒物质接触史，吸烟30支/日×40年，已戒10年；饮酒3～5两/日×40年，已戒10年。

婚育史：25岁结婚，育有1子1女，爱人及子女均体健。

家族史：否认家族性遗传病史。

三、护理评估

1. 体格检查

身高：172cm 体重：70kg T：36.2℃ P：78次/分 R：18次/分 BP：157/89 mmHg

发育正常，营养良好，正常面容，表情自如，自主体位，神志清楚，查体合作。全身皮肤黏膜无黄染，无皮疹、皮下出血、皮下结节、瘢痕，毛发分布正常，无水肿，无肝掌、蜘蛛痣。全身浅表淋巴结无肿大。头颅无畸形、压痛、包块，无眼睑水肿，结膜无苍白，眼球正常，巩膜无黄染，瞳孔等大等圆，对光反射灵敏。外耳道无异常分泌物，乳突无压痛，粗测听力无障碍。嗅觉正常。口唇无发绀，口腔黏膜正常。舌苔正常，伸舌无偏斜、震颤，齿龈正常。咽部黏膜正常，扁桃体无肿大。颈软无抵抗，颈动脉搏动正常，颈静脉正常，气管居中，肝颈静脉回流征阴性。甲状腺正常，无压痛、震颤、血管杂音。胸廓正常，胸骨无叩痛。呼吸运动正常，肋间隙正常，语颤正常。双肺叩诊清音，呼吸规整，双肺呼吸音清，无胸膜摩擦音。心前区无隆起，心尖搏动正常，心浊音界正常，心率 78 次/分，律齐，各瓣膜听诊区未闻及杂音，无心包摩擦音。腹平坦，无腹壁静脉曲张，腹部柔软，无压痛、反跳痛，腹部无包块。肝、脾未触及，Murphy 征阴性，肾区无叩击痛，移动性浊音阴性。肠鸣音正常，4 次/分。肛门及外生殖器未查。脊柱四肢：脊柱正常生理弯曲，四肢活动自如，无畸形、下肢静脉曲张、杵状指（趾），关节正常，下肢无水肿。四肢肌力、肌张力未见异常，双侧肱二、三头肌腱反射正常，双侧膝、跟腱反射正常，双侧 Babinski 征阴性。

2. 心理社会状况：

（1）精神状况：神志清楚；

（2）对疾病（健康）问题的认识和理解：了解；

（3）应对能力：正常；

（4）人格类型：独立、主动；

（5）周围环境及人际关系：与家人及周围邻居同事相处和睦。

四、护理计划

护理诊断	护理目标	护理措施
1. 疼痛：与手术切口有关	患者诉说疼痛较前减轻或感到疼痛的次数减少和比较舒适	1. 评估疼痛性质、部位、程度、起始和持续时间、发作规律及伴随症状和相关因素 2. 指导患者识别降低疼痛耐受性的因素 3. 指导患者学会如何去除或减少时疼痛较重的因素（生理、身体和心理方法） 4. 与患者共同研究并确定方法来减轻疼痛 5. 协助患者开始使用恰当、无创的解除疼痛的措施（松弛法，皮肤刺激法） 6. 遵医嘱使用镇痛剂以达到满意的效果
2. 生活自理能力缺陷：与术后伤口疼痛及管路束缚有关	患者卧床期间生活需要得到满足	1. 评估患者的行为能力、日常生活活动状态，每天的活动量 2. 患者绝对卧床期间协助患者完成洗漱、排泄及个人卫生活动等 3. 定时巡视患者，询问患者有无需求并及时予以帮助 4. 将呼叫器放在患者易取处，以便患者有需要时能够及时满足 5. 告知患者康复过程，使患者心中有数，增强自理信心，并逐渐增加自理能力 6. 鼓励患者做力所能及的自我活动

续表

护理诊断	护理目标	护理措施
3. 清理呼吸道无效：与术后伤口疼痛、吸烟史导致痰液过多有关	患者能有效咳嗽咳痰	1. 评估相关影响因素：可由于疼痛、痰液过多等所致 2. 指导患者深呼吸、有效咳嗽的方法 3. 遵医嘱给予患者 0.9%氯化钠 10ml＋爱全乐 2ml 雾化吸入 Qid 4. 进行健康教育，讲解痰液不能及时有效排出的后果 5. 遵医嘱使用静脉化痰药物：沐舒坦 30mg 静脉冲入 6. 为患者叩背，鼓励患者咳嗽咳痰 7. 观察痰液的颜色、性质、量
4. 知识缺乏：缺乏术前、术后锻炼与活动方面的知识	患者能用语言表达所面临的情境，能正确示范术后床上翻身、踝泵练习、侧身起卧练习及有效咳嗽	1. 评估患者对疾病、健康、手术过程的了解程度 2. 与其他参与照顾的人员进行沟通，以便满足患者的需要，并为其提供连续性的护理照顾 3. 术前指导患者进行床上翻身、有效咳嗽、深呼吸、侧身起卧练习以及嘱患者戒烟 4. 对患者及家属手术后注意事项作床边指导 5. 指导患者主动参与学习环境、人员、术后锻炼等知识（术后进行踝泵练习） 6. 解释围手术期的全部过程的注意事项及必要性 7. 简单解释医院的其他规章制度
5. 焦虑：与胃瘫、担心术后康复有关	患者能描述自己的焦虑和应对型态，陈述在心理和生理上的舒适感有所增加，使用有效的应对方式来控制焦虑	1. 评估焦虑水平及相关因素 2. 提供安全舒适的环境，耐心倾听患者的诉说，理解、同情患者的感受，与患者一起分析焦虑产生的原因与不适，尽可能消除引起的因素 3. 减少对感官的刺激，为患者创造安静、无刺激的环境 4. 帮助患者重新评估感受到的威胁 5. 指导教育患者，当应激情况无法避免时，选择有效的方法以应对焦虑 6. 耐心向患者及家属解释胃癌手术后胃瘫发生的原因、目前治疗方案及已往成功病例，消除其紧张心理，以增强患者战胜疾病的信心

（吴晓静）

颈 椎 病

一、一般资料

姓名：某某　　　　　　　　入院日期：2011/10/17
年龄：54　　　　　　　　　入院方式：步行
性别：女　　　　　　　　　病历记录日期：2011/10/17
职业：职员　　　　　　　　病史陈述者：本人
民族：汉族　　　　　　　　可靠程度：可靠
籍贯：北京　　　　　　　　婚姻：已婚
文化程度：不详
入院医疗诊断：1. 脊髓型颈椎病，退变性颈椎管狭窄
　　　　　　　2. 颈椎后纵韧带骨化
主管医生：某某
责任护士：某某

二、病史

主诉：双侧上肢麻木 10 余年，加重伴无力 1 个月余。

现病史：患者于十年余前无明显诱因出现双上肢麻木，呈渐行性加重，平卧休息后可稍缓解。近 1 个月来无明显诱因出现双手麻木加重，呈持续性，伴恶心，眩晕（4～5 次），无脚踩棉花感。患者自发病来神志清楚，精神状态一般，食欲一般，睡眠良好，二便正常。患者于入院后第 2 天在全身麻醉下行"颈椎前路内固定术"，手术中出血少，手术顺利。

现在身体状况：

饮食：不思饮食，1 两/餐，三餐/日。

饮水：每日饮水约 500～800ml 以白开水为主。

休息：卧床休息。

睡眠：夜间连续睡眠 3～4 小时，午休 30～60 分钟，晨起精神良好。

排泄：大便每日 1 次，黄色软便。

小便：1500～2000ml/d，尿色淡黄。

嗜好：无烟酒等不良嗜好。

既往史：否认肝炎、结核、疟疾，高血压，糖尿病病史，否认手术、外伤、输血史，否认食物、药物过敏史，预防接种史不详。

个人史：生于北京市，久居本地，无疫区、疫情、疫水接触史，无牧区、矿山、高

氟区、低碘区居住史，无化学性物质、放射性物质、有毒物质接触史，无吸毒史，无吸烟、饮酒史。

月经史：初潮12岁，7/28d，绝经年龄51岁。月经周期规则，月经量中等，颜色正常。无血块、痛经史。

婚育史：育有子女1人，子女体健；27岁结婚，G_1P_1，有流产，无早产、手术产、死产。

家族史：否认家族性遗传病史。

三、护理评估

1. 体格检查

身高：165cm 体重：58kg T：36.5℃ P：78次/分 R：20次/分 BP：158/84mmHg

发育正常，营养良好，正常面容，表情自如，自主体位，神志清楚，查体合作。全身皮肤黏膜无黄染，无皮疹、皮下出血、皮下结节、瘢痕，毛发分布正常，无水肿，无肝掌、蜘蛛痣。全身浅表淋巴结无肿大。头颅无畸形、压痛、包块，无眼睑水肿，结膜正常，眼球正常，巩膜无黄染，瞳孔等大同圆，对光反射正常。外耳道无异常分泌物，乳突无压痛，粗测听力无障碍。嗅觉正常。口唇无发绀，口腔黏膜正常。舌苔正常，伸舌无偏斜、震颤，齿龈正常。咽部黏膜正常，扁桃体无肿大。颈软无抵抗，颈动脉搏动正常，颈静脉正常。气管居中，肝颈静脉回流征阴性。甲状腺正常，无压痛、震颤、血管杂音。胸廓正常，胸骨无叩痛，乳房正常对称。呼吸运动正常，肋间隙正常，语颤正常。双肺叩诊清音，呼吸规整，听诊双肺呼吸音清，无胸膜摩擦音。心前区无隆起，心尖搏动正常，心浊音界正常，心率78次/分，律齐，各瓣膜听诊区未闻及杂音，无心包摩擦音。腹平坦，无腹壁静脉曲张，腹部柔软，无压痛、反跳痛，腹部无包块。肝、脾未触及，Murphy征阴性，肾区无叩击痛，移动性浊音阴性。肠鸣音正常，4次/分。肛门及外生殖器未查。脊柱正常生理弯曲，四肢活动自如，无畸形、下肢静脉曲张、杵状指（趾），关节正常，下肢无水肿。

2. 专科检查

肌萎缩	无
痛觉减退	有 双上肢
痛觉消失	无
痛觉过敏物	无
肌张力	正常
颈椎活动角度	屈位30°，伸位30°，左侧屈位30°，右侧屈位30°，左旋30°，右旋30°
颈部压痛部位	C_5棘突、C_5棘间、C_6棘突、C_6棘间、C_7棘突、C_7棘间
其他部位	无

3. 肌力检查

	左	右
三角肌	V	V
肱二头肌	V	V
肱三头肌	V	V
股四头肌	V	V

4. 生理反射

深反射	左	右
肱二头肌腱反射	正常	正常
肱三头肌腱反射	正常	正常
股四头肌腱反射	消失	亢进
跟腱反射	活跃	活跃

5. 病理征

	左	右
Hoffmann 征	—	—
Rossolimo 征	—	—
Babinski 征	—	—
髌阵挛	—	—
踝阵挛	—	—

6. 心理社会状况

（1）精神状况：神志清楚；

（2）对疾病（健康）问题的认识和理解：了解；

（3）应对能力：正常；

（4）人格类型：独立、主动；

（5）周围环境及人际关系：与家人及周围邻居同事相处和睦。

四、护理计划

护理诊断	护理目标	护理措施
1. 疼痛：与疾病有关	1. 诉说疼痛减轻或感到疼痛的次数减少 2. 能识别一些减轻疼痛的技术及加强应对能力的培养 3. 鉴别可引起或加重疼痛的因素，并设法减少之	1. 评估疼痛性质、部位、等级、起始和持续时间、发作规律及伴随症状和相关因素 2. 对能降低疼痛耐受性的因素进行评估，这些因素包括害怕不被他人信任，缺乏知识，恐惧等 3. 设法除去或减少使疼痛加重的因素（生理、身体和心理方法） 4. 与患者共同研究确定方法来减轻疼痛 5. 遵医嘱予患者使用恰当、无创的解除疼痛的措施（松弛法，皮肤刺激法） 6. 帮助患者使用镇痛剂以达到满意的效果 7. 协助家属对患者的疼痛做出积极的反应

续表

护理诊断	护理目标	护理措施
2. 躯体移动障碍：与术后活动受限有关	1. 患者卧床期间生活需要得到满足 2. 患者未出现或较少出现因缺少活动发生并发症 3. 患者在帮助下可以进行局部活动	1. 评估患者的行为能力、日常生活活动状态，每日的活动量 2. 评估皮肤的完整性，有无发红，局部组织淤血等 3. 协助卧床患者洗漱、进食、排泄及个人卫生活动等 4. 移动患者躯体时，动作稳、准，以免加重肢体损伤 5. 告知患者康复过程，使患者心中有数，增强自信心，并逐渐增加自理能力 6. 鼓励患者做力所能及的自我活动 7. 指导并协助患者进行功能锻炼，预防关节僵硬或强直
3. 焦虑：与担心术后康复程度有关	患者能描述自己的焦虑和应对形态，陈述在心理和生理上的舒适感有所增加	1. 评估焦虑水平及相关因素 2. 提供安全和舒适，耐心倾听患者的诉说，理解、同情患者的感受，与患者一起分析焦虑产生的原因与不适，尽可能消除引起的因素 3. 减少对感官的刺激，为患者创造安静、无刺激的环境 4. 帮助患者重新评估感受到的威胁 5. 指导教育患者，当应激情况无法避免时，选择有效的方法中断焦虑
4. 清理呼吸道无效：与咳痰无力有关	患者能有效咳嗽、咳痰，缓解呼吸困难的症状，并能描述相关影响因素，并说明应对这些因素的适应性方法	1. 评估相关因素，可由于疼痛、活动等所致 2. 去除或减少相关因素，确定疼痛或不适的部位；采用合适的减轻疼痛的措施；鼓励患者集中注意练习更有效的呼吸，而转移疼痛感；在下地活动或增加其他锻炼时，鼓励患者有意识地做较慢、较深的腹式呼吸练习 3. 遵医嘱给予患者雾化吸入或祛痰灵 4. 进行健康教育
5. PC：体位性低血压、肺部感染、泌尿系感染、下肢静脉血栓形成、压疮	未出现并发症或已出现的并发症得到控制或消失	1. 逐渐抬高床头，患者适应后（未出现体位性低血压症状）再增加高度，逐渐训练起、卧、坐、立 2. 通过有效呼吸、勤翻身、按摩、雾化吸入等方式促进肺功能，预防肺部并发症 3. 泌尿系感染：摄入充足的水分（每天＞3000ml），给予患者晨晚间护理时，做好会阴擦洗（导尿管），维护患者个人形象，使其保持愉快心情 4. 下肢静脉血栓形成：卧床期间勤翻身，勤按摩，练习直腿抬高，踝泵练习，及早下床活动 5. 压疮：给予患者骨突处减压贴保护，并做到勤观察、勤翻身、勤按摩；定时擦洗和更换床单位

续表

护理诊断	护理目标	护理措施
6. 知识缺乏：缺乏对术前、术后锻炼与活动方面的知识	患者能用语言表达所面临的情境，能示范术后的锻炼、伤口的护理及呼吸控制方法	1. 评估患者对疾病、健康、手术过程的了解程度 2. 与其他参与照顾的人员进行沟通，以便满足患者的需要，并为其提供连续性的护理照顾 3. 术前指导患者进行床上排便、气管牵拉练习、有效咳嗽、深呼吸、侧身起卧练习以及嘱患者戒烟 4. 对患者及家属手术后可遇到的事项作床边指导 5. 指导患者主动参与，告知常规处理、环境、人员、术后锻炼等知识（术后1日进行握力及精细动作练习、踝泵练习，并视情况指导患者进行颈部活动及颈背肌锻炼） 6. 解释术前、术后锻炼的全部过程、理由以及必要性 7. 简单解释医院的其他规章制度

（苑 垒 赵 楠）

右胫腓骨骨折、踝关节骨折

一、一般资料

姓名：某某　　　　　　入院日期：2011/01/25

年龄：54　　　　　　　入院方式：轮椅

性别：男　　　　　　　病历记录日期：2011/01/25

职业：无　　　　　　　病史陈述者：本人

民族：汉族　　　　　　可靠程度：可靠

籍贯：北京　　　　　　婚姻：已婚

文化程度：大专

入院医疗诊断：1. 右胫腓骨骨折

　　　　　　　2. 踝关节骨折

主管医生：某某

责任护士：某某

二、病史

主诉：外伤后下肢疼痛3天。

现病史：患者3天前打球时滑倒摔伤右下肢。红、肿、热、痛明显，疼痛剧烈，难以忍受。入院前X片提示右胫腓骨骨折、踝关节骨折。急诊行石膏固定。为进一步诊治，经急诊收入我院。患者自受伤以来神志清，精神状态一般。患者入院后行"骨折复位内固定术"，手术顺利。

现在身体状况：

饮食：每日2～3餐，主食每餐2两，米面均可，副食以肉类为主。

饮水：每日饮水约1000～1500ml，白开水。

休息：卧床休息。

睡眠：昨日睡眠好，连续睡眠6～7小时，晨起精神好。

排泄：大便：昨日1次，为黄色软便，不费力。今日未解。

小便：每日3～4次，为淡黄色尿液，每日量约1000～1200ml。

嗜好：无烟酒等不良嗜好。

既往史：否认肝炎、结核、疟疾病史，高血压史，糖尿病病史，否认手术、外伤、输血史，否认食物、药物过敏史，预防接种史不详。

个人史：生于北京市，久居本地，无疫区、疫情、疫水接触史，无牧区、矿山、高氟区、低碘区居住史，无化学性物质、放射性物质、有毒物质接触史，无吸毒史，无吸烟、饮酒史。

婚育史：子女1人，体健；26岁结婚。

家族史：否认家族性遗传病史。

三、护理评估

1. 体格检查

身高：170cm　体重：60kg　T：36.5℃　P：60次/分　R：20次/分　BP：110/70mmHg

发育正常，营养良好，正常面容，表情自如，自主体位，神志清楚，查体合作。全身皮肤黏膜无黄染，无皮疹、皮下出血、皮下结节、瘢痕，毛发分布正常，无水肿，无肝掌、蜘蛛痣。全身浅表淋巴结无肿大。头颅无畸形、压痛、包块，无眼睑水肿，结膜正常，眼球正常，巩膜无黄染，瞳孔等大等圆，对光反射正常。外耳道无异常分泌物，乳突无压痛，粗试听力无障碍。嗅觉正常。口唇无发绀，口腔黏膜正常。舌苔正常，伸舌无偏斜、震颤，齿龈正常。咽部黏膜正常，扁桃体无肿大。颈软无抵抗，颈动脉搏动正常，颈静脉正常。气管居中，肝颈静脉回流征阴性。甲状腺正常，无压痛、震颤、血管杂音。胸廓正常，胸骨无叩痛，乳房正常对称。呼吸运动正常，肋间隙正常，语颤正常。双肺叩诊清音，呼吸规整，双肺呼吸音清，无胸膜摩擦音。心前区无隆起，心尖搏动正常，心浊音界正常，心率78次/分，律齐，各瓣膜听诊区未闻及杂音，无心包摩擦音。腹部平坦，无腹壁静脉曲张，腹部柔软，无压痛、反跳痛，腹部无包块。肝、脾未触及，Murphy征阴性。肾区无叩击痛，移动性浊音阴性。肠鸣音正常，4次/分。脊柱四肢：脊柱正常生理弯曲，右下肢检查见专科。

2. 专科检查

视诊	右下肢皮肤青紫，轻度肿胀，皮肤完整无破损，无畸形
触诊	右胫骨下1/3及踝部压痛明显，骨折端无骨擦音，足背胫后动脉可触及，右侧皮肤温度高于健侧，无神经损伤，感觉、肌力反射正常
活动	膝关节活动正常，踝关节活动明显受限
量	患肢无明显短缩，骨折端无成角、旋转

3. 心理社会状况

（1）精神状况：神志清楚；

（2）对疾病（健康）问题的认识和理解：了解；

（3）应对能力：正常；

（4）人格类型：独立、主动；

（5）周围环境及人际关系：与家人及周围邻居同事相处和睦。

四、护理计划

护理诊断	护理目标	护理措施
1. 疼痛：与创伤有关	1. 诉说疼痛减轻或感到疼痛的次数减少，比较舒适 2. 能应用一些方法减轻疼痛	1. 评估患者的疼痛性质、程度、部位及出现时间、患者对疼痛的应对方法，影响疼痛的因素和患者对疼痛的耐受力 2. 在疼痛加重前遵医嘱给患者使用止痛药并向患者说明药物的起效时间和作用时间，注意观察用药后的作用及副作用 3. 在进行使疼痛加重的操作如换药前，遵医嘱给患者使用止痛药以增强患者耐受疼痛的能力 4. 使用非药物措施减轻疼痛（分散注意力，听音乐等以减轻疼痛）。在病情允许条件下协助患者采取舒适的卧位 5. 耐心听取患者的主诉，表示同情和理解，并鼓励家属理解其疼痛并给予适当的关心 6. 记录患者对减轻疼痛措施的反应
2. 部分生活自理障碍：与创伤骨折行动不便有关	1. 患者卧床期间生活需要得到满足 2. 患者在帮助下可以下床活动	1. 评估患者的自理能力 2. 多与患者交谈，向患者讲明护士的职责，与患者建立良好的护患关系 3. 每隔15～30分钟巡视病房1次，教会患者使用呼叫器并放于患者易取处 4. 将常用物品放在患者易取处，方便患者使用 5. 做好晨、晚间护理，协助患者翻身、更换体位等 6. 协助患者洗手、进食 7. 鼓励患者自我护理，在其能力范围内活动

续表

护理诊断	护理目标	护理措施
3. 有皮肤完整性受损的危险：与创伤水肿及石膏固定有关	1. 患肢皮肤无张力性水疱发生 2. 皮肤完整无破损 3. 水疱发生后保持干燥，促进愈合	1. 评估皮肤肿胀程度，有无水疱，评估有无瘙痒和抓挠 2. 保持床单位清洁、干燥、平整无皱褶 3. 保持石膏边缘平滑，减少摩擦。必要时给予石膏部位棉花裹垫 4. 指导患者抬高患肢，骨折部位冰敷。必要时遵医嘱给予药物减轻局部水肿，防止张力性水疱 5. 水疱发生后，保持局部清洁干燥，嘱患者勿搔抓、摩擦 6. 加强营养，给予高蛋白饮食
4. 睡眠型态紊乱：与创伤骨折处疼痛、环境改变有关	患者能保持每日夜间持续睡眠6小时以上，晨起精神好	1. 评估患者目前的睡眠型态，了解其以往的睡眠习惯及影响睡眠的因素 2. 在患者入睡时保持病房内外安静，严格执行探视陪住制度、熄灯制度，夜班护士做到四轻 3. 调节病室内温度、湿度、光线适宜，保持床单位整洁，舒适 4. 有计划的安排治疗护理活动，在患者休息睡眠期间减少不必要的治疗护理活动 5. 在病情允许情况下，适当增加白天的活动量，减少白天睡眠时间 6. 适当控制患者晚间饮水量 7. 教给患者促进睡眠的措施： （1）减少睡前的活动量，睡前不做过于兴奋刺激的事 （2）睡前可喝一杯热牛奶，避免饮咖啡和浓茶 （3）睡前可用热水泡脚或按摩背部
5. 组织灌注量改变：与患者外伤手术有关	保持组织灌注正常。维持现有组织灌注，逐渐减轻症状	1. 评估骨折远端肢体有无肿胀、剧烈疼痛、冰冷、发绀、脉搏搏动有无减弱或消失、毛细血管充盈是否缓慢或消失、血肿、麻木等 2. 移开影响骨折部位组织灌注的衣服，抬高患肢，高于心脏水平 3. 鼓励患者进行患侧肢体的功能锻炼，促进血液循环 4. 观察患肢肿胀情况，防止压迫神经、血管 5. 若发现有神经血管损伤，及时通知医生给予处理
6. 知识缺乏：缺乏术前准备及术后注意事项的相关知识	患者能用语言表达术前注意事项，能示范术后的锻炼、伤口的护理方法	1. 评估患者的知识水平及学习能力 2. 向患者及家属讲解术前准备及术后饮食、功能锻炼及其他注意事项的内容、方法及意义 3. 检查患者对以上知识的了解程度，并请患者进行复述，必要时再次讲解 4. 告诉患者功能锻炼的重要性，并鼓励患者增强信心 5. 告知患者注意保暖，预防感冒

（张艳平）

髋关节置换

一、一般资料

姓名：某某　　　　　入院日期：2011/06/06
年龄：65　　　　　　入院方式：平车
性别：男　　　　　　病历记录日期：2011/06/06
职业：退休　　　　　病史陈述者：本人
民族：汉族　　　　　可靠程度：可靠
籍贯：北京　　　　　婚姻：已婚
文化程度：不详
入院医疗诊断：左股骨颈骨折头下型
主管医生：某某
责任护士：某某

二、病史

主诉：左髋部疼痛不能活动及站立1天。

现病史：患者1天前骑自行车时不慎摔倒，左侧肢体着地，当即出现左髋部疼痛，难以忍受，不能活动及站起，无头痛、头晕、恶心、呕吐，由他人救起后送至医院，拍X线示左股骨颈骨折头下型，门诊以此诊断收住我科，入院后神志清楚，饮食及二便正常。患者于6月8日在联合硬膜外麻醉下行"左髋关节置换术"。

现在身体状况：

饮食：食欲好，3两/餐，三餐/日。

饮水：每日饮水约1500～2500ml，白开水。

休息：卧床休息。

睡眠：夜间连续睡眠5～6小时，晨起精神良好，午休30～60分钟。

排泄：大便每日1次，黄色软便。

小便：1500～2500ml/d 尿色淡黄。

嗜好：无烟酒等不良嗜好。

既往史：否认肝炎、结核、疟疾病史，7年前体检时诊断为高血压，给予口服氨氯地平（络活喜）降压治疗，效果一般。20年前在我院行左侧下肢静脉曲张高位结扎术，痊愈出院；同年行声带息肉切除术，效果良好。否认心脏病、糖尿病、脑血管疾病、精神疾病病史；否认外伤、输血史；否认药物、食物过敏史；预防接种史不详。

个人史：生于北京市，久居本地。无疫区、疫情、疫水接触史；无牧区、矿山、高氟区、低碘区居住史；无化学性物质、放射性物质、有毒物质接触史；无吸毒史；无吸烟、饮酒史。

家族史：否认家族性遗传病史。

三、护理评估

1. 体格检查

身高：175cm　体重：62kg　T：36.7℃　P：86次/分　R：17次/分　BP：125/84 mmHg

发育正常，营养良好，正常面容，表情自如，自主体位，神志清楚，查体合作。全身皮肤黏膜无黄染，无皮疹、皮下出血、皮下结节、瘢痕，毛发分布正常。无水肿，无肝掌、蜘蛛痣。全身浅表淋巴结无肿大。头颅无畸形、压痛、包块，无眼睑水肿，结膜正常，眼球正常，巩膜无黄染，瞳孔等大等圆，对光反射正常。外耳道无异常分泌物，乳突无压痛，粗测听力无障碍。嗅觉正常。口唇无发绀，口腔黏膜正常。舌苔正常，伸舌无偏斜、震颤，齿龈正常。咽部黏膜正常，扁桃体无肿大。颈软无抵抗，颈动脉搏动正常，颈静脉正常，气管居中，肝颈静脉回流征阴性。甲状腺正常，无压痛、震颤、血管杂音。胸廓正常，胸骨无叩痛。呼吸运动正常，肋间隙正常，语颤正常。双肺叩诊清音，呼吸规整，双肺呼吸音清，无胸膜摩擦音。心前区无隆起，心尖搏动正常，心浊音界正常，心率78次/分，律齐，各瓣膜听诊区未闻及杂音，无心包摩擦音。腹部平坦，无腹壁静脉曲张，腹部柔软，无压痛、反跳痛，腹部无包块。肝、脾未触及，Murphy征阴性，肾区无叩击痛，移动性浊音阴性。肠鸣音正常，4次/分。肛门及外生殖器未查。脊柱正常生理弯曲，左髋部不能活动，其余肢体活动自如，无畸形、下肢静脉曲张、杵状指（趾），关节正常，下肢无水肿。

2. 专科检查

左髋部肿胀、疼痛、压痛及叩击痛，活动明显受限，被动活动时疼痛加重，反常活动，骨擦感，左下肢外旋屈曲缩短畸形，肢体远端感觉活动基本正常。足背动脉可触及，末梢循环良好，远端双足色素沉着，无畸形、下肢静脉曲张、杵状指（趾），关节正常，下肢无水肿。患肢较对侧短缩约2cm。

肌萎缩	无
痛觉减退	无
痛觉消失	无
痛觉过敏	无
肌张力	正常

3. 肌力检查

	左	右
三角肌	V	V
肱二头肌	V	V
肱三头肌	V	V
股四头肌	V	V

4. 生理反射

深反射	左	右
肱二头肌腱反射	正常	正常
肱三头肌腱反射	正常	正常
股四头肌腱反射	正常	正常
膝、跟腱反射	正常	正常

5. 病理征

	左	右
Babinski 征	—	—

6. 心理社会状况

（1）精神状况：神志清楚；

（2）对疾病（健康）问题的认识和理解：了解；

（3）应对能力：正常；

（4）人格类型：独立、主动；

（5）周围环境及人际关系：与家人及周围邻居同事相处和睦。

四、护理计划

护理诊断—依据	护理目标	护理措施
1. 疼痛：与手术有关	1. 诉说疼痛减轻或感到疼痛的次数减少，比较舒适 2. 能识别一些减轻疼痛的技术及加强应对措施 3. 鉴别可引起或加重疼痛的因素，并设法减少 4. VAS 评分应≤4 分	1. 评估疼痛性质、程度、起始和持续时间、规律及伴随症状和相关因素 2. 对能降低疼痛耐受性的因素进行评估，这些因素包括怕别人不相信，缺乏知识，恐惧等 3. 设法减少或去除引起较重疼痛的因素（生理、身体和心理方面） 4. 给患者舒适体位以减轻疼痛 5. 协助患者开始使用恰当、无创的解除疼痛的措施（松弛法，皮肤刺激法） 6. 使用镇痛剂以达到满意的效果 7. 术前告知家属及患者的疼痛程度，提前作出积极的反应
2. 自理缺陷：与术后卧床、活动受限有关	1. 患者卧床期间生活需要得到满足 2. 患者未出现或较少出现因缺少活动而发生的并发症 3. 患者在协助下可以进行局部活动，能独立或在协助下进行躯体活动	1. 评估患者的日常行为能力 2. 评估皮肤的完整性，有无发红，局部组织淤血等 3. 协助卧床患者洗漱、进食、排泄及个人卫生等 4. 移动患者躯体时，动作稳、准，以免加重肢体损伤 5. 告知患者康复过程，使患者心中有数，增强自理信心，并逐渐增加自理能力 6. 鼓励患者做力所能及的自我活动 7. 指导并协助患者进行功能锻炼 8. 每 30~60 分钟巡视 1 次，呼叫器放在易取处，加强沟通，随时了解患者的需求并预见性的护理

续表

护理诊断~依据	护理目标	护理措施
3. 潜在并发症：下肢静脉血栓形成	住院期间护士能够及时发现患者发生下肢静脉血栓的体征并能及时处理	1. 指导患者进行踝泵练习，除睡眠之外每小时练习5分钟 2. 根据医嘱准时、准量应用抗凝药并监测凝血功能 3. 保证每日饮水≥2500ml 4. 必要时使用血液循环促进仪 5. 必要时使用抗血栓梯度压力带 6. 观察患肢血运：皮肤颜色及温度、足背动脉搏动、肿胀情况及疼痛类型
4. 有皮肤完整性受损的危险：与手术后卧床有关	住院期间保持皮肤完整不受损	1. 协助翻身，每次翻身间隔不超过2小时 2. 建立翻身卡 3. 每次翻身时需评估皮肤受压情况 4. 保持床单位清洁、干燥、平整、无渣 5. 保持病号服松紧适中、无皱褶 6. 胶布固定（伤口敷料、留置针）得当 7. 指导患者了解压疮的危险因素，并积极参与预防
5. 知识缺乏：缺乏对术前、术后锻炼、注意事项与自理活动方面的知识	患者能复述并示范所讲内容	1. 评估患者对疾病、健康、手术过程的了解程度 2. 与其他参与照顾的人员进行沟通，以便满足患者的需要，并为其提供连续性的护理照顾 3. 术前指导患者进行床上排便、有效咳嗽、深呼吸练习 4. 对患者及家属进行手术后功能锻炼的教育，发放图文并茂形式的教育材料，并给予解释
6. 有跌倒的危险：与患者需持拐下床活动、高龄、高血压病史、术后贫血有关	患者在住院期间未发生跌倒	1. 评估患者日常行为能力 2. 与其他参与照顾的人员进行沟通，以便满足患者的需要，并为其提供连续性的护理照顾 3. 术前指导患者正确持拐走路方法 4. 每次下地前床边坐2分钟，在护士的搀扶下持拐行走 5. 保持病室及活动区地面干燥无障碍物 6. 每次行走时间不宜过长，以心率不增加为准 7. 控制血压 8. 增加营养：进食补血食品（如动物肝、大枣）等 9. 定时巡视 10. 床头放置防跌倒提示牌，提示医护人员与患者、家属知晓

（欧国荣）

膝关节置换

一、一般资料

姓名：某某　　　　　　　　　入院日期：2011/09/07
年龄：72　　　　　　　　　　入院方式：步行
性别：女　　　　　　　　　　病历记录日期：2011/09/07
职业：退休　　　　　　　　　病史陈述者：本人
民族：汉族　　　　　　　　　可靠程度：可靠
籍贯：北京　　　　　　　　　婚姻：已婚
文化程度：小学
入院医疗诊断：双膝关节骨关节病
主管医生：某某
责任护士：某某

二、病史

主诉：双膝关节行走时疼痛10年，右侧膝关节重

现病史：双膝关节行走时疼痛10年，右侧膝关节较左侧膝关节疼痛症状重。10年间反复出现双膝关节交替肿胀。近2年行走时疼痛症状加重，上下楼梯时疼痛剧烈，膝关节肿胀频次增加。近2个月来患者不能下蹲，左膝关节屈曲角度为90°，右膝关节屈曲角度为30°，右膝关节外翻15°，左膝关节外翻10°，晨起不能站立，需要进行膝关节活动后才能行走。近1周休息时膝关节同样出现疼痛症状，行走需要扶拐杖，才能减轻疼痛。于2011年9月7日以"双膝关节骨关节病"收入院，择期行"双膝关节置换术"。患者自发病以来神志清楚，精神状态一般，食欲一般，睡眠良好，二便正常。

现在身体状况：

饮食：喜欢清淡饮食，2两/餐，三餐/日。

饮水：每日饮水约1500～2000ml，淡茶水。

休息：正常卧位。

睡眠：夜间连续睡眠5～6小时，午休30～60分钟，晨起精神良好。

排泄：大便每日1次，黄色软便。小便：1500～2000ml/d，尿色淡黄。

嗜好：无烟酒等不良嗜好。

既往史：否认肝炎、结核、疟疾，高血压，糖尿病病史；否认手术、外伤、输血史；否认食物、药物过敏史；预防接种史不详。

个人史：生于北京市，久居本地。无疫区、疫情、疫水接触史；无牧区、矿山、高氟区、低碘区居住史；无化学性物质、放射性物质、有毒物质接触史；无吸毒史；无吸烟、饮酒史。

月经史：初潮14岁，4/26天，绝经年龄53岁。月经周期规则，月经量中等，颜色正常。无血块、痛经史。

婚育史：子女2人，体健；27岁结婚。妊娠3次，生产2次，流产1次，无早产、手术产、死产。

家族史：否认家族性遗传病史。

三、护理评估

1. 体格检查

身高：155cm　体重：70kg　T：36.3℃　P：68次/分　R：18次/分　BP：140/80 mmHg

发育正常，营养良好，正常面容，表情自如，自主体位。神志清楚，查体合作。全身皮肤黏膜无黄染，无皮疹、皮下出血、皮下结节、瘢痕，毛发分布正常，无水肿、无肝掌、蜘蛛痣，全身浅表淋巴结无肿大。头颅无畸形、压痛、包块，无眼睑水肿，结膜正常，眼球正常，巩膜无黄染，瞳孔等大等圆，对光反射正常。外耳道无异常分泌物，乳突无压痛，粗测听力无障碍。嗅觉正常。口唇无发绀，口腔黏膜正常。舌苔正常，伸舌无偏斜、震颤，齿龈正常。咽部黏膜正常，扁桃体无肿大。颈软无抵抗，颈动脉搏动正常，颈静脉正常，气管居中，肝颈静脉回流征阴性。甲状腺正常，无压痛、震颤、血管杂音。胸廓正常，胸骨无叩痛，乳房正常对称。呼吸运动正常，肋间隙正常，语颤正常。双肺叩诊清音，呼吸规整，双肺呼吸音清，无胸膜摩擦音。心前区无隆起，心尖搏动正常，心浊音界正常，心率68次/分，律齐，各瓣膜听诊区未闻及杂音，无心包摩擦音。腹平坦，无腹壁静脉曲张，腹部柔软，无压痛、反跳痛，腹部无包块。肝、脾未触及，Murphy征阴性，肾区无叩击痛，移动性浊音阴性。肠鸣音正常，4次/分。肛门及外生殖器未查。脊柱正常生理弯曲。

2. 专科检查

膝关节HSS评分（阴影部分为左侧手术前情况）

（1）疼痛（30分）　　　　得分：左侧（66），右侧（67）

任何时候均无疼痛	30					
行走时无疼痛	15		休息时无疼痛	15	15	15
行走时轻度疼痛	10		休息时轻度疼痛	10		
行走时中度疼痛	5	5	休息时中度疼痛	5		
行走时严重疼痛	0	0	休息时严重疼痛	0		

(2) 功能（22分）

行走站立无限制	22					
行走 2500～5000m 和站立半小时以上	10			屋内行走，无需支具	5	5	5
行走 500～2500m 和站立可达半小时	8			屋内行走，需要支具	2		
行走少于 500m	4	4	4	能上楼梯	5		
不能行走	0			能上楼梯，但需支具	2	2	2

(3) 活动度（18分）

8度＝1分	最高 18分	0～95	125	0～110	135

(4) 肌力（10分）

优：完全能对抗阻力	10	10	10	中：能带动关节活动	4	
良：部分对抗阻力	8			差：不能带动关节活动	0	

(5) 屈曲畸形（10分）

无畸形	10	10	
小于 5°	8		
5～10°	5		5
大于 10°	0		

(6) 稳定性（10分）

正常	10	10	10
轻度不稳 0～5°	8		
中度不稳 5～15°	5		
严重不稳大于 15°	0		

(7) 减分项目

单手杖	－1		伸直滞缺 5°	－2	每 5°外翻	－1×		
单拐杖	－2		伸直滞缺 10°	－3	每 5°内翻	－1×	～2	～2
双拐杖	－3		伸直滞缺 15°	－5				

3.心理社会状况

(1) 精神状况：神志清楚；

(2) 对疾病（健康）问题的认识和理解：了解；

(3) 应对能力：正常；

(4) 人格类型：独立、主动；

(5) 周围环境及人际关系：与家人及周围邻居同事相处和睦。

四、护理计划

护理诊断	护理目标	护理措施
1. 知识缺乏：缺乏术前注意事项、术后康复锻炼的相关知识	1. 患者能复述术前注意事项 2. 能示范术后康复训练的办法 3. 出院前能复述出院后康复训练、复查及注意事项	1. 责任护士认真聆听患者对于 3 天内的饮食、饮水、睡眠、排泄情况的叙述 2. 认真询问患者 1 周内的身体状况及用药情况。1 周内必须停用的药物有利血平；3 天内必须停用的药物有阿司匹林，降压 0 号，活血化瘀的药物 3. 讲解术前检查 (1) 血液检查：①血常规；②尿常规；③红细胞沉降率；④风湿三项；⑤凝血Ⅱ号；⑥肝Ⅱ＋肾Ⅱ＋血糖；⑦电解质：钾＋钠＋氯；⑧免疫 8 项 (2) 放射线检查：正位胸片、双膝负重位片、双膝正侧位片、双髌骨轴位片、双下肢全长片、双侧小腿全长正侧位片 (3) 心电图、超声心动图、肺功能、双下肢静脉彩超等意义及必要性，取得患者的配合 4. 讲解术前准备：术前配血 800ml，做抗生素皮试，术前晚灌肠，术日晨禁食、禁水，术前准备等注意事项的意义，希望患者配合 5. 责任护士特殊注意 (1) 尿常规内白细胞是否异常 (2) 空腹血糖是否升高 (3) 心电图是否有窦性心动过缓。如有，立即做阿托品试验，以免延误手术时间 6. 责任护士评估患者手术区域皮肤情况及双下肢血运情况
2. 焦虑：与即将手术有关	目标：患者自诉焦虑减轻	1. 责任护士为患者讲成功的案例使其树立足够的信心 2. 责任护士为患者讲解缓解紧张情绪的方法。例如听音乐，看喜欢的书籍，睡前喝杯热牛奶，做深呼吸训练等，让患者放松心情 3. 护士陪同手术医生一起到患者床旁，让患者感觉医护关系融洽，医护之间沟通畅通，医护会共同解决患者的问题 4. 责任护士告知患者术后多种渠道的止痛方法：股神经止痛，口服、肌肉、静脉多种药物止痛。让患者了解疼痛是可以控制的 5. 责任护士协调主管医生告知患者大概手术时间，让患者有心理准备 6. 责任护士提前与患者家属接触，告知患者家属大概到院时间，让家属告知患者家里的事都安排妥当。减少患者担心

续表

护理诊断	护理目标	护理措施
		7. 评估患者焦虑的程度,提醒医生当晚给予适当的安眠措施
		8. 夜班护士灌肠动作轻柔,以免增加患者疼痛,增加患者焦虑情绪
		9. 夜间进入病室必须轻柔,以免影响患者休息
		10. 睡觉前可以协助患者泡脚,使患者感觉舒服,促进睡眠
3. 疼痛:与手术有关	患者主诉疼痛减轻能耐受	1. 护士在术后 6 小时密切观察心电、血压、血氧饱和度监测、体温的情况。了解患者生命体征变化。体温增高有时是正常反应,但是要密切观察是否有寒战等表现,注意观察血象
		2. 护士注意评估患者疼痛情况。护士注意患者术后镇痛效果
		(1) 遵医嘱给予药物止痛,如:股神经阻滞、哌替啶。
		(2) 根据每天的 VAS 评分对止痛药物的剂量作适当的调整。
		3. 护士每小时巡视患者 1 次,观察患者情况,询问患者需求
4. 自理缺陷:与肢体疼痛及手术有关	患者生理需要得到及时满足	1. 评估患者自理能力,给予患者必要的生活照顾。术后返回病房 4～6 小时可以饮水,30～50ml/h。6 小时后进流食,术后第 1 天恢复普通饮食
		2. 水杯、呼叫器放在患者易取处,以便于患者有需要时护士能及时满足
		3. 护士每 1 小时巡视患者 1 次,及时了解患者的需求
5. 躯体移动障碍:与术后活动受限有关	1. 患者未出现由于活动减少导致的并发症 2. 患者住院期间未发生跌倒、坠床	1. 护士评估患者的体力状况后,指导患者进行床上活动
		(1) 麻醉恢复后开始主动踝泵训练,10～20 次/小时
		(2) 术后 6 小时开始床上坐起,独立饮水、进餐,排便需要护士提供便器
		(3) 术后 12 小时开始肢体康复训练:屈曲训练,屈膝达到 90°;患肢水平移动。健侧自主活动、自行练习
		(4) 术后 72 小时拔除引流,开始下地活动
		2. 患者下地活动必须有医护人员陪同
		3. 向患者宣教下床活动的注意事项。有股神经阻滞泵的患者不能下地

(黄 萍)

下肢深静脉血栓

一、一般资料

姓名：某某　　　　　　入院日期：2011/10/05
年龄：56　　　　　　　入院方式：轮椅
性别：男　　　　　　　病历记录日期：2011/10/05
职业：工人　　　　　　病史陈述者：本人
民族：汉族　　　　　　可靠程度：可靠
籍贯：北京　　　　　　婚姻：已婚
文化程度：初中
入院医疗诊断：左下肢深静脉血栓
主管医生：某某
责任护士：某某

二、病史

主诉：左下肢肿胀疼痛2日。

现病史：患者于2天前出现左下肢肿胀疼痛以左小腿为著，未予治疗，呈渐进性加重逐渐累及左大腿，无发热、无胸闷憋气，为诊治就诊于我院。患者自发病以来，神志清楚，精神状态一般，食欲一般，睡眠良好，二便正常。患者入院后择期行"深静脉取栓溶栓术"。

现在身体状况：

饮食：主食1两/餐，三餐/日。

饮水：约600~800ml/d白开水。

休息：抬高患肢，绝对卧床。

睡眠：夜间连续睡眠5~6小时，无午休习惯，晨起精神良好。

排泄：大便每日1次，黄色软便。

小便：约1500~2000ml/d，尿色淡黄。

嗜好：无烟酒等不良嗜好。

既往史：否认肝炎、结核、疟疾病史，否认高血压、糖尿病病史；否认手术、外伤、输血史；否认食物、药物过敏史；预防接种史不详。

个人史：生于北京市，久居本地。无疫区、疫情、疫水接触史；无吸毒史，无吸烟、饮酒史。

婚育史：25 岁结婚，育有 1 子，体健。
家族史：否认家族性遗传病史。

三、护理评估

1. 体格检查

身高：175cm　体重：70kg　T：36.7℃　P：78 次/分　R：18 次/分　BP：130/84 mmHg

发育正常，营养良好，正常面容，表情自如，自主体位，神志清楚，查体合作。全身皮肤黏膜无黄染，无皮疹、皮下出血、皮下结节、瘢痕，毛发分布正常，无水肿，无肝掌、蜘蛛痣。全身浅表淋巴结无肿大。头颅无畸形、压痛、包块，无眼睑水肿，结膜正常，眼球正常，巩膜无黄染，瞳孔等大等圆，对光反射正常。外耳道无异常分泌物，乳突无压痛，粗测听力无障碍。嗅觉正常。口唇无发绀，口腔黏膜正常。舌苔正常，伸舌无偏斜、震颤，齿龈正常。咽部黏膜正常，扁桃体无肿大。颈软无抵抗，颈动脉搏动正常，颈静脉正常，气管居中，肝颈静脉回流征阴性。甲状腺正常，无压痛、震颤、血管杂音。胸廓正常，胸骨无叩痛，乳房正常对称。呼吸运动正常，肋间隙正常，语颤正常。双肺叩诊清音，呼吸规整，双肺呼吸音清，无胸膜摩擦音。心前区无隆起，心尖搏动正常，心浊音界正常，心率 78 次/分，律齐，各瓣膜听诊区未闻及杂音，无心包摩擦音。腹平坦，无腹壁静脉曲张，腹部柔软，无压痛、反跳痛，腹部无包块。肝、脾未触及，Murphy 征阴性，肾区无叩击痛，移动性浊音阴性。肠鸣音正常，4 次/分。肛门及外生殖器未查。脊柱未查。

2. 专科检查

	足背动脉搏动	周径（cm）	皮肤温度	皮肤颜色	疼痛
右小腿	正常	34	正常	正常	无
左小腿	正常	36	高	潮红较对侧深	有
右大腿	正常	44	正常	正常	无
左大腿	正常	47	高	潮红	有

3. 心理社会状况

(1) 精神状况：神志清楚；
(2) 对疾病（健康）问题的认识和理解：了解；
(3) 应对能力：正常；
(4) 人格类型：独立、主动；
(5) 周围环境及人际关系：与家人及周围邻居同事相处和睦。

四、护理计划

护理诊断	护理目标	护理措施
1. PC：出血	患者应用肝素抗凝治疗期间，护士应密观察出血倾向，发现异常及时报告医生对症处理	1. 监测生命体征 2. 监测 APTT Q4h，及时通知医生结果，调整肝素量 3. 观察穿刺点、口腔、皮肤及消化道有无出血倾向，发现异常及时通知医生对症处理 4. 指导穿刺患肢体位，提高患者依从性，减少因体位改变导致出血发生
2. PC：急性肺栓塞	密切观察患者呼吸系统症状，发现异常及时报告医生对症处理	1. 监测生命体征，严密监测血氧饱和度情况 2. 观察呼吸是否规整 3. 及时询问患者有无胸痛、胸闷主诉 4. 术前绝对卧床，患肢禁止按摩及热敷
3. 疼痛：与患肢肿胀程度有关	患者主诉疼痛可耐受，不影响正常休息	1. 评估疼痛性质、部位、等级、起始和持续时间、发作规律及伴随症状和相关因素 2. 进行疼痛评分 3. 观察患肢血运，异常情况及时通知医生对症处理
4. 部分自理能力缺陷： 与术后制动体位要求有关	患者卧床期间生活需要得到满足	1. 评估患者卧床体位自理程度，指导患者正确床上活动方法预防压疮发生及改善患者卧床期间舒适度 2. 主动为患者提供生活照护 3. 指导协助患者在体位允许情况下，完成自我照护

（孙悦华　贾　珊）

脊 髓 损 伤

一、一般资料

姓名：某某　　　　　　　入院日期：2011/10/17
年龄：26　　　　　　　　入院方式：平车
性别：女　　　　　　　　病历记录日期：2011/10/17
职业：职员　　　　　　　病史陈述者：本人
民族：汉族　　　　　　　可靠程度：可靠
籍贯：北京　　　　　　　婚姻：已婚

文化程度：本科

入院医疗诊断：

1. 胸椎（T₄）骨折
2. 脊髓损伤 ASIA A 级
3. 截瘫
4. 神经源性膀胱 大肠

主管医生：某某

责任护士：某某

二、病史

主诉：外伤后双下肢运动、感觉功能丧失 3 个半月。

现病史：患者 3 个半月前从 15 米的高处坠地，当即昏迷，30 余小时后逐步苏醒，腹部、双下肢感觉丧失，不能自主活动，大小便失禁，于当地医院行 MRI 示"胸 4 锥体压缩性骨折，相应节段脊髓受压变性"。因患者一般情况不稳，伤后行保守治疗，3 个半月来，患者上述症状无改善，间断可现双下肢不自主抽动。可自行排便，但无便意，1-2 次/日。持续尿管导尿。可自行床上坐起。

现在身体状况：

饮食：3 餐/日，1 两米饭/餐，荤素搭配。

饮水：每日饮水约 1500～1800ml，白开水。

休息：卧床休息。

睡眠：间断睡眠 7～8 小时，晨起精神好，有午睡习惯，1h/d。

排泄：大便 1 次/1～2 天，可自行排出但无便意，留置尿管通畅、尿色淡黄。

嗜好：否认烟酒等不良嗜好。

既往史：产后抑郁 4 个月，有自杀行为，服西酞普兰治疗症状控制良好。受伤时伴骨盆骨折、双侧髋臼、双侧肋骨骨折（9、10）、脾破裂、胸部闭合性损伤、肝破裂并行脾全切术、肝破裂修补术，给予输血治疗。

过敏史：对青霉素过敏，否认其他药物、食物过敏史。

个人史：生于吉林省，久居本地。无疫区、疫情接触史；无高氟区、低碘区居住史；无放射性、有毒物质接触史；无吸毒、吸烟、饮酒史。

月经婚育史：已婚育有 1 子，体健；2011 年 4 月 20 日恢复月经。

家族史：否认家族遗传病史。

三、护理评估

1. 体格检查

T：36.6℃　P：80 次/分　R：20 次/分　BP：100/60 mmHg

发育正常，营养良好，正常面容，表情自如，自主体位，神志清楚，查体合作。全身皮肤黏膜无黄染，无皮疹、皮下出血、皮下结节，腹部纵行瘢痕愈合良好。毛发分布正常，无水肿，无肝掌、蜘蛛痣。全身浅表淋巴结无肿大。头颅无畸形、压痛、包块，无眼睑水肿，结膜正常，眼球正常，巩膜无黄染，瞳孔等大等圆，对光反射正常。外耳道无异常分泌物，乳突无压痛，粗测听力无障碍。嗅觉正常。口唇无发绀，口腔黏膜正常。舌苔正常，伸舌无偏斜、震颤，齿龈正常。咽部黏膜正常，扁桃体无肿大。颈软无抵抗，颈动脉搏动正常，颈静脉正常，气管居中，肝颈静脉回流征阴性。甲状腺正常，无压痛、震颤、血管杂音。胸廓正常，胸骨无叩痛，乳房正常对称。呼吸运动正常，肋间隙正常，语颤正常。双肺叩诊清音，呼吸规整，双肺呼吸音清，无胸膜摩擦音。心前区无隆起，心尖搏动正常，心浊音界正常，心率78次/分，律齐，各瓣膜听诊区未闻及杂音，无心包摩擦音。腹平坦，无腹壁静脉曲张，腹部柔软，无压痛、反跳痛，腹部无包块。肝、脾未触及，Murphy征阴性，肾区无叩击痛，移动性浊音阴性。肠鸣音正常，4次/分。

2. 专科检查

双上肢肌力5级，双下肢肌力0级。未及肛门外括约肌主动收缩。

针刺觉：双侧T_5平面减退，T_6平面以下消失，肛门皮肤黏膜交界处针刺觉消失。双下肢运动觉消失。

反射：腹壁、肛门反射均消失。桡骨膜反射（＋＋＋），双侧肱二三头肌腱反射（＋＋＋），膝、跟腱反射（－），左踝阵挛（＋），双侧Hoffman征（－），Babinski征（＋），MBI：15分。

3. 心理社会状况

（1）精神状况：神志清楚；

（2）对疾病（健康）问题的认识和理解：了解；

（3）应对能力：正常；

（4）人格类型：独立、主动；

（5）周围环境及人际关系：与家人及周围邻居同事相处和睦。

四、护理计划

护理诊断	护理目标	护理措施
1. 自理能力缺陷：与双下肢瘫痪有关	住院期间患者生活需要得到满足	1. 做好生活护理，保证"十洁" 2. 巡视病房，生活需要得到满足 3. 将呼叫器放床旁，有需要及时答复
2. 有受伤的危险：与产后抑郁；双下肢运动障碍有关	住院期间无受伤	1. 加床档保护 2. 巡视病房，发现异常情绪，及时进行干预 3. 嘱陪护不得离开患者 4. 轮椅转移训练，要固定好床和轮椅，并确保家属或护士在场，保证患者安全

续表

护理诊断	护理目标	护理措施
3. 有皮肤完整性受损的危险：与双下肢感觉运动障碍有关	住院期间患者皮肤无压疮、破损的发生	1. 每两小时翻身1次，使用防压疮气垫 2. 协助指导正确佩戴支具 3. 出汗及大小便后及时擦洗、更换衣物，保持皮肤清洁干燥 4. 交接班床旁察看皮肤，并做好记录
4. 有体液不足的危险：与物理降温后大量出汗有关	住院期间出入量保持平衡，无电解质紊乱	1. 监测电解质 2. 遵医嘱补液治疗 3. 嘱患者多饮水每天2500ml以上 4. 密切观察病情变化，有无低血钠、低血钾及脱水症状
5. 知识缺乏：缺乏疾病康复知识	患者7天内能用语言表达所面临的情境，能复述康复训练的知识	1. 评估患者对疾病的了解程度 2. 提供学习资料和手册，认真解释 3. 鼓励患者及家属积极主动参与决策过程 4. 评估患者对所讲解知识的掌握程度，必要时要求患者复述
6. 焦虑：与产后抑郁有关	患者能描述自己的焦虑和应对型态，陈述在心理和生理上的舒适感有所增加，能运用有效的应对机制来控制焦虑	1. 评估焦虑水平及相关因素 2. 提供安全、舒适的病室环境。耐心倾听患者的诉说，理解、同情患者的感受，与患者一起分析焦虑产生的原因与不适，尽可能消除引起的因素 3. 减少对感官的刺激，为患者创造安静、无刺激的环境 4. 帮助患者重新评估感受到的威胁 5. 指导教育患者，当应激情况无法避免时，选择有效的方法以中断焦虑

（戴宏乐 卢丽凤）

肾 结 石

一、一般资料

姓名：某某　　　　　　　　入院日期：2011/10/17
年龄：25　　　　　　　　　入院方式：步行
性别：女　　　　　　　　　病历记录日期：2011/10/17
职业：职员　　　　　　　　病史陈述者：本人

民族：汉族　　　　　　　　可靠程度：可靠
籍贯：山西　　　　　　　　婚姻：已婚
文化程度：高中
入院医疗诊断：肾结石
主管医生：某某
责任护士：某某

二、病史

主诉：间断左腰部疼痛伴尿频、尿急、尿痛 2 年。

现病史：患者于 2 年前感左腰部疼痛伴有尿频、尿急、尿痛，偶有尿不尽感，腰痛为酸痛，无放射痛、无肉眼血尿，就诊于当地医院建议多饮水，好转。后患者间断出现腰部不适的症状，2 个月前于外地医院就诊，拍腹部平片示左肾结石影，复查彩超确诊结石。为求进一步诊治入住我院。患者自发病以来神志清楚，精神状态一般，食欲一般，睡眠良好，二便正常。入院后患者择期行"经皮肾镜碎石术"。

现在身体状况：

饮食：饮食正常　2 两/餐　三餐/日。

饮水：饮水约 1000ml/d，白开水。

休息：卧床休息。

睡眠：夜间连续睡眠 7～8 小时，午休 30～60 分钟，晨起精神良好。

排泄：大便每日 1 次，黄色软便。

小便：1500～2000ml/d 尿色淡黄。

嗜好：无烟酒等不良嗜好。

既往史：否认肝炎、结核、疟疾病史；否认高血压史、糖尿病病史；否认手术、外伤、输血史；否认食物、药物过敏史；预防接种史不详。

个人史：生于山西省。无疫区疫情接触史；无吸毒吸烟饮酒史。

月经史：初潮 13 岁，3～5 /30 天。月经周期规则，月经量中等，颜色正常。无血块、痛经。

婚育史：无怀孕、流产、生育史。

家族史：否认家族性遗传病史。

三、护理评估

1. 体格检查

身高：168cm　体重：76kg　T：36.5℃　P：78 次/分　R：20 次/分　BP：132/74 mmHg

发育正常，营养良好，正常面容，表情自如，自主体位，神志清楚，查体合作。全身皮肤黏膜无黄染，无皮疹、皮下出血、皮下结节、瘢痕，毛发分布正常，皮下无水肿,无肝掌、蜘蛛痣。全身浅表淋巴结无肿大。头颅无畸形、压痛、包块,无眼睑水肿,结膜正常,眼球正常,巩膜无黄染,瞳孔等大等圆,对光反射正常。外耳道无异常分泌物,乳突无压痛,粗测听力无障碍。嗅觉正常。口唇无发绀,口腔黏膜正常。舌苔正常,伸舌无偏斜、震颤,齿龈正常。咽部黏膜正常,扁桃体无肿大。颈软无抵抗,颈动脉搏动正常,颈静脉正常,气管居中,肝颈静脉回流征阴性。甲状腺正常,无压痛、震颤、血管杂音。胸廓正常,胸骨无叩痛,乳房正常对称。呼吸运动正常,肋间隙正常,语颤正常。双肺叩诊清音,呼吸规整,双肺呼吸音清,无胸膜摩擦音。心前区无隆起,心尖搏动正常,心浊音界正常,心率78次/分,律齐,各瓣膜听诊区未闻及杂音,无心包摩擦音。腹平坦,无腹壁静脉曲张,腹部柔软,无压痛、反跳痛,腹部无包块。肝、脾未触及,Murphy征阴性,肾区叩击痛,移动性浊音阴性。肠鸣音正常,4次/分。肛门及外生殖器未查。脊柱正常生理弯曲,四肢活动自如,无畸形、下肢静脉曲张、杵状指(趾),关节正常,下肢无水肿。

2. 专科检查

| 肾叩击痛 | 有 |

3. 心理社会状况

(1) 精神状况:神志清楚;

(2) 对疾病(健康)问题的认识和理解:了解;

(3) 应对能力:正常;

(4) 人格类型:独立、主动;

(5) 周围环境及人际关系:与家人及周围邻居同事相处和睦。

四、护理计划

护理诊断	护理目标	护理措施
1. 疼痛:与手术对肾和组织的损伤及留置引流管有关	1. 诉说疼痛减轻可耐受。能识别一些减轻疼痛的技术及应对方式 2. 鉴别可引起或加重疼痛的因素	1. 评估疼痛性质、部位、程度、起始和持续时间、发作规律及伴随症状和相关因素 2. 指导患者认识降低疼痛耐受性的因素 3. 然后设法除去或减少时疼痛加重的因素(生理、身体和心理方法) 4. 与患者共同研究确定方法来减轻疼痛 5. 协助患者开始使用恰当、无创的解除疼痛的措施(松弛法,皮肤刺激法) 6. 帮助患者使用镇痛剂以达到满意的效果 7. 指导家属对患者的疼痛作出积极的应对

续表

护理诊断	护理目标	护理措施
2. PC：感染	患者住院期间护士能及时发现感染先兆并及时处理	1. 评估患者的尿管和肾造瘘管引流的颜色和量 2. 指导并协助患者活动、休息，保持引流管的通畅和妥善固定 3. 每日行会阴擦洗，并观察有无异常分泌物 4. 伤口换药时严格遵循无菌原则 5. 告知患者多饮水，每日＞3000ml，能有效冲洗尿道预防感染 6. 遵医嘱按时按量使用抗生素 7. 定时评估患者生命体征和主诉，及时发现感染征兆
3. PC：下肢静脉血栓形成	患者住院期间护士能及时发现下肢静脉血栓形成的先兆并及时处理	1. 指导患者床上活动方法，进行踝泵训练 2. 评估患者下肢静脉血栓的易发因素 3. 围手术期遵医嘱给予患者静脉补充血容量 4. 指导协助患者早期下地活动
4. 知识缺乏：缺乏对术后锻炼与活动方面的知识	患者能复述术后的注意事项	1. 评估患者对疾病、健康、手术过程的了解程度 2. 与其他参与照顾的人员进行沟通，以便满足患者的需要，并为其提供连续性的护理照顾 3. 对患者及家属手术后的注意事项作床边指导 4. 现场宣教并发放简单易懂的图文并茂的宣教材料 5. 请患者及家属与肾结石术后的患者进行面对面的交流，打消疑虑 6. 简单解释医院的其他规章制度

（刘春霞）

心脏瓣膜病

一、一般资料

姓名：某某　　　　　　入院日期：2010/08/17
年龄：67　　　　　　　入院方式：步行
性别：女　　　　　　　病历记录日期：2010/08/17
职业：农民　　　　　　病史陈述者：本人
民族：汉族　　　　　　可靠程度：可靠
籍贯：山东省　　　　　婚姻：已婚
文化程度：小学
入院医疗诊断：1. 心脏瓣膜病
　　　　　　　2. 甲状腺功能亢进
主管医生：某某
责任护士：某某

二、病史

主诉：间断活动后出现呼吸困难4个月。

现病史：患者4个月前无明显诱因出现活动后呼吸困难，步行100～200m即出现气短，休息后好转，能爬2～3层楼，日常活动无明显受限，伴乏力、疲倦、头晕，无胸痛、胸闷，无黑矇、晕厥、发热、咯血、尿少，无夜间阵发性呼吸困难，无腹胀、腹痛、四肢及关节疼痛等。于3月前就诊于我院心内科，诊断为"心脏瓣膜病，主动脉瓣二瓣化畸形，主动脉瓣狭窄（重度），甲状腺功能亢进"。予以保守治疗症状有好转，为求进一步诊治，收入住院拟择期行"二尖瓣置换术"。患者近来神志清楚，睡眠正常，二便正常，体重增加约5kg。

现在身体状况：

饮食：3餐/日，低盐饮食，每餐2～3两，忌海产品。

饮水：约600ml/d，以白开水为主。

休息：卧床休息。

睡眠：晚上睡眠9小时，无睡眠障碍，晨起精神良好，未服用镇静剂。午间休息1小时。

排泄：大便规律，晨起1次/日，黄色软便，无腹泻、便秘，未服用缓泻剂。

小便：3～4次/日，1000ml/d，尿色淡黄，无尿频、尿急、尿痛、尿失禁、及排尿困难等症状。

嗜好：无烟酒等不良嗜好。

既往史：颈椎病史 5 年余，未经诊治，"甲状腺功能亢进"入院之前曾行药物治疗，但未治愈。否认高血压、心脏病、糖尿病、脑血管病病史，否认肝炎、结核、疟疾病史，否认精神疾病史，否认手术、外伤、输血史。

过敏史：否认食物、药物过敏史，预防接种史不详。

家族史：否认家族遗传病史。

个人史：否认吸烟、饮酒、毒物接触史，否认疫区、疫水接触史。

月经史：14 岁初朝，平素月经规律，45 岁绝经。

婚育史：适龄结婚生育，育有 4 子，均体健。

三、护理评估

1. 体格检查

T：36.2℃ P：70 次/分 R：16 次/分 BP：120/70mmHg

发育正常，营养良好，正常面容，表情自如，自主体位，神志清楚，查体合作。全身皮肤黏膜无黄染，无皮疹，皮下出血，皮下结节、瘢痕，毛发分布正常，无水肿。无肝掌、蜘蛛痣。全身浅表淋巴结无肿大。头颅无畸形、压痛、包块、无眼睑水肿，结膜正常，眼球正常，巩膜无黄染，瞳孔等大等圆，对光发射正常，外耳道无异常分泌物，乳突无压痛，粗测听力无障碍。嗅觉正常，口唇无发绀，口腔黏膜正常。舌苔正常，伸舌无偏斜、震颤，齿龈正常。颈静脉正常，气管左偏，肝颈静脉回流征阴性。甲状腺肿大，无压痛，有血管杂音，胸廓正常，胸骨无叩痛。呼吸运动左侧减弱。双肺叩诊左侧浊音，左侧清音，触觉语颤左侧减弱，听诊左侧呼吸音减低，无干湿啰音。心前区无隆起，无凹陷，心尖搏动位于胸骨左缘第 5 肋间锁骨中线外 0.5 cm，心前区无异常搏动，无震颤，无心包摩擦感。心界左下扩大，锁骨中线距前正中线 8.5 cm，心率：70 次/分，心律齐，主动脉瓣第二听诊区，肺动脉听诊区可闻及 Ⅱ/6 级收缩期吹风样杂音，主动脉瓣听诊区可闻及 Ⅲ/6 级粗糙收缩期杂音。

2. 辅助检查

项目	结果
超声心动	主动脉瓣二瓣化畸形，主动脉瓣钙化伴狭窄
	左房、左室增大
	左室壁增厚
	二尖瓣反流
	肺动脉高压
	左室舒张功能减退
甲状腺功能	T_3：20ng/dl FT_3：3.410pmol/L，FT_4：11.4pmol/L；外院 TSH：3.72 IU/L

续表

项目	结果
甲状腺 B 超	甲状腺左叶宽 3.0cm，厚 4.8cm；甲状腺右叶宽 4.4cm，厚 4.0cm，峡部 1.2cm。可见多发性囊实性结节，并互相融成团，右侧最大 3.9cm×3.5cm，左侧最大 3.4cm×2.4cm，边界欠清晰，结节内回声不均，可见无回声区及多发团状钙化，结节内可见较丰富血流信号，气管明显受压变扁
心电图显示	窦性心动过速，左心室肥大伴复极异常
胸片影像诊断	心影增大 左侧胸腔积液 气管局部受压

3. 心理社会状况

（1）精神状况：意识清楚、语言确切，无记忆力减退，定向力、计算力均无障碍；无幻觉、妄想、犹疑、欣快、激动；表情自然，语言平和，情绪稳定，无抑郁、紧张等表现；

（2）对疾病的认识和理解：对此病相关知识浅表了解，能够积极就医，配合治疗；

（3）工作与家庭情况：已婚，丈夫及儿女体健；家庭关系融洽，条件良好，无经济负担；

（4）应对能力：遇事可积极应对，患者比较担心疾病预后情况；

（5）人格类型：独立、主动。

四、护理计划

护理诊断	护理目标	护理措施
1. PC：出血	患者住院期间护士能及时发现出血先兆并给予处理	1. 评估患者意识、生命体征、皮肤黏膜有无出血倾向 2. 监测凝血，有异常及时通知医生及时处理 3. 及时对患者进行华法林的用药宣教，定时服药，教会患者自我观察
2. 疼痛：与手术伤口及放置引流管有关	在 1~2 小时内患者自述疼痛可缓解	1. 听取患者疼痛主诉，评估患者疼痛程度 2. 协助患者取半卧位，向其讲解转移注意力的方法，如与家属聊天、听音乐等 3. 遵医嘱应用镇痛剂，并观察疗效
3. 自理能力缺陷：与术后卧床及治疗性管路约束有关	患者在卧床期间生活需要得到满足	1. 评估患者的自理程度 2. 协助完成生活护理 3. 置用物于患者的易取之处 4. 与患者共同制订活动计划，帮助患者逐步恢复自理能力

续表

护理诊断	护理目标	护理措施
4. PC：低钾血症	监测心律、电解质，出现低钾血症表现时及时通知医生并给予处理	1. 评估患者有无四肢无力、消化道功能障碍、心律异常等低血钾症表现，及时发现及时处理 2. 遵医嘱给予患者补钾治疗 3. 嘱患者及家属多食香蕉、橙子等含钾丰富的饮食 4. 严密观察患者生命体征，心律，尿量变化
5. PC：心律失常	监测心律变化，发现心律失常及时处理	1. 避免各种诱发因素，如：发热、疼痛、饮食不当、睡眠不足等。应用某些药物（抗心律失常药、排钾利尿剂等） 2. 适当休息与活动，注意劳逸结合 3. 及时测量脉搏和心律，有异常及时报告医生 4. 指导患者正确选择食谱。饱食、刺激性饮食等均可诱发心律失常，应选低脂、易消化、清淡、高蛋白饮食，少食多餐，多进含钾的食物，以减轻心脏负荷和防止低血钾血症而诱发心律失常 5. 保持大便通畅。加强锻炼，预防感染 6. 讲解坚持服药的重要性及药物的不良反应 7. 遵医嘱应用抗心律失常药物，并观察疗效
6. 气体交换受损：与胸腔积液有关	患者诉呼吸困难减轻，血氧饱和度正常	1. 给予吸氧，加强肺部体疗，护士协助每4小时1次 2. 鼓励患者取半坐位，利于引流液充分流出。 3. 遵医嘱给予雾化吸入，20分/次。勤换或添加湿化瓶中的蒸馏水 4. 观察患者痰液的量、颜色及性质，有异常及时通知医生处理 5. 观察患者有无胸闷，听诊呼吸音有无变化，监测血氧饱和度。有异常及时发现及时通知医生处理 6. 必要时协助医生胸腔穿刺抽取胸腔积液
7. 焦虑	患者诉焦虑减轻，能积极配合治疗和护理	1. 指导患者正确认识疾病，告诉患者一些不良反应的临床表现，若感觉到不适时及时告知医务人员 2. 做好患者的健康宣教工作，与患者建立良好的护患关系，提高患者对疾病的信心 3. 介绍同病友交谈，树立信心
8. 知识缺乏：缺乏心脏换瓣术后用药的相关知识	患者在出院前可正确复述换瓣术后的用药注意事项	1. 评估患者的知识水平和理解能力 2. 选择合理的时间向患者讲解心脏换瓣及术后用药的知识

（王 爽）

食管癌术后肺不张

一、一般资料

姓名：某某
年龄：78
性别：男
职业：退休
民族：汉族
籍贯：北京
文化程度：不详
入院医疗诊断：食管癌
主管医生：某某
责任护士：某某

入院日期：2010/09/17
入院方式：步行
病历记录日期：2010/09/17
病史陈述者：本人
可靠程度：可靠
婚姻：已婚

二、病史

主诉：进行性吞咽困难1个月余。

现病史：患者1个月前无明显诱因出现进食后哽噎感，多于进食较干的食物后出现，此后症状进行性加重，1周前觉进食时有哽噎感伴有胸骨后疼痛不适，5日前在外院行电子胃镜检查示食管隆起性病变，病理示中分化鳞癌，以食管癌收入院。患者自发病来神志清楚，精神、睡眠可，二便正常，体重下降5kg。

现在身体状况：入院后在全身麻醉下行"左开胸食管癌切除，食管胃弓上吻合术"。现术后第3天，左肺呼吸音低，痰液黏稠，伤口疼痛，咳嗽无力，胸片示"左下肺高密度影，肺不张可能"，现禁食、禁水，胃肠减压，鼻导管吸氧2L/min，中心静脉营养支持留置胸腔引流管、胃管。

睡眠：夜间连续睡眠5～6小时，晨起精神可。

排泄：大便：术后未排便，无腹胀。

小便：1500ml±/d　尿色淡黄。

既往史：否认高血压、肝炎、结核、心脏病、糖尿病病史，否认手术、外伤、输血史，否认食物、药物过敏史，预防接种史不详。吸烟20支/日×30年，已戒5年；否认饮酒嗜好。

个人史：生于北京市，久居本地。无疫区、疫情、疫水接触史，无牧区、矿山、高氟区、低碘区居住史，无化学性物质、放射性物质、有毒物质接触史，无吸毒史。

婚育史：27岁结婚，子女1人，爱人及女儿体健。
家族史：否认家族性遗传病史。

三、护理评估

1. 体格检查

身高：175cm 体重：60kg T：36.5℃ P：78次/分 R：18次/分 BP：140/84 mmHg

发育正常，营养中等，正常面容，表情自如，自主体位，神志清楚，查体合作。全身皮肤黏膜无黄染，无皮疹、皮下出血、皮下结节、瘢痕，毛发分布正常，无水肿，无肝掌、蜘蛛痣。全身浅表淋巴结未触及肿大。头颅无畸形、压痛、包块，无眼睑水肿，结膜正常，眼球正常，巩膜无黄染，瞳孔等大等圆，对光反射正常。外耳道无异常分泌物，乳突无压痛，粗测听力无障碍。嗅觉正常。口唇无发绀，口腔黏膜正常。舌苔正常，伸舌无偏斜、震颤，齿龈正常。咽部黏膜正常，扁桃体无肿大。颈软无抵抗，颈动脉搏动正常，颈静脉正常，气管居中，肝颈静脉回流征阴性。甲状腺正常，无压痛、震颤、血管杂音。胸部体检见专科检查，心前区无隆起，心尖搏动正常，心浊音界正常，心率78次/分，律齐，各瓣膜听诊区未闻及杂音，无心包摩擦音。腹平坦，无腹壁静脉曲张，腹部柔软，无压痛、反跳痛，腹部无包块。肝、脾未触及，Murphy征阴性，肾区无叩击痛，移动性浊音阴性。肠鸣音正常，4次/分。肛门及外生殖器未查。脊柱四肢：脊柱正常生理弯曲，四肢活动自如，无畸形、下肢静脉曲张、杵状指（趾），关节正常，下肢无水肿。

2. 专科检查

胸部：对称无畸形，胸部皮肤未见皮疹、蜘蛛痣及静脉曲张，胸壁无压痛及皮下气肿，胸骨无压痛或叩击痛。

肺：视诊：呼吸运动对称，腹式呼吸为主，频率18次/分，节律规整。

触诊：胸廓扩张度双侧对称，双侧语颤对称，未触及胸膜摩擦感。

叩诊：双肺叩诊清音，平静呼吸时肺下界位于右锁骨中线第6肋间、右腋中线第8肋间、右肩胛下角线第10肋间，左肺下界位于左腋中线第8肋间，左肩胛下角线第10肋间。

听诊：双肺呼吸音清，未闻及胸膜摩擦音。

3. 心理社会状况

(1) 精神状况：神志清楚；
(2) 对疾病（健康）问题的认识和理解：部分了解；
(3) 应对能力：较差；
(4) 人格类型：依赖、被动；
(5) 周围环境及人际关系：与家人及周围邻居同事相处和睦。

四、护理计划

护理诊断	护理目标	护理措施
1. 清理呼吸道低效：与痰液黏稠、害怕疼痛、咳嗽无力有关	患者痰液稀释能咳出，双肺呼吸音清	1. 将氧气雾化面罩改为超声大雾化吸入，进一步增加湿化效果，稀释痰液，使痰液利于咳出 2. 增加拍背次数，由每次雾化吸入后拍背 Qid 改为拍背 prn，运用刺激气管咳痰法协助患者咳嗽 3. 每次协助排痰前，评估患者疼痛情况，将疼痛控制在患者能耐受的范围，并注意咳嗽期间的伤口保护，减轻疼痛 4. 床头抬高 30°角，有利于呼吸 5. 保持口腔湿润，协助漱口 prn，口唇涂润唇膏 6. 遵医嘱补液并给予静脉化痰药物，保证液体入量 7. 注重与家属和患者沟通，强调咳痰的重要性，取得配合 8. 多鼓励患者，减轻紧张情绪，树立信心 9. 肺部听诊异常时及时与医师沟通处理
2. 疼痛：与手术切口及留置胸引管有关	1. 诉说疼痛减轻或感到疼痛能耐受 2. 能配合咳痰及活动锻炼要求	1. 评估疼痛性质、部位、程度、起始和持续时间、发作规律及伴随症状和相关因素 2. 运用疼痛评估量表对疼痛进行评估，评分为 6 分时，应积极与医师沟通给予止痛剂 3. 活动、翻身、咳嗽时注意伤口的保护，胸部给予弹力绷带包扎。避免牵引胸腔引流管，以减轻疼痛 4. 告知患者自我保护的技巧、方法以减轻疼痛 5. 协助患者开始使用恰当、无创的解除疼痛的措施（松弛法，听戏曲） 6. 协助家属对患者的疼痛作出积极的反应
3. 卫生、起卧、如厕自理缺陷：与术后留置多种管路有关	患者生活需要得到满足	1. 反复强调各管路保护知识及意外处理方法，并做好固定，防止管路脱出 2. 加强巡视 30～60 分钟一次，及时满足患者需要 3. 呼叫器备好，便于患者有事可随时呼叫护士 4. 协助患者洗漱、更衣，协助患者使用起床绳起卧并使用移动胸引装置助行 5. 告知患者活动注意事项，预防跌倒、脱管等意外发生 6. 告知患者康复过程，使患者心中有数，增强自理信心，并逐渐增加自理能力 7. 鼓励患者做力所能及的活动，逐步增加自我管理能力

续表

护理诊断	护理目标	护理措施
4. 焦虑：与担心术后康复程度有关	患者能描述自己的焦虑和应对型态，陈述在心理和生理上的舒适感有所增加，应用有效的应对方法来控制焦虑	1. 评估焦虑水平及相关因素 2. 提供安全舒适的环境，耐心倾听患者的诉说，理解、同情患者的感受，与患者一起分析焦虑产生的原因与不适，尽可能消除引起焦虑的因素 3. 减少对感官的刺激，为患者创造安静、无刺激的环境 4. 帮助患者重新评估感受到的威胁 5. 指导教育患者，当应激情况无法避免时，选择有效的方法应对焦虑 6. 及时传递正面信息，增加患者及家属的信心
5. 知识缺乏：缺乏术后锻炼、饮食等方面的知识	患者能正确进行功能锻炼并能简要复述术后的饮食要求	1. 评估患者对疾病、健康、手术过程的了解程度 2. 与其他参与照顾的人员进行沟通，以便满足患者的需要，并为其提供连续性的护理照顾 3. 讲解并示范功能锻炼的方法、动作，并请患者回示 4. 根据患者体能循序渐进地进行功能锻炼，增强信心 5. 讲解近期禁食、禁水的目的及必要性及远期的饮食知识、饮食恢复顺序及原则 6. 鼓励患者及家属提问及时给予解答 7. 提供通俗易懂的宣教手册供患者及家属阅读

（郭立花　陈潇潇）

膝关节骨关节病

一、一般资料

姓名：某某　　　　　　　入院日期：2011/07/10
年龄：63　　　　　　　　入院方式：步行（搀扶）
性别：女　　　　　　　　病历记录日期：2011/07/10
职业：职员　　　　　　　病史陈述者：本人
民族：汉族　　　　　　　可靠程度：可靠
籍贯：河北　　　　　　　婚姻：已婚
文化程度：初中
入院医疗诊断：双膝骨关节病
主管医生：某某

责任护士：某某

二、病史

主诉：双膝疼痛10余年，左膝加重3年，右膝加重1年。

现病史：患者于10年前无诱因出现双膝关节疼痛，以左膝疼痛为主，行走时有疼痛，有时肿胀，无交锁，有关节弹响，有深蹲痛，无上楼疼痛，无打软腿，有蹲起困难，无负重疼痛，行走时不用扶拐杖，无不稳症状。在当地骨科医院诊治，予左膝关节腔注射玻璃酸钠，治疗后左膝关节疼痛减轻。近3年左膝关节疼痛加重，1年前右膝疼痛加重，在当地骨科医院治疗，右膝关节腔注射玻璃酸钠效果不佳，既往有口服药物史，包括滑膜炎冲剂、氨基葡萄糖等药物，疗效不佳。目前行走200米疼痛剧烈，呈跛行，近1年右膝关节反复出现交锁，能自行解锁。于2011年7月10日来我院就诊以"双膝骨关节炎"收入院，择期行"病灶清除术"手术治疗。患者自发病来神志清楚，精神状态好，食欲可，睡眠良好，二便正常。

现在身体状况：

饮食：主食2两/餐　三餐/日。

饮水：每日饮水约1500～2000ml白开水。

睡眠：夜间连续睡眠5～6小时，晨起精神良好。

排泄：大便每日1次，黄色软便。

小便：1500～2000ml/d 尿色淡黄。

嗜好：无烟酒等不良嗜好。

既往史：否认肝炎、结核、疟疾病史，否认高血压、糖尿病、手术、外伤及输血史，否认食物、药物过敏史，预防接种不详。28年前有剖宫产手术史。11年前有右下肢深静脉瓣膜功能不全，深静脉血栓形成病史，非手术治疗后痊愈。

个人史：生于河北省，久居本地，无疫区、疫情、疫水接触史，无牧区、矿山、高氟区、低碘区居住史，无化学性物质、放射性物质、有毒物质接触史，无吸毒史，无吸烟、饮酒史。

月经史：初潮13岁，5～7/30天，绝经年龄51岁，月经周期规则，月经量中等，颜色正常。

婚育史：已婚，子女2人，体健。

家族史：否认家族性遗传病史。

三、护理评估

1. 体格检查

身高：180cm　体重：76kg　T：36.2℃　P：84次/分　R：20次/分　BP：124/80 mmHg

发育正常，营养良好，正常面容，表情自如，自主体位，神志清楚，查体合作。全身皮肤黏膜无黄染，无皮疹、皮下出血、皮下结节、瘢痕，毛发分布正常，皮下无水肿，无肝掌、蜘蛛痣。全身浅表淋巴结无肿大。头颅无畸形、压痛、包块，无眼睑水肿，结膜正常，眼球正常，巩膜无黄染，瞳孔等大等圆，对光反射正常。外耳道无异常分泌物，乳突无压痛，粗测听力无障碍。嗅觉正常。口唇无发绀，口腔黏膜正常。舌苔正常，伸舌无偏斜、正常，齿龈正常。咽部黏膜正常，扁桃体无肿大。颈软无抵抗，颈动脉搏动正常，颈静脉正常，气管居中，肝颈静脉回流征阴性。甲状腺正常，无压痛、正常、血管杂音。胸廓正常，胸骨无叩痛，乳房正常对称。呼吸运动正常，肋间隙正常，语颤正常。双肺叩诊清音，呼吸规整，双肺呼吸音清，无胸膜摩擦音。心前区无隆起，心尖搏动正常，心浊音界正常，心率 78 次/分，律齐，各瓣膜听诊区未闻及杂音，无心包摩擦音。腹平坦，无腹壁静脉曲张，腹部柔软，无压痛、反跳痛，腹部无包块。肝、脾未触及，Murphy 征阴性，肾区无叩击痛，移动性浊音阴性。肠鸣音正常，4 次/分。肛门及外生殖器未查。脊柱四肢：脊柱正常生理弯曲，无畸形、下肢静脉曲张、杵状指（趾），关节正常，下肢无水肿。

2. 专科检查

左膝：畸形屈曲内翻（＋），活动度 5～125°，压髌（＋），磨髌（＋），叩髌（＋），内侧关节间隙压痛（＋），挤压痛（＋）。右膝：畸形屈曲内翻（－），活动度 5～120°，压髌（＋），磨髌（＋），叩髌（＋），内侧关节间隙压痛（＋），挤压痛（＋）。

3. 心理社会状况

（1）精神状况：神志清楚；

（2）对疾病（健康）问题的认识和理解：了解；

（3）应对能力：正常；

（4）人格类型：独立、主动；

（5）周围环境及人际关系：与家人及周围邻居同事相处和睦。

四、护理计划

护理诊断	护理目标	护理措施
1. 部分生活自理缺陷	患者卧床期间生活需要得到满足	1. 评估患者自理的程度 2. 加强与患者沟通，了解患者日常生活习惯，为患者做好各项生活护理 3. 勤巡视病房，协助患者进餐、饭前洗手，大小便等，满足患者生活需要 4. 把日常生活用品放在患者易取之处（如信号灯、毛巾、卫生纸、水杯等） 5. 做好晨晚间护理，及时更换被污染的用物，保持床单位及病室清洁 6. 手术当天晚及第二天晨为患者进行口腔护理，每天进行会阴擦洗 1 次

续表

护理诊断	护理目标	护理措施
2. 疼痛：与术后伤口有关	患者主诉疼痛减轻或感到舒适感增加	1. 评估患者疼痛程度、性质、部位、起始和持续时间、发作规律及伴随症状和相关因素 2. 给予舒适的体位，指导缓解疼痛方法，如聊天、看电视、转移注意力等 3. 必要时遵医嘱予药物止痛
3. 有受伤的危险：与术后下地使用助行器行走有关	1. 患者能口述预防跌倒的有关注意事项 2. 患者在住院期间不发生跌倒	1. 教会患者正确的持助行器的方法，告知患者不能随便坐在助行器上 2. 嘱患者没有医护人员在身边及地面湿滑时不要下地，告知患者有事及时按呼叫器 3. 勤巡视病房环境，发现地面湿滑时及时处理 4. 夜间打开地灯，嘱患者夜间不要下地 5. 随时帮助患者拉好床档，防止患者坠床
4. 有皮肤完整性受损的危险：与术后卧床有关	患者在住院期间保持皮肤完整性	1. 定时协助患者翻身，保持皮肤干燥 2. 床头挂翻身牌，做好交接班 3. 保持床单位干净整洁无碎屑 4. 告知患者定时翻身的重要性，教会患者臀部减压的方法
5. PC：感染	护士在患者住院期间能及时发现患者感染情况并给予相应的处理	1. 保持伤口敷料清洁干燥，如有渗出要及时通知医生给予换药 2. 注意观察患者体温变化，若体温明显升高、伤口疼痛时，应及时通知医生结合伤口情况判断并处理 3. 保证换药室清洁，每天定时进行紫外线消毒 4. 观察静脉输液时穿刺点情况
6. 知识缺乏：缺乏疾病及术前术后康复知识	患者能用语言表达术后康复的动作并能按照康复计划的要求正确练习	1. 了解患者的文化程度，评估患者知识缺乏的程度 2. 向患者及家属讲解疾病知识、讲解功能锻炼的重要性、方法及注意事项 3. 使用各种方法提供信息，如图片、书面材料、语音解释、电视录像等，使患者尽快掌握有关知识。 4. 在医生指导下正确指导患者按康复计划进行锻炼 5. 在患者理解的基础上，让患者重复有关的重要内容，直至理解和掌握

（刘　研　陈秀云）

肩 袖 撕 裂

一、一般资料

姓名：某某
年龄：28
性别：男
职业：职员
民族：汉族
籍贯：北京
文化程度：本科
入院医疗诊断：左肩袖撕裂
主管医生：某某
责任护士：某某

入院日期：2011/05/10
入院方式：步行
病历记录日期：2011/05/10
病史陈述者：本人
可靠程度：可靠
婚姻：已婚

二、病史

主诉：左肩痛2月余。

现病史：患者2月前无明显诱因出现左肩活动时前外侧疼痛，无放射，伴外展和上举无力，休息时无疼痛，无交锁，无活动受限，无夜间痛，左上肢无麻木，颈部无疼痛。外院行MRI检查提示"左肩袖撕裂"，保守治疗症状无好转于我院就诊，为进一步治疗于2011年5月10日以"左肩袖撕裂"收入院。患者自发病来神智清，精神状态可，食欲好，睡眠良好，二便正常。入院后患者行"肩袖缝合术"。

现在身体状况：

饮食：2两/餐，三餐/日。

饮水：每日饮水约800～1000ml淡茶水。

睡眠：夜间连续睡眠5～6小时，晨起精神良好，午休30～60分钟。

排泄：大便每日1次，黄色软便。小便：1500～2000ml/d，尿色淡黄。

嗜好：无烟酒等不良嗜好。

既往史：否认肝炎、结核、疟疾、高血压、糖尿病病史、手术、外伤、输血史，否认食物、药物过敏史。

个人史：生于北京市，久居本地，无疫区、疫情、疫水接触史，无牧区、矿山、高氟区、低碘区居住史，无化学性物质、放射性物质、有毒物质接触史，无吸毒史，无吸烟、饮酒史。

月经婚育史：已婚，家人体健。
家族史：否认家族性遗传病史。

三、护理评估

1. 体格检查

身高：180cm　体重：76kg　T：36.2℃　P：84 次/分　R：20 次/分　BP：124/80 mmHg

发育正常，营养良好，正常面容，表情自如，自主体位，神志清楚，查体合作。全身皮肤黏膜无黄染，无皮疹、皮下出血、皮下结节、瘢痕，毛发分布正常，无水肿，无肝掌、蜘蛛痣。全身浅表淋巴结无肿大。头颅无畸形、压痛、包块，无眼睑水肿，结膜正常，眼球正常，巩膜无黄染，瞳孔等大等圆，对光反射正常。外耳道无异常分泌物，乳突无压痛，粗测听力无障碍。嗅觉正常。口唇无发绀，口腔黏膜正常。舌苔正常，伸舌无偏斜、震颤，齿龈正常。咽部黏膜正常，扁桃体无肿大。颈软无抵抗，颈动脉搏动正常，颈静脉正常，气管居中，肝颈静脉回流征阴性。甲状腺正常，无压痛、震颤、血管杂音。胸廓正常，胸骨无叩痛，乳房正常对称。呼吸运动正常，肋间隙正常，语颤正常。双肺叩诊清音，呼吸规整，双肺呼吸音清晰，无胸膜摩擦音。心前区无隆起，心尖搏动正常，心浊音界正常，心率 84 次/分，律齐，各瓣膜听诊区未闻及杂音，无心包摩擦音。腹平坦，无腹壁静脉曲张，腹部柔软，无压痛、反跳痛，腹部无包块。肝、脾未触及，Murphy 征阴性，肾区无叩击痛，移动性浊音阴性。肠鸣音正常，4 次/分。肛门及外生殖器未查。脊柱正常生理弯曲，下肢无畸形、下肢静脉曲张、杵状指（趾），关节正常，下肢无水肿。上肢见专科检查。

2. 专科检查

触诊：左肩胛骨正常，大结节压痛（＋），肱二头肌正常，胸锁关节正常，三角肌正常，冈下肌正常。

活动度：前屈：主动 180°被动：180°

后伸：主动 60°被动 60°

内收：主动 50°被动 50°

外展：主动 180°被动 180°

特殊实验：疼痛弧 60°～120°，外展抗阻痛（＋）力弱，Neer's sign（＋），改良 Neer's sign（＋），Jobe's Test（＋）力弱。

3. 心理社会状况

（1）精神状况：神志清楚；

（2）对疾病（健康）问题的认识和理解：了解；

（3）应对能力：正常；

（4）人格类型：独立、主动；

（5）周围环境及人际关系：与家人及周围邻居同事相处和睦。

四、护理计划

护理诊断	护理目标	护理措施
1. 部分生活自理缺陷	患者卧床期间生活需要得到满足	1. 评估患者自理的程度 2. 加强与患者沟通，了解患者日常生活习惯，为患者做好各项生活护理 3. 勤巡视病房，协助患者进餐、饭前洗手、大小便等，满足患者生活需要 4. 把日常生活用品放在患者易取之处（如呼叫器、毛巾、卫生纸、水杯等） 5. 做好晨晚间护理，及时更换被污染的用物，保持床单位及病室清洁
2. 知识缺乏：缺乏术后康复知识	患者能用语言表达术后康复的动作并能按照康复计划的要求正确练习	1. 了解患者的文化程度，评估患者知识缺乏的程度 2. 向患者及家属讲解功能锻炼的重要性及注意事项 3. 使用各种方法提供信息，如图片、书面材料、解释等，使患者尽快掌握有关知识 4. 在医生指导下，协助患者按康复计划进行锻炼 5. 在患者理解的基础上，让患者重复有关的重要内容，直至理解和掌握
3. PC：感染	患者住院期间护士能及时发现患者感染发生情况并给予相应的处理	1. 保持伤口敷料清洁干燥，如有渗出及时通知医生给予换药 2. 注意观察患者体温变化，若体温明显升高、伤口疼痛时，应及时通知医生结合伤口情况判断并处理 3. 保证换药室清洁，每天定时进行紫外线消毒 4. 观察静脉输液时穿刺点情况

（刘　研　陈秀云）

盆底器官膨出

一、一般资料

姓名：某某　　　　　　入院时间：2011/10/28
年龄：64　　　　　　　入院方式：步行
性别：女　　　　　　　病历记录日期：2011/10/28
职业：无　　　　　　　病史陈述者：本人

民族：汉族　　　　　　可靠程度：可靠
籍贯：北京　　　　　　婚姻：已婚
文化程度：小学
入院医疗诊断：1. 阴道前壁脱垂Ⅳ期
　　　　　　　2. 子宫脱垂Ⅱ期
主管医生：某某
责任护士：某某

二、病史

主诉：阴道脱出块状物5个月余。

现病史：患者5月前无明显诱因发现阴道脱出块状物，约3cm×3cm大小，脱出物颜色为暗红色，有破溃及出血，于行走、咳嗽、提重物时脱出，平卧位后可自行还纳。偶有咳嗽时少量漏尿及排尿不畅感，近10天觉腰部坠痛不适、腹部坠胀感，无排便困难、排尿困难、急迫性尿失禁。于我院门诊就诊，阴道口可见球状膨出，脱出物4cm×3cm大小，阴道口松弛，膨出部分阴道黏膜、皱襞消失，伴有溃疡，会阴部有陈旧性会阴裂伤。肛门检查手指向前方可触及向阴道凸出的直肠，呈育袋。POP-Q评分 Aa +3，Ba +7.5，C +7.5，Pb 2，Gh 6，TVL 7.5，Ap -3，Bp -3，D -3，门诊以"阴道前壁脱垂Ⅳ期子宫脱垂Ⅱ期"收入院，拟择期行"尿道中段悬吊术"。患者自发病以来，饮食睡眠良好，二便正常，无体重减轻。

现在身体状况：

饮食：2两/餐，三餐/日。

饮水：1000～1500ml/d，白开水。

睡眠：夜间连续睡眠5～6小时，晨起精神好，午休1～1.5小时。

排泄：1次/日，黄色成形软便。

小便：1500～2000ml/d，淡黄色。6～7次/日，夜间2～3次，无漏尿。

嗜好：无烟酒等不良嗜好。

既往史：否认肝炎、结核、疟疾病史、高血压史、糖尿病病史，否认手术、外伤、输血史，否认食物、药物过敏史，预防接种史不详。

个人史：生于北京市，久居本地，无疫区、疫情、疫水接触史，无牧区、矿山、高氟区、低碘区居住史，无化学性物质、放射性物质、有毒物质接触史，无吸毒史，无吸烟、饮酒史。

月经婚育史：绝经10余年，无绝经后阴道出血。孕4产4，自然分娩4次，无难产及巨大儿分娩史，配偶体健。

家族史：否认家族性遗传病史。

三、护理评估

1. 体格检查

身高：163cm　　体重：70.0kg　　T：36.1℃　　P：64次/分　　R：20次/分　　BP：132/90 mmHg

发育正常，营养良好，正常面容，表情自如，自主体位，神志清楚，查体合作。全身皮肤黏膜无黄染，无皮疹、皮下出血、皮下结节、瘢痕，毛发分布正常，无水肿，无肝掌、蜘蛛痣。全身浅表淋巴结无肿大。头颅无畸形、压痛、包块，无眼睑水肿，结膜正常，眼球正常，巩膜无黄染，瞳孔等大等圆，对光反射正常。外耳道无异常分泌物，乳突无压痛，粗测听力无障碍。嗅觉正常。口唇无发绀，口腔黏膜正常。舌苔正常，伸舌无偏斜、震颤，齿龈正常。咽部黏膜正常，扁桃体无肿大。颈软无抵抗，颈动脉搏动正常，颈静脉正常，气管居中，肝颈静脉回流征阴性。甲状腺正常，无压痛、震颤、血管杂音。胸廓正常，胸骨无叩痛，乳房正常对称。呼吸运动正常，肋间隙正常，语颤正常。双肺叩诊清音，呼吸规整，双肺呼吸音清晰，无胸膜摩擦音。心前区无隆起，心尖搏动正常，心浊音界正常，心率64次/分，律齐，各瓣膜听诊区未闻及杂音，无心包摩擦音。腹平坦，无腹壁静脉曲张，腹部柔软，无压痛、反跳痛，腹部无包块。肝、脾未触及，Murphy征阴性，肾区无叩击痛，移动性浊音阴性。肠鸣音正常，4次/分。脊柱正常生理弯曲，四肢活动自如，无畸形、下肢静脉曲张、杵状指（趾），关节正常，下肢无水肿。四肢肌力、肌张力未见异常，双侧肱二、三头肌腱反射正常，双侧膝、跟腱反射正常，双侧Babinski征阴性。

2. 专科检查

外阴：正常，已婚型，皮肤黏膜正常。

阴道：阴道口可见球状膨出，脱出物4cm×3cm大小，阴道口松弛，膨出部分阴道黏膜，皱襞消失，伴有溃疡，会阴部有陈旧性会阴裂伤。肛门检查手指向前方可触及向阴道凸出的直肠，呈盲袋。

宫颈：脱出阴道口，外观可见溃疡。

子宫：脱出阴道口，萎缩，前位，均匀，表面光滑，活动正常，无压痛。

附件：双侧附件未及明显异常。

POP-Q评分：

Aa：+3	Ba：+7.5	C：+7.5
Pb：2	Gh：6	TVL：7.5
Ap：-3	Bp：-3	D：-3

3. 心理社会状况

1）精神状况：神志清楚；

2）对疾病（健康）问题的认识和理解：了解；

3）应对能力：正常；

4）人格类型：独立、主动；

5）周围环境及人际关系：与家人及周围邻居同事相处和睦。

四、护理计划

护理诊断	护理目标	护理措施
1. 有感染的危险：与脱出物长期摩擦而发生糜烂、溃疡有关	患者不出现感染症状，表现为：体温正常，血白细胞正常，脱出物表面溃疡愈合，未出现脓性分泌物	1. 评估患者子宫脱垂程度，平卧休息后能否还纳 2. 评估脱出物表面有无溃疡、糜烂 3. 评估患者对预防感染知识的了解程度 4. 监测体温，白细胞计数情况 5. 嘱患者尽量卧床休息，分步骤、分阶段安排日常自理活动 6. 遵医嘱溃疡表面给予小剂量雌激素软膏涂抹 7. 遵医嘱用碘伏液冲洗外阴及阴道 8. 遵医嘱行 1：5000 的高锰酸钾溶液坐浴 9. 如脱出物经休息后不能自行还纳，应教会患者用手还纳 10. 注意大、小便后的会阴清洁，勤更换内衣裤
2. 排尿异常：与膀胱、尿道膨出有关	患者掌握排尿技巧	1. 评估患者膀胱膨出的程度，以前的排尿形态 2. 观察下腹部膀胱区膨胀的情况 3. 评估排尿的量、次数和性状 4. 鼓励患者每日饮水应在 1000ml 以上 5. 患者排尿前先将脱出物还纳 6. 指导患者练习床上仰卧位排尿或膝胸位排尿 7. 根据排尿次数及尿量，判断残尿的可能性，必要时遵医嘱留置导尿管，训练膀胱收缩功能
3. 舒适改变：与腰部下坠感、腰酸有关	患者了解减轻子宫脱垂的方法。主诉腰部下坠感及腰酸减轻	1. 评估患者子宫脱垂的程度 2. 评估诱发或加重子宫脱垂的因素：活动、便秘、咳嗽、腹泻等 3. 评估患者对预防或减轻子宫脱垂的方法的了解 4. 嘱患者多卧床休息，减少站立活动的时间，自理活动可分阶段分步骤进行，外出检查应用轮椅推送 5. 加强营养，进食高蛋白、高热量、高纤维素、含粗纤维食物，保持大便通畅，必要时遵医嘱应用大便软化剂 6. 指导患者进行盆底肌肉的收缩训练，如进行凯格尔缩肛运动 7. 如患者出现咳嗽、腹泻时，应积极给予治疗
4. 知识缺乏：缺乏术前、术后锻炼与活动方面的知识	患者能复述术前、术后有关注意事项。患者能反示教有效咳嗽、床上排尿、排便	1. 评估患者以前的手术经验和所经受过的健康教育 2. 评估患者对术前、术后注意事项的了解程度 3. 评估患者文化程度对接收健康教育有无影响 4. 提供一个安静没有干扰的学习环境，如床边、示教室。创造一个相互尊重、信任、合作的学习气氛 5. 术前指导患者进行床上排便、有效咳嗽、深呼吸、侧身起卧练习 6. 指导患者及家属如何应对对手术后可能遇到的事项 7. 鼓励家属参与和监督患者主动参与术后的康复锻炼 8. 解释全部过程、理由以及必要性 9. 提供适合患者所需的学习材料

（胡家颖）

子痫前期（重度）

一、一般资料

姓名：某某　　　　　　　　入院日期：2011/10/07
年龄：30　　　　　　　　　入院方式：轮椅
性别：女　　　　　　　　　病历记录日期：2011/10/07
职业：职员　　　　　　　　病史陈述者：本人
民族：汉族　　　　　　　　可靠程度：可靠
籍贯：北京　　　　　　　　婚姻：已婚
文化程度：本科
入院医疗诊断：1. 孕 31^{+4} 周，G_1P_0。
　　　　　　　2. 子痫前期（重度）
主管医生：某某
责任护士：某某

二、病史

主诉：头痛6小时，下肢水肿2周。

现病史：患者末次月经2011年3月1日，孕期无规律产检。2周前出现下肢水肿，休息后不缓解，近1周来体重增加3kg。6小时前出现头痛，无腹痛和视物不清等不适。遂于外院急诊就诊，测血压190/120mmHg，予硝苯地平（心痛定）10mg口服后转入我院。患者孕期体重共计增加20kg，发病以来精神状态良好，食欲良好，无恶心呕吐，睡眠正常，无夜间呼吸困难。大便正常，近3个月来排尿次数减少，由原来每日6～7次减少到3～4次，尿色深黄。

现在身体状况：

饮食：食欲正常，1～2两/餐，三餐/日。

饮水：每日饮水约1500～2000ml。

睡眠：夜间间断睡眠7～8小时，晨起精神良好，午休30～60分钟。

排泄：大便每日1次，黄色软便。

小便：发病每日排尿5～6次，尿量中。近3天来，每日排尿2～3次，量中，尿色深。

嗜好：无烟酒等不良嗜好。

既往史：否认肝炎、高血压、糖尿病病史，否认手术、外伤史，否认食物、药物过敏史。

月经婚育史：初潮12岁，7/28天。28岁结婚，本次妊娠前工具避孕。
家族史：否认高血压、糖尿病、心脏病等家族史。

三、护理评估

1. 体格检查

身高：165cm 体重：70kg T：36.5℃ HR：108次/分 R：20次/分 BP：190/120mmHg

发育正常，正常面容，表情自如，自主体位，神志清楚，查体合作。全身皮肤和黏膜无黄染。出现下肢水肿（++），全身浅表淋巴结无肿大。头颅无畸形、压痛、包块，双侧睑结膜水肿，眼球正常，巩膜无黄染，瞳孔等大等圆，对光反射正常。外耳道无异常分泌物，乳突无压痛。口唇无发绀，口腔黏膜正常。舌苔正常，伸舌无偏斜，咽部黏膜正常，扁桃体无肿大。颈软无抵抗，颈动脉搏动正常，颈静脉正常，气管居中，肝颈静脉回流征阴性。甲状腺正常，无压痛、震颤、血管杂音。胸廓正常，胸骨无叩痛，乳房正常对称。呼吸运动正常，肋间隙正常，语颤正常。双肺呼吸音清，无胸膜摩擦音。心前区无隆起，心尖搏动正常，心浊音界正常，心率108次/分，律齐，各瓣膜听诊区未闻及杂音，无心包摩擦音。肝肋下未及，肝区叩痛阴性，脾未触及，Murphy征阴性，肾区无叩击痛，移动性浊音阴性。肠鸣音正常，4次/分。脊柱正常生理弯曲，无压痛。

2. 专科检查

宫高30cm，腹围88cm，子宫松弛好，手扶宫底15分钟未及明显宫缩。

3. 辅助检查

眼底检查：动静脉比1:3，无渗出和出血

血常规：红细胞3.65×10^9/L，白细胞5.5×10^9/L，血红蛋白105g/L，血小板89×10^9/L

尿常规：尿蛋白（+++）

肝功：TP 45g/L，ALB 26g/L，余正常

肾功：Cr 80 μmol/L，BUN 3.5mmol/L

心肌酶：LDH 345U/L，余正常

凝血功能：正常

超声心动：左心室肥厚，LVEF 65%

妇科超声：宫内孕相当于28^{+5}周，S/D 4.5

4. 心理社会状况

（1）精神状况：神志清楚；

（2）对疾病（健康）问题的认识和理解：不了解；

（3）应对能力：正常；

（4）人格类型：独立、主动；

（5）周围环境及人际关系：与家人及周围邻居同事相处和睦。

四、护理计划

护理诊断	护理目标	护理措施
1. PC：高血压脑病/子痫 2. PC：子痫前期性左心衰 3. PC：HELLP综合征	住院期间及时发现并发症，并配合医生及时给予抢救	1. 症状观察：头痛、头晕、视物不清、恶心、呕吐、腹痛、阴道出血 2. 体征观察：生命体征、肝区叩痛 3. 辅助检查跟踪：血尿常规、24小时尿蛋白、肝肾功能、心功能、凝血功能 4. 指导入量，每日准确记录出入量 5. 每日称体重 6. 遵医嘱使用降压药物，使患者血压平稳减低至140～150/90～100mmHg 7. 遵医嘱使用硫酸镁 8. 遵医嘱使用镇静剂 9. 置安静房间，集中操作，减少对患者的刺激
2. PC：胎儿受损	及时发现胎儿宫内情况变化，适时配合医生终止妊娠	1. 指导患者自数胎动 2. 告知患者胎儿出现以下情况需立即通知医护人员：腹痛、胎动减弱或消失、阴道出血 3. 遵医嘱行胎心监护 4. 遵医嘱吸氧
3. 有硫酸镁中毒的危险	住院期间不发生硫酸镁中毒	1. 遵医嘱严格按照小时剂量使用硫酸镁 2. 观察膝腱反射、呼吸、尿量 3. 备好抢救药品：10%葡萄糖酸钙 4. 指导入量，观察尿量，每日尿量小于600ml或入量明显大于尿量，遵医嘱予适当利尿
4. 知识缺乏：缺乏重度子痫前期自我观察和护理的知识	患者能够识别自身危险信号，及时通知医护人员	1. 告知患者胎盘早剥症状：腹痛、阴道出血、胎动减少或消失 2. 告知患者硫酸镁中毒症状 3. 入量指导，以减少心衰和硫酸镁中毒的风险 4. 告知患者高血压脑病的症状：头痛、头晕、视力变化、恶心等 5. 告知患者心衰症状 6. 以上症状多为患者自觉症状，告知患者出现以上症状需立即告知医护人员 7. 指导患者休息，除进食、洗漱如厕外，尽量卧床休息 8. 指导患者活动时注意安全，预防跌倒

（卢 挈）

支原体肺炎

一、一般资料

姓名：某某　　　　　　　　入院日期：2011/05/03
年龄：7　　　　　　　　　　入院方式：步行
性别：男　　　　　　　　　　病历记录日期：2011/05/03
职业：无　　　　　　　　　　病史陈述者：患儿母亲
民族：汉族　　　　　　　　　可靠程度：可靠
籍贯：北京　　　　　　　　　婚姻：未婚
文化程度：小学
入院医疗诊断：肺炎支原体肺炎
主管医生：某某
责任护士：某某

二、病史

主诉：发热伴咳嗽5天。

现病史：患儿于5天前无明显诱因出现咳嗽，有痰，偶有淡黄色黏稠痰，不影响睡眠，发热，体温最高为38.2℃，头孢菌素等治疗1日效果不明显，改为静点三代头孢菌素2天，咳嗽逐渐加重，发热逐渐增高，最高体温达40℃。在外院查咽部支原体可疑，改用阿奇霉素静点2日仍无效，前来我院就诊，给予阿奇霉素抗感染，肺力咳合剂及雾化吸入止咳、化痰。患儿自发病以来神志清楚，精神状态好，睡眠较好，二便正常。

现在身体状况：

饮食：食欲欠佳，1两/餐，3餐/日。

饮水：每日饮水约200～300ml，白开水。

休息：卧床休息。

睡眠：夜间连续睡眠7～8小时，午休30～60分钟，晨起精神良好。

排泄：大便每日1次，黄色软便。小便：1000～1500ml/d，尿色淡黄。

嗜好：无烟酒等不良嗜好。

既往史：否认肝炎、结核、疟疾、高血压、糖尿病病史，否认手术、外伤、输血史，否认食物、药物过敏史，预防接种史不详。

个人史：生于北京市，久居本地，无疫区、疫情、疫水接触史，无牧区、矿山、高氟区、低碘区居住史，无化学性物质、放射性物质、有毒物质接触史，无吸毒史，无吸烟、饮酒史。

婚育史：无

家族史：否认家族性遗传病史。

三、护理评估

1. 体格检查

T：39℃ R：30次/分 HR：120次/分 BP：120/80mmHg

发育正常，营养良好，呈急性热病容，全身皮肤黏膜无黄染，无皮疹、皮下出血、皮下结节、瘢痕，毛发分布正常，无水肿，无肝掌、蜘蛛痣。浅表淋巴结未及。头颅无畸形、压痛、包块，无眼睑水肿，结膜正常，眼球正常，巩膜无黄染，瞳孔等大等圆，对光反射正常。外耳道无异常分泌物，乳突无压痛，粗测听力无障碍。嗅觉正常。口唇无发绀，口腔黏膜正常。舌苔正常，伸舌无偏斜、震颤，齿龈正常。咽充血，扁桃体Ⅱ度肿大，颈动脉搏动正常，颈静脉正常，气管居中，肝颈静脉回流征阴性。甲状腺正常，无压痛、震颤、血管杂音。胸廓正常，胸骨无叩痛。双肺呼吸音粗糙，左肺呼吸音略低，左前胸偶闻中小水泡音，心界不大，无杂音，肝、脾肋下未及，腹平坦，无腹壁静脉曲张，腹部柔软，无压痛、反跳痛，腹部无包块。肝、脾未触及，Murphy征阴性，肾区无叩击痛，移动性浊音阴性。肠鸣音正常，4次/分。肛门及外生殖器未查。脊柱正常生理弯曲，四肢活动自如，无畸形、下肢静脉曲张、杵状指（趾），关节正常，下肢无水肿。

2. 辅助检查

血常规：WBC 7.6×10^9/L，中性粒细胞75.4% PLT 142×10^9/L

CRP：9mg/dl

肝功能正常，心肌酶正常

肺炎支原体IgM：阳性

胸片：右上肺见大片模糊影与右上纵隔分界不清

结核抗体阴性，PPD试验阴性

3. 心理社会状况

（1）精神状况：神志清楚；

（2）对疾病（健康）问题的认识和理解：不了解；

（3）应对能力：缺乏对疾病、治疗等外界刺激足够的应对能力，需在家长及医护人员的协助下完成；

（4）周围环境及人际关系：对医院的环境感到不适应，能与家长和病友相处和睦，听家长的话，但对于医护人员有较大的恐惧感。

四、护理计划

护理诊断	护理目标	护理措施
1. 体温过高：与疾病有关	3天内体温稳步下降并保持至正常	1. 每4小时测1次体温，以及时准确观察其体温情况 2. 遵医嘱给予抗炎、抗感染治疗 3. 给予患儿冰袋冰敷、酒精擦浴等物理降温措施 4. 嘱家长予患儿清淡易消化的半流质饮食
2. 清理呼吸道无效：与肺部感染、痰液无法及时排出有关	1周内患儿咳痰次数及量均减少，咳嗽时无痰鸣音或明显减轻	1. 评估患儿肺部情况 2. 遵医嘱及时给予雾化吸入等祛痰治疗 3. 定时扣背、助患儿排痰
3. 焦虑：与不适应医院环境，对医护人员恐惧有关	3天后，患儿能习惯病房环境，见到医护人员不再哭闹	1. 评估、了解患儿对医院环境的适应程度。 2. 向患儿提供护理服务时，态度亲切，尽量减少对其的不良刺激 3. 及时给予患儿关怀、拉近距离
4. 疼痛：与输液、注射等护理操作有关	患儿对于治疗造成的疼痛能逐步忍受，在接受治疗时不再出现大哭大闹的情况或该情况明显减少	1. 评估疼痛性质、部位、等级、起始和持续时间、规律及伴随症状和相关因素 2. 对能降低疼痛耐受性的因素进行评估，这些因素包括怕别人不相信，缺乏知识，恐惧等 3. 通过鼓励、安慰等方式帮助患儿提高对疼痛的耐受 4. 提高护理操作水平，争取一针见血，减少患儿的疼痛

（李灵慧）

新生儿高胆红素血症

一、一般资料

姓名：某某　　　　　　入院日期：2011/09/15
年龄：5天　　　　　　孕周：38周
性别：女　　　　　　　入院方式：抱入
职业：无　　　　　　　病史陈述者：患儿父亲
民族：汉族　　　　　　可靠程度：可靠
籍贯：北京　　　　　　婚姻：未婚

文化程度：无　　　　　　　　病历记录日期：2011/09/15
入院医疗诊断：新生儿高胆红素血症
主管医生：某某
责任护士：某某

二、病史

现病史：患儿于 2 天前颜面部皮肤出现黄染，测末梢血胆红素值为 11.3mg/dl，1 天前躯干及四肢出现皮肤黄染，今日晨起发现巩膜黄染明显，复测胆红素为 15.3mg/dl。患儿自发病来反应好，哭声响，吃奶正常，睡眠良好，二便正常。

现在身体状况：

饮食：母乳 8～10 次/日。

排泄：大便：3～4 次/日，黄色软便。

小便：6～8 次/日，尿色淡黄。

嗜好：患儿母亲无烟酒等不良嗜好。

既往史：无

月经史：无

婚育史：无

家族史：否认家族性遗传病史。

三、护理评估

1. 体格检查

T：36.5℃　P：132 次/分　R：34 次/分　BP：68/44 mmHg

身长：52cm　体重：3200g　头围：33cm　胸围：32cm

发育正常，营养良好，反应好，面容无特殊，面色红润，哭声响，四肢动作多而有力，四肢屈曲，躯干散在红斑，无出血点、瘀斑，弹性好，黄疸范围达四肢程度中等，色泽亮黄，无硬肿、无水肿、无脱皮，头发分条清楚，指、趾甲过指、趾端，足跖纹理褶痕大于 2/3。皮下脂肪丰富，脐旁厚度 1.2cm，全身浅表淋巴结均未触及。头颅外形正常，前囟 2cm×2cm，平软，后囟容指尖，无骨缝分离，无颅骨软化，无先锋头。双眼无凝视，无震颤，瞳孔对光反射灵敏，耳郭不贴颅骨，外耳道正常，鼻外形正常，无分泌物无鼻煽，无唇、腭裂。呼吸节律规整，无呼吸暂停，口周无发绀，无三凹征，咽无充血，胸廓正常，听诊双肺呼吸音清、对称，未闻及杂音。心前区无隆起，触无震颤，心界正常，心率 132 次/分，心律齐，心音有力，未及杂音。四肢暖，口腔黏膜光滑，舌质红，舌苔薄，腹软无肠型，无包块，肠鸣音正常，脐残端未脱，无分泌物，脐轮无红肿，肝肋下未触及，剑突下 0.5cm，质软，脾肋下未触及，肛门畅，大阴唇遮盖小阴唇，四肢肌张力正常，扶坐竖颈片刻，颈无抵抗，吞咽、吸吮反射存在，觅食反射、拥抱反射、握持反射可引出，四肢活动自如屈曲。

2. 专科检查

皮肤黄染部位	颜面、躯干、四肢、巩膜
皮肤色泽	亮黄
皮肤黄染程度	中度
皮肤情况	躯干红斑
肌张力	正常

3. 其他情况

吃奶	吸吮有力
意识	清醒
小便	淡黄色，澄清
大便	黄色软便

四、护理计划

护理诊断	护理目标	护理措施
1. PC：胆红素脑病	患儿住院期间不发生胆红素脑病	1. 密切观察病情，注意皮肤、巩膜、大小便的色泽变化和神经系统的表现，每日监测血清胆红素，判断进展情况 2. 密切观察患儿是否出现拒食、嗜睡、肌张力减退等胆红素脑病的早期表现 3. 实施光照疗法 1) 清洁光疗箱，湿化槽内加灭菌注射用水 2) 全身裸露，尿布反折遮挡会阴，佩戴护眼罩、手套、袜子，保护眼睛及会阴，尽可能增大光照面积 3) 每小时监测箱温，每 4 小时测量体温 4) 光疗过程中，按需喂奶，奶间喂水。必要时遵医嘱补液，保证水分和营养供给 5) 检查皮肤有无破损、发红、干燥、皮疹及青铜症；有无烦躁、嗜睡、发热、腹胀、呕吐等；观察大小便颜色和性状 4. 遵医嘱给予白蛋白和肝酶诱导剂，减少胆红素脑病的发生
2. 知识缺乏：与患儿家长缺乏新生儿高胆红素血症的护理知识有关	患儿家长能用语言表达新生儿高胆红素血症的护理措施	1. 评估患儿家长对疾病的了解程度 2. 向患儿家长解释病情、治疗措施、效果及预后，以取得家长配合 3. 向家长讲解如何观察患儿皮肤黄染范围和程度，如何保持大小便通畅以降低胆红素值

（杨海娥　郑粤吟）

扁 桃 体 炎

一、一般资料

姓名：某某　　　　　　　　入院日期：2011/10/12
年龄：41　　　　　　　　　入院方式：步行
性别：男　　　　　　　　　病历记录日期：2011/10/12
职业：职员　　　　　　　　病史陈述者：本人
民族：汉族　　　　　　　　可靠程度：可靠
籍贯：北京　　　　　　　　婚姻：已婚
文化程度：不详
入院医疗诊断：1. 慢性扁桃体炎
　　　　　　　2. 扁桃体肿物
主管医生：某某
责任护士：某某

二、病史

主诉：反复咽痛伴发热30年，出现咽异物感1年。

现病史：患者30余年每于受凉后出现咽部肿痛，伴发热，体温最高39℃，伴进食困难，不伴有四肢关节疼痛，不伴有胸闷气短，不伴有腰痛血尿，患者自行使用抗生素药物治疗后症状缓解。此后上述症状反复发作，每年2～3次，抗生素治疗后可稍缓解。3年前外院查体发现左侧扁桃体新生物，大小不详，无咽异物感，无咽部疼痛，无呼吸困难及吞咽困难。以后肿物逐渐增大，1年前出现咽异物感，无疼痛，无咯血，不伴呼吸困难及吞咽困难，偶有发热。3天前就诊我科门诊，建议入院手术治疗。现患者为进一步诊治门诊以"慢性扁桃体炎、左侧扁桃体肿物"收入我科病房。患者自发病以来，精神可、饮食睡眠良好，二便正常，体重变化符合正常生长发育水平。拟择日行左侧扁桃体切除手术。

既往史：1个月前体检发现血压升高，最高可达140/90 mmHg，未予治疗。3年前在我院行右膝半月板及前交叉韧带手术。否认肝炎、结核等传染病病史，否认药物过敏史。

个人史：生于北京，久居北京，无疫区、疫水接触史。吸烟10年，平均20支/日，饮酒10年，平均2两/日。

婚育史：适龄婚育，有1子，儿子与爱人均体健。

家族史：否认家族行遗传病史。

三、护理评估

1. 体格检查

T：36.5℃　P：80次/分　R：16次/分　BP：140/95mmHg

患者发育正常，营养良好，正常面容，表情自如，自主体位，神志清楚，查体合作。专科查体可见：咽部黏膜充血，咽后壁淋巴滤泡增生，悬雍垂居中，软腭肥厚、松弛。双侧扁桃体Ⅱ度，隐窝口可见少量栓塞物。左侧扁桃体中部背侧可见约6mm的粉红色乳头状肿物，表面光滑、有蒂。外鼻无畸形，鼻中隔向左侧偏曲，右侧下鼻甲、中鼻甲充血肿胀。

2. 辅助检查

2011.10.13　血生化：钾：3.44 mmol/L ↓
2011.10.14　血钾：3.35mmol/L ↓
2011.10.15　血钾：3.75mmol/L

护理问题	护理目标	护理措施
1. PC：低钾血症	护士及时发现并处理患者的低血钾表现	1. 观察患者是否出现低钾血症的表现 2. 遵医嘱给予缓释钾0.5g口服，嘱患者多进食含钾多的水果，如香蕉、橘子、橙子等 3. 遵医嘱定期复查血钾
2. 知识缺乏：缺乏关于高血压疾病及用药知识	患者掌握高血压的相关知识	1. 观察患者血压波动情况，询问患者是否出现头晕、头痛等症状 2. 遵医嘱给予降压药治疗，观察药物疗效及是否出现药物副作用，如：低血压、头痛、头晕等 3. 给患者讲解高血压是慢性疾病，需要长期治疗 4. 为患者讲解要低盐饮食，少吃盐多的食品，如：豆腐乳、咸菜等
3. 知识缺乏：缺乏对术前各项检查及注意事项的知识	1日内能复述相关知识，掌握手术中配合的要领	1. 评估患者的知识程度及学习能力 2. 提供适合患者的学习资料 3. 向患者讲解各项检查的目的 4. 向患者讲解术前准备的内容（备皮、皮试、空腹、更衣、漱口）及麻醉方式 5. 向患者讲解戒烟酒的重要性 6. 术前保暖，保证充足睡眠 7. 向患者讲解术后可能出现吞咽疼痛、牙痛向耳根部放射疼痛等不适情况，做好心理准备

续表

护理问题	护理目标	护理措施
4. 焦虑： （1）与对疾病认识不足有关 （2）与健康状况改变有关 （3）与环境改变有关 （4）不能预料手术效果 （5）惧怕疼痛 （6）与症状改善不明显有关	患者能采取有效方法应对，正确对待自己的疾病，不影响饮食睡眠	1. 评估焦虑程度 2. 多与患者接触，鼓励患者表达不安的感觉和想法 3. 嘱家属与患者多谈轻松话题安慰患者 4. 用通俗的语言给患者讲解有关术前准备、手术及术中配合的方法 5. 适当介绍主管医生的资历、手术经验及责任心，说明手术的必要性 6. 针对患者焦虑的原因，给予针对性的解决 7. 运用减轻焦虑的各种方法，如散步、听音乐、谈话、热水浴等
5. 疼痛：与手术后咽部伤口有关	患者疼痛减轻或消失，不影响患者进食、睡眠	1. 评估患者疼痛程度，使用疼痛标尺评估疼痛分数 2. 采取舒适卧位，减轻疼痛 3. 采用非药物措施（分散注意力、听音乐、与家属聊天）以减轻疼痛 4. 协助患者进食冰块，冰袋冷敷颈部 5. 遵医嘱给予患者止疼药口服 6. 告知患者服用止疼药后痛觉降低时进食温凉半流食，避免进食酸性食物以免刺激伤口，引起疼痛加重 7. 教会患者疼痛不要忍耐，如果感觉疼痛即可告知主管护士，给予措施
6. PC：出血	护士能够及时发现患者的出血情况并给予处理	1. 术后6小时后给予半卧位 2. 告知患者口腔内渗血不能咽下，吐在痰杯中，以便护士观察出血量 3. 观察渗血颜色、量，分泌物为鲜血时通知医生，观察患者睡眠时有无频繁地吞咽动作 4. 术后当日卧床休息，少活动，不用力咳痰 5. 遵医嘱给予止血药
7. PC：感染	护士能够及时发现患者的感染发生情况并给予相应的处理	1. 评估患者生命体征，尤其是体温的变化 2. 评估患者伤口情况，特别是伤口疼痛加剧，提示有感染的可能 3. 做好口腔护理，保持口腔清洁 4. 遵医嘱使用抗生素

（药晋红）

青 光 眼

一、一般资料

姓名：某某　　　　　　入院日期：2011/02/28
年龄：40　　　　　　　入院方式：步行
性别：女　　　　　　　病历记录日期：2011/02/28
职业：工人　　　　　　病史陈述者：本人
民族：汉族　　　　　　可靠程度：可靠
籍贯：湖北　　　　　　婚姻：已婚
文化程度：不详
入院医疗诊断：1. 右眼慢性闭角型青光眼
　　　　　　　2. 左眼慢性闭角型青光眼
主管医生：某某
责任护士：某某

二、病史

主诉：右眼胀痛伴视力减退2个月。

现病史：患者2个月前因右眼胀痛伴视力下降、眼红，至北京航天医院就诊，诊断为"双眼青光眼"，2个月来无头疼、虹视、恶心、呕吐、鼻根部酸痛、无流泪、异物感、分泌物增多、闪光感。患者自发病以来最高眼压：非接触眼压OD≥2.7mmHg，OS≥6.3mmHg，目前使用马来酸噻吗洛尔滴眼液及派立明滴眼液，点双眼每日2次，控制眼压，近来双眼眼压可维持正常。于我院门诊诊为"右眼慢性闭角型青光眼"收入院拟行右眼小梁切除手术治疗。患者自发病来神志清楚，精神可，饮食尚可，睡眠欠佳，二便无异常。

现在身体状况：

饮食：饮食尚可，2两/餐，3餐/日。

饮水：每日饮水约800~1200ml，白开水。

休息：卧床休息。

睡眠：夜间连续睡眠4~5小时，午休20~3分钟，晨起精神良好。

排泄：大便每2~3日1次，排便困难。小便：1200~1800ml/d，尿色淡黄。

嗜好：无烟酒等不良嗜好。

既往史：否认肝炎、结核、疟疾、高血压、糖尿病病史，否认手术、外伤、输血史，否认食物、药物过敏史，预防接种史不详。

个人史：生于湖北省黄陵县，来北京打工2年，无疫区、疫情、疫水接触史，无牧区、矿山、高氟区、低碘区居住史，无化学性物质、放射性物质、有毒物质接触史，无吸毒史，无吸烟、饮酒史。

月经史：初潮13岁，5/28天。月经周期规则，月经量中等，颜色正常。无痛经史，无白带恶臭。

婚育史：1子1女，体健；25岁结婚，生产2次，无流产，无早产、手术产、死产。

家族史：否认家族性遗传病史。

三、护理评估

1. 体格检查

身高：160cm　体重：50kg　T：36.7℃　P：82次/分　R：20次/分　BP：120/70 mmHg

发育正常，营养良好，正常面容，表情自如，自主体位，神志清楚，查体合作。全身皮肤黏膜无黄染，无皮疹、皮下出血、皮下结节、瘢痕，毛发分布正常，无水肿，无肝掌、蜘蛛痣。无全身浅表淋巴结肿大。头颅无畸形、压痛、包块，无眼睑水肿，结膜正常，眼球正常，巩膜无黄染，瞳孔等大等圆，对光反射正常。外耳道无异常分泌物，乳突无压痛，粗测听力无障碍。嗅觉正常。口唇无发绀，口腔黏膜正常。舌苔正常，伸舌无偏斜、震颤，齿龈正常。咽部黏膜正常，扁桃体无肿大。颈软无抵抗，颈动脉搏动正常，颈静脉正常，气管居中，肝颈静脉回流征阴性。甲状腺正常，无压痛、震颤、血管杂音。胸廓正常，胸骨无叩痛，乳房正常对称。呼吸运动正常，肋间隙正常，语颤正常。双肺叩诊清音，呼吸规整，双肺呼吸音清晰，无胸膜摩擦音。心前区无隆起，心尖搏动正常，心浊音界正常，心率82次/分，律齐，各瓣膜听诊区未闻及杂音，无心包摩擦音。腹平坦，无腹壁静脉曲张，腹部柔软，无压痛、反跳痛，腹部无包块。肝、脾未触及，Murphy征阴性，肾区无叩击痛，移动性浊音阴性。肠鸣音正常，4次/分。肛门及外生殖器未查。脊柱正常生理弯曲，四肢活动自如，无畸形、下肢静脉曲张、杵状指（趾），关节正常，下肢无水肿。

2. 专科检查

眼别	右	左
视力	远：1.0	远：0.12
前房	周边深度<1/4CT	周边深度<1/2CT
	房闪：无	房闪：无
虹膜	色正纹理清	色淡
	8点可见激光孔通畅	12点方位可见虹膜周切口通畅
眼球	大小正常，突出无，凹陷无	大小正常，突出无，凹陷无
角膜	直径11mm，透明，KP：无	直径11mm，透明，KP：无
眼压	14.6mmHg（NCT）	13.5mmHg（NCT）
视网膜	视盘边清色正，C/D=0.80 黄斑色素正常，中心光消失	视盘边清色正，C/D=0.90，黄斑色素正常，中心光消失

3. 辅助检查

（1）超声生物显微镜

右眼：前房浅，1/4 房角窄，3/4 房角闭，虹膜激光造孔术后

左眼：房角闭，抗青光眼滤过手术后

（2）Octopus30°视野

右眼：鼻上及颞下可见视野缺损

左眼：管状视野

4. 心理社会状况

（1）精神状况：神志清楚；

（2）对疾病（健康）问题的认识和理解：了解；

（3）应对能力：正常；

（4）人格类型：依赖、被动；

（5）周围环境及人际关系：与家人及周围邻居同事相处和睦。

四、护理计划

护理诊断	护理目标	护理措施
1. 疼痛：与眼压升高有关	主诉疼痛减轻或消失 了解如何避免眼压升高	1. 评估疼痛性质、程度、持续时间以及规律 2. 密切监测患者眼压变化 3. 及时通知医生，遵医嘱给予降眼压治疗以及止痛药物。注意对药物的副作用进行观察 4. 讲解造成眼压升高的因素，如避免长时间在暗处停留、每次饮水量不超过 300ml。降低非病理性眼压升高的概率
2. 自理能力缺陷：与视力障碍有关	患者住院期间生活需要得到满足	1. 评估患者的行为能力、日常生活活动状态，每天的活动量 2. 协助卧床患者洗漱、进食、排泄及个人卫生活动等 3. 教会患者使用床旁呼叫器，鼓励患者寻求帮助 4. 按照方便患者使用原则，将常用物品固定位置摆放，活动空间不设置障碍物
3. 焦虑：与对青光眼的预后缺乏信心有关	患者能描述自己的焦虑和应对型态，陈述在心理和生理上的舒适感有所增加，应用有效的应对方法来控制焦虑	1. 评估焦虑水平及相关因素 2. 提供安全和舒适的环境，耐心倾听患者的诉说，理解、同情患者的感受，与患者一起分析焦虑产生的原因与不适，尽可能消除引起的因素 3. 减少对感官的刺激，为患者创造安静、无刺激的环境 4. 帮助患者重新评估感受到的威胁 5. 指导教育患者，当应激情况无法避免时，选择有效的方法以中断焦虑
4. 便秘：与长期卧床、活动减少、精神紧张有关	患者住院期间不发生便秘	1. 评估患者排便习惯以及形态，了解便秘的原因 2. 给予患者促进排便的饮食指导，多食粗纤维食物如菠菜、香蕉等 3. 鼓励患者下地活动，增加胃肠蠕动 4. 遵医嘱给予患者通便药物

续表

护理诊断	护理目标	护理措施
5. 钾代谢紊乱：与饮食和全身使用降眼压药物有关	使患者血钾恢复正常水平，消除钾代谢紊乱	1. 评估患者的血钾值以及造成血钾低的因素 2. 观察患者低血钾的临床表现 3. 给予患者补钾的饮食指导 4. 必要时遵医嘱给予患者药物补钾治疗，注意补钾原则
6. 知识缺乏：缺乏对术前、术后注意事项以及疾病相关知识	患者能够理解并且正确复述手术相关注意事项	1. 评估患者对疾病、健康、手术过程的了解程度 2. 了解患者对知识的需求。根据患者认知能力和需求给予相应的健康宣教 3. 对患者及家属手术前后注意事项进行指导 4. 在进行护理操作时，向患者讲解原因、作用以及注意事项

（刘 征 黄 素）

眼 外 伤

一、一般资料

姓名：某某　　　　　　　入院日期：2011/02/12
年龄：35　　　　　　　　入院方式：步行
性别：男　　　　　　　　病历记录日期：2011/02/12
职业：公务员　　　　　　病史陈述者：本人
民族：汉族　　　　　　　可靠程度：可靠
籍贯：北京　　　　　　　婚姻：已婚
文化程度：大专
入院医疗诊断：1. 双眼爆炸伤　　　2. 双眼眼球破裂伤
　　　　　　　3. 双眼眼睑撕裂伤　4. 双眼后巩膜裂伤
　　　　　　　5. 双眼玻璃体积血　6. 左眼下睑外翻
主管医生：某某
责任护士：某某

二、病史

主诉：双眼被鞭炮炸伤后视物不见1周。

现病史：患者于1周前双眼被鞭炮炸伤于外院行双眼睑及眼球清创缝合术，术后给予全身和局部抗感染治疗。为进一步治疗于我院门诊以"双眼爆炸伤"收入院。患者自患病来神志清楚，精神可，食欲可，睡眠良好，二便正常。入院后患者行右眼探查＋巩膜清创缝合＋玻璃体切除＋硅油填充术；左眼玻璃体切除＋视网膜光凝＋硅油填充术。

现在身体状况：

饮食：食欲可，2两/餐，3餐/日。

饮水：每日饮水约800～1000ml，白开水。

休息：卧床休息。

睡眠：夜间连续睡眠5～6小时，午休30～45分钟，晨起精神良好。

排泄：大便每日1次，黄色软便。小便：1500～2000ml/d，尿色淡黄。

嗜好：无烟酒等不良嗜好。

既往史：否认肝炎、结核、疟疾、高血压、糖尿病病史，否认手术、外伤、输血史，否认食物、药物过敏史，预防接种史不详。

个人史：生于北京市，久居本地，无疫区、疫情、疫水接触史，无牧区、矿山、高氟区、低碘区居住史，无化学性物质、放射性物质、有毒物质接触史，无吸毒史，无吸烟、饮酒史。

婚育史：子女1人，体健。

家族史：否认家族性遗传病史。

三、护理评估

1. 体格检查

身高：177cm 体重：73kg T：36.5℃ P：72次/分 R：18次/分 BP：130/80 mmHg

发育正常，营养良好，正常面容，表情自如，自主体位，神志清楚，查体合作。全身皮肤黏膜无黄染，无皮疹、皮下出血、皮下结节、瘢痕，毛发分布正常，无水肿，无肝掌、蜘蛛痣。全身浅表淋巴结无肿大。头颅无畸形、压痛、包块，双眼睑水肿，可见多处不规则皮肤撕裂伤，已缝合，伤口对和齐，右眼睑裂缝合，左眼下睑外翻，下睑鼻侧皮肤缺损，下睑中央缺损，球结膜混合充血，高度水肿，角膜混浊，眼球内陷。外耳道无异常分泌物，乳突无压痛，粗测听力无障碍。嗅觉正常。口唇无发绀，口腔黏膜正常。舌苔正常，伸舌无偏斜、震颤，齿龈正常。咽部黏膜正常，扁桃体无肿大。颈软无抵抗，颈动脉搏动正常，颈静脉正常，气管居中，肝颈静脉回流征阴性。甲状腺正常，无压痛、震颤、血管杂音。胸廓正常，胸骨无叩痛。呼吸运动正常，肋间隙正常，语颤正常。双肺叩诊清音，呼吸规整，双肺呼吸音清晰，无胸膜摩擦音。心前区无隆起，心尖搏动正常，心浊音界正常，心率72次/分，律齐，各瓣膜听诊区未闻及杂音，无心包摩擦音。腹平坦，无腹壁静脉曲张，腹部柔软，无压痛、反跳痛，腹部无包块。肝、脾未触及，Murphy征阴性，肾区无叩击痛，移动性浊音阴性。肠鸣音正常，5次/分。肛门及外生殖器未查。脊柱正常生理弯曲，四肢活动自如，无畸形、下肢静脉曲张、杵状指（趾），关节正常，下肢无水肿。

2. 专科检查

眼别	右	左
视力	远：无光感	远：无光感
眼睑	眼睑水肿，可见多处不规则皮肤撕裂伤，已缝合，伤口对和齐，睑裂缝合	眼睑水肿，下睑外翻，下睑鼻侧皮肤缺损，下睑中央缺损
结膜	无法检查	球结膜混合充血，水肿
眼球	无法检查	眼球内陷
角膜	无法检查	角膜混浊
眼压	无法测量	T-3

3. 辅助检查

B超：双眼玻璃体积血、双眼视网膜脱离、双眼脉络膜脱离、双眼后巩膜裂伤。

4. 心理社会状况

(1) 精神状况：神志清楚；
(2) 对疾病（健康）问题的认识和理解：了解；
(3) 应对能力：正常；
(4) 人格类型：独立、主动；
(5) 周围环境及人际关系：与家人及周围邻居同事相处和睦。

四、护理计划

护理诊断	护理目标	护理措施
1. 焦虑：与担心术后视力恢复程度有关	患者能描述自己的焦虑和应对型态，陈述在心理和生理上的舒适感有所增加，应用有效的应对方法来减轻焦虑	1. 评估焦虑水平及相关因素 2. 提供安全和舒适，耐心倾听患者的诉说，理解、同情患者的感受，与患者一起分析焦虑产生的原因与不适，尽可能消除引起的因素 3. 减少对感官的刺激，为患者创造安静、无刺激的环境 4. 帮助患者重新评估感受到的威胁 5. 指导教育患者，当应激情况无法避免时，选择有效的方法以中断焦虑
2. 皮肤完整性受损：与爆炸伤导致皮肤损伤有关	患者住院期间破损皮肤恢复良好，不发生感染	1. 评估皮肤破损的部位、程度 2. 及时清除破损处结痂，以促进伤口愈合 3. 每日用生理盐水清洁破损处皮肤并用无菌纱布覆盖 4. 必要时遵医嘱给予抗炎药物 5. 指导患者如何清洁面部

续表

护理诊断	护理目标	护理措施
3. 部分自理能力受限（进食、如厕、沐浴）：与视力障碍有关	患者住院期间生活需要得到满足	1. 评估患者的自理能力 2. 协助患者洗漱、进食、排泄及个人卫生活动等 3. 教会患者使用床旁呼叫器，鼓励患者主动寻求帮助 4. 按照方便患者使用原则，将常用物品固定位置摆放，活动空间不设置障碍物 5. 鼓励患者做力所能及的自我活动
4. 有受伤的危险：与视力障碍有关	患者住院期间不发生意外	1. 评估可造成受伤的相关因素 2. 加强病房巡视，随时满足患者的需求 3. 教会患者呼叫器的使用方法并放于随手可取处 4. 创造安全环境，活动空间不设置障碍物，地面保持干燥，以免滑倒 5. 夜间加床档防止患者坠床 6. 及时为患者倒水，防止烫伤 7. 做好安全教育
5. 有皮肤完整性受损的危险：与采取被迫体位有关	未出现并发症或已出现的并发症得到控制或消失	1. 经常变换身体姿势，改变受压部位，避免皮肤长期受压 2. 保持床单位的整洁，及时更换污染的病号服，减少对皮肤的不良刺激 3. 加强营养，增加抵抗力 4. 长时间受压处可用用具保护
6. 知识缺乏：缺乏术后体位的相关知识	患者能用语言表达正确体位的重要性，能示范正确的体位姿势	1. 评估患者的年龄、文化程度、配合程度 2. 向患者及家属讲解术后采取被迫体位的原因及重要性，告之患者正确的体位姿势 3. 利用视听教材加强学习效果 4. 以示范和指导的方式讲解 5. 给予反馈，并经常给予鼓励

（车 颖 柴 玮）

天 疱 疮

一、一般资料

姓名：某某　　　　　　入院日期：2011/06/19

年龄：62　　　　　　　入院方式：步行

性别：男　　　　　　　　　　病历记录日期：2011/06/19
职业：退休　　　　　　　　　病史陈述者：本人
民族：汉族　　　　　　　　　可靠程度：可靠
籍贯：北京　　　　　　　　　婚姻：已婚
文化程度：初中
入院医疗诊断：寻常性天疱疮
主管医生：某某
责任护士：某某

二、病史

主诉：口腔、腋下及胸部水疱糜烂4个月，加重3天。

现病史：患者于4个月前反复出现口腔糜烂伴疼痛，影响进食。3个月前在腋下及躯干部出现数个黄豆大小水疱，疱壁较薄，松弛易破，破后形成糜烂面，不易愈合，伴疼痛。未及时治疗，3天前因水疱增多，疼痛加重，为进一步诊治，经门诊收入我院。患者自发病以来神志清楚，查体合作，生活可以自理。

现在身体状况：

饮食：每日3餐，主食每餐2两，米面均可，菜荤素搭配。

饮水：每日饮水约2000ml，白开水。

休息：卧床休息。

睡眠：睡眠好，夜间睡眠6～7小时，午休1小时。

排泄：大便：每日1次，为黄色软便，不费力。

小便：每日5～6次，为淡黄色尿液，每日量约1000～1200ml。

嗜好：吸烟不饮酒。

既往史：否认肝炎、结核、疟疾、高血压、糖尿病病史，否认手术、外伤、输血史，否认食物、药物过敏史，预防接种史不详。

个人史：生于北京市，久居本地，无疫区、疫情、疫水接触史，无牧区、矿山、高氟区、低碘区居住史，无化学性物质、放射性物质、有毒物质接触史，无吸毒史，饮酒史。

婚育史：育有1子，体健。

家族史：否认家族性遗传病史。

三、护理评估

1. 体格检查

身高：172cm　体重：65kg　T：36.6℃　P：72次/分　R：16次/分　BP：130/80mmHg

发育正常，营养良好，正常面容，表情自如，自主体位，神志清楚，查体合作。全身皮肤黏膜见专科检查。头颅无畸形、压痛、包块，无眼睑水肿，结膜正常，眼球正常，巩膜无黄染，瞳孔等大等圆，对光反射正常。外耳道无异常分泌物，乳突无压痛，粗测听力无障碍。嗅觉正常。口唇无发绀，口腔黏膜正常。舌苔正常，伸舌无偏斜、震颤，齿龈正常。咽部黏膜正常，扁桃体无肿大。颈软无抵抗，颈动脉搏动正常，颈静脉正常，气管居中，肝颈静脉回流征阴性。甲状腺正常，无压痛、震颤、血管杂音。胸廓正常，胸骨无叩痛，乳房正常对称。呼吸运动正常，肋间隙正常，语颤正常。双肺叩诊清音，呼吸规整，双肺呼吸音清晰，无胸膜摩擦音。心前区无隆起，心尖搏动正常，心浊音界正常，心率72次/分，律齐，各瓣膜听诊区未闻及杂音，无心包摩擦音。腹平坦，无腹壁静脉曲张，腹部柔软，无压痛、反跳痛，腹部无包块。肝、脾未触及，Murphy征阴性，肾区无叩击痛，移动性浊音阴性。肠鸣音正常，4次/分。脊柱正常生理弯曲，四肢活动自如，无畸形、下肢静脉曲张。

2. 专科检查

视诊	口腔、腋下及背部水疱糜烂、血痂
触诊	疱壁易破溃，尼氏征阳性

3. 心理社会状况

(1) 精神状况：神志清楚；

(2) 对疾病（健康）问题的认识和理解：了解；

(3) 应对能力：正常；

(4) 人格类型：独立、主动；

(5) 周围环境及人际关系：与家人及周围邻居同事相处和睦。

四、目前主要治疗

支持疗法：给予高蛋白、高热量、高维生素饮食。

药物治疗：

(1) 首选皮质类固醇激素，起始量应大，用药要早，根据病情加量或减量。病情稳定后，给予维持量，长期服用。突然停药或减量太快容易导致复发。首选泼尼松。

(2) 免疫抑制剂与激素合用可减少激素用量和减轻激素副作用。常用雷公藤多甙或环磷酰胺。

(3) 根据皮损表面细菌培养和体温情况，给予抗感染治疗，1∶2000小檗碱（黄连素）溶液湿敷。

局部治疗：外用皮质类固醇激素。

(1) 水疱糜烂面用氧化锌油涂抹。

(2) 红斑损害处用皮质类固醇霜涂抹。

(3) 渗出结痂处用复方雷佛奴尔软膏涂抹。

(4) 口腔糜烂用0.02%醋酸氯已定漱口。

血浆置换

五、护理计划

护理诊断	护理目标	护理措施
1. 疼痛：与大面积糜烂或继发感染有关	1周内皮损糜烂面干燥，感染症状减轻，诉疼痛缓解	1. 评估患者疼痛程度、性质、部位、是否影响睡眠 2. 做好心理护理，给予心理上的安慰，多与患者交流，使思想放松，以及采取各种方式转移患者的注意力，如：听音乐，看书，与病友、家人聊天。通过以上方式减少患者的疼痛 3. 尽可能地满足患者对舒适的需要，如帮助变换体位，减少压迫；做好各项清洁卫生护理；保持室内环境安静、舒适等 4. 皮肤换药时要注意保暖，动作轻盈、迅速，避免加剧患者的痛苦，合理安排家属探视，以便从家属处得到心理支持 5. 遵医嘱加用外喷局麻药物以及口服镇静、安眠药物
2. 组织完整性受损：与本病所致黏膜受损害有关	黏膜部位无感染，用药后2周内皮肤黏膜基本愈合	1. 评估患者皮肤黏膜破损部位、性质、有无新发水疱、疼痛的性质、是否影响进食 2. 做好晨晚间护理，保持床单位清洁，平整无渣，无潮湿 3. 指导患者穿着无色宽松棉质内衣，勤换洗。保持皮肤清洁无汗渍 4. 修剪患者指甲，避免手抓破疱壁。告知患者皮肤瘙痒时，可以轻拍或者冷敷以缓解瘙痒。必要时遵医嘱给予止痒药物 5. 做好皮肤护理： (1) 口腔黏膜护理：口腔护理，每日2次，并遵医嘱选用合理的漱口液，勤漱口。食用易消化温度适宜的流食/半流食，减少刺激，避免疼痛的发生 (2) 眼部黏膜护理：遵医嘱给予眼药水，眼药膏涂眼睑防治结膜粘连的发生，每日3次；眼部周围有糜烂者，周围外用1：2000的小檗碱溶液纱布外贴，之后涂抗生素软膏，每日2次 (3) 外阴部护理：大面积皮损有渗出时每日局部换药；小面积无渗出时可以穿宽松内裤，减少摩擦带来的刺激 (4) 加强局部护理，清除大面积痂皮和污物，经消毒后抽吸疱液，无菌纱布加压包扎。破损部位皮肤无菌处理，应用促表皮生长因子喷剂，喷洒每日1次。换药时注意保暖患者及遮挡患者
3. PC：感染	无外在皮肤感染的发生	1. 评估患者有无感染的存在，注意皮肤有无脓性分泌物、脓疱、疖肿、局部疼痛或压痛、红肿及发热等 2. 房间定时通风每日2次，每次30分钟，每日紫外线消

续表

护理诊断	护理目标	护理措施
		毒1次，时间为1小时
		3. 更换被服均经过高压灭菌处理
		4. 加强局部护理，清除大面积痂皮和污物，经消毒后抽吸疱液，无菌纱布加压包扎。
		5. 每日测量体温，观察体温的变化
		6. 向家属讲解医院探视制度。根据病情限制探视时间及人次
		7. 限制患者互串病房，防止交叉感染
		8. 根据天气冷暖随时添加衣服，避免受凉，防止发生上呼吸道感染，加强营养，增强机体抵抗力
		9. 根据皮损细菌培养，药敏结果，遵医嘱给予敏感抗生素治疗
		10. 遵医嘱定期检查血常规，查看结果，监测有无内在感染的发生
4. 自我形象紊乱：与激素治疗、病程漫长且易反复发作、皮损面积大有关	患者情绪稳定，主动配合治疗，坚持规律服药	1. 评估患者言语表情，情绪特点，通过沟通观察患者的情绪反应
		2. 心理护理
		（1）病情的反复，常使患者感到焦虑、恐惧、抑郁、无助、濒死、绝望、厌世等不良情绪
		（2）鼓励患者说出自己的感受、感觉
		（3）护士应面带微笑倾听患者的主诉，了解患者的想法，通过有效地沟通，使患者能够了解激素治疗用药的重要性
		（4）为患者提供疾病治疗及预后的成功案例信息，增强其战胜疾病的信心
		3. 及时为患者更换病服，保持形象整洁
5. 知识缺乏：与缺乏对疾病的了解或激素药物治疗的相关知识	能够正确复述疾病相关注意事项，药物作用	1. 评估患者对疾病了解的程度，对激素用药的作用及副作用的了解
		2. 通过沟通了解患者对自身疾病的认知程度
		3. 向患者讲解有关本病的治疗、护理及预后，并向患者发放有关此病的健康教育手册
		4. 详细告知患者糖皮质激素药物治疗的作用（抗炎、抗休克、免疫抑制等），副作用（高血压/高血糖/肝功异常/向心性肥胖，加重或诱发消化道溃疡出血/精神症状/继发感染/骨质疏松）
		5. 让患者反复述有关此病的护理知识，加深对疾病的了解程度

（赵 芳）

提高篇

1例大量心包积液致心包压塞的护理

一、病历资料

(一) 病历摘要

患者，男性，59岁，因"间断胸闷20余年，加重伴胸痛、咳嗽咳痰半个月"以心包积液原因待查、陈旧性肺结核收入院。入院时体格检查示：心率60次/分，律齐，血压120/70mmHg，颈静脉无充盈，心界扩大，坐位前倾时可触及心包摩擦感，胸骨左缘第3至第5肋间可闻及心包摩擦音，肝肋下2cm、剑突下5cm，有触痛，双下肢无水肿。超声心动检查示心包积液（中～大量），早期心脏压塞表现，LVEF81%。入院第2天，血钾3.58mmol/L，遵医嘱给予15%氯化钾3g稀释后口服、缓释钾1g口服Tid，告知患者进食高钾食物。夜间患者主诉心前区憋闷、胸痛加重，坐起后略好转，查体心率98次/分，律齐，可触及奇脉，血压80/55mmHg，立即通知医生，给予低流量吸氧，3L/min，查坐位前倾时心包摩擦感未触及，心包摩擦音消失。床旁超声心动检查示 大量心包积液，立即急诊在超声引导下行心包穿刺术，术中抽出600ml淡黄色液体。心电监测示心率70次/分，律齐，血压110/60mmHg，奇脉消失，患者诉胸痛、胸闷症状缓解，可高枕卧位休息。入院第3天患者高枕卧位休息，感轻度胸闷，继续鼻导管吸氧，2L/min，血压105/60mmHg，心率75次/分，律齐，心音低钝，胸骨左缘第3至第5肋间可闻及心包摩擦音，血钾回报3.26mmol/L，患者感乏力、食欲缺乏、腹胀，遵医嘱给予15%氯化钾3g稀释后口服，静脉补钾1.5g，指导患者饮食。入院第4天，患者高枕卧位休息，感轻度胸闷，继续鼻导管吸氧，2 L/min，血压110/60mmHg，心率72次/分，律齐，心音低钝，胸骨左缘3至5肋间可闻及心包摩擦音，血钾回报3.96mmol/L，患者感乏力、食欲缺乏、腹胀症状缓解。入院第5天，平卧位时颈静脉略充盈，血压103/65mmHg，心率70次/分，律齐，心音低钝，胸骨左缘3至5肋间可闻及心包摩擦音，血钾回报：4.04mmol/L。入院第8天超声心动检查示心包积液中量（伴纤维素沉积），左心室充盈略受阻，给予四联药物抗结核治疗防止心脏包裹，口服激素治疗，减少纤维素渗出。入院第13天超声心动检查示少量心包积液，查颈静脉无充盈。入院第14天查体心音有力，卧位及坐位均未闻及心包摩擦音，未触及心包摩擦感。

(二) 病程介绍

入院第1天，患者诉20余年前于感冒后出现胸闷，夜间阵发性呼吸困难，不能平卧，无尿少，双下肢水肿，无胸痛，就诊于我院门诊，诊为"心肌炎、心包积液，"未进一步明确诊治，于疗养院治疗3年后好转，仍间断有夜间阵发性呼吸困难。1个月前患者受凉后自觉胸闷、胸痛伴乏力，无发热、咽痛。半月前患者出现咳黄白痰，夜间平卧时咳嗽明显，自测体温37.3℃，无盗汗，胸闷、胸痛加重，无尿少、双下肢水肿，白天活动体力受限，于外院予青霉素静点后咳痰减轻，仍有咳嗽，遂就诊于我院。查超声心动示心包积液（中～大量），为进一步诊治收入院。患者否认既往高血压、糖尿病、肝炎等病史。身体评估：心率60次/分，律齐，血压120/70mmHg，颈静脉无充盈，心界扩大，坐位前倾时可触及心包摩擦感，胸骨左缘第3至第5肋间可闻及心包摩擦音，肝肋下2cm，剑突下5cm，有触痛，双下肢无水肿。超声心动检查示心包积液（中～大量），早期心脏压塞表现，LVEF 81%。治疗给予一级护理、心电血压监测、抗感染、保肝治疗。责任护士给予患者入院介绍、药物指导及并发症的讲解，患者不了解患心包积液后活动注意事项，责任护士给予相关指导，保证安全。心电监护期间，协助患者生活护理。

入院第2天，血钾3.58mmol/L，遵医嘱给予15%氯化钾3g稀释后口服，缓释钾1g口服Tid，告知患者进食高钾食物。患者能按要求卧床休息，进行床上活动。

入院第2天夜间患者主诉心前区憋闷、胸痛加重，坐起后略好转，心率98次/分，律齐，可触及奇脉，血压80/55mmHg，立即通知医生，给予低流量吸氧，3 L/min，查体坐位前倾时心包摩擦感未触及，心包摩擦音消失。床旁超声心动检查示大量心包积液，立即急诊在超声引导下行心包穿刺术，术中抽出600ml淡黄色液体，心电监测示心率70次/分，律齐，血压110/60mmHg，奇脉消失，患者诉胸痛、胸闷症状缓解，可高枕卧位休息。

入院第3天，患者高枕卧位休息，感轻度胸闷，继续鼻导管吸氧，2 L/min，血压105/60mmHg，心率75次/分，律齐，心音低钝，胸骨左缘第3至第5肋间可闻及心包摩擦音，血钾回报3.26mmol/L，患者感乏力、食欲缺乏、腹胀，遵医嘱给予15%氯化钾3g稀释后口服，静脉补钾1.5克，指导患者高钾饮食。

入院第4天，患者高枕卧位休息，感轻度胸闷，继续鼻导管吸氧，2 L/min，血压110/60mmHg，心率72次/分，律齐，心音低钝，胸骨左缘第3至第5肋间可闻及心包摩擦音，血钾回报3.96mmol/L，患者感乏力、食欲缺乏、腹胀症状缓解。

入院第5天，诉夜间感心前区憋闷、无胸痛，坐起后好转，未告知医生。现患者高枕卧位休息，感轻度胸闷，继续鼻导管吸氧，2 L/min，平卧位时颈静脉略充盈，血压103/65mmHg，心率70次/分，律齐，心音低钝，胸骨左缘第3至第5肋间可闻及心包摩擦音，血钾回报4.04mmol/L。责任护士向患者强调一旦出现不适时应及时通知医护人员，以便及时给予治疗。

入院第6～7天，患者主诉无胸痛、胸闷，血压120/70mmHg，心率68次/分，律齐，心音低钝，坐位时心包摩擦音明显，颈静脉无充盈。

入院第8天，患者主诉无胸痛、胸闷，血压118/67mmHg，心率68次/分，律齐，心音低钝，心包摩擦音较前减轻，颈静脉略充盈。超声心动检查示：心包积液中量（伴纤维素沉积），左心室充盈略受阻，给予四联药物抗结核治疗防止心脏包裹，口服激素治疗减少纤维素渗出。责任护士向患者讲解所服药物名称、作用及副作用。

入院第9～12天，患者主诉无胸痛、胸闷，血压125/70mmHg，心率78次/分，律齐，心音低钝，心包摩擦音较前减轻，颈静脉略充盈。

入院第13天，超声心动检查示少量心包积液，查颈静脉无充盈。

入院第14天，查体心音有力，卧位及坐位均未闻及心包摩擦音，未触及心包摩擦感。

二、分析与讨论

通过此案例,主要体现在护士病情观察方面必须细心,掌握疾病常见并发症的早期症状及体征,以便及早发现疾病并发症先兆,及时通知医生给予及时处理。现就上述观察要点加以分析讨论。

1. 患者入院第 2 天,夜间主诉心前区憋闷、胸痛加重,坐起后略好转。患者出现不适时护士首先到达床旁,对于中~大量心包积液患者出现不适时,护士都应该关注哪些生命体征及体格检查? 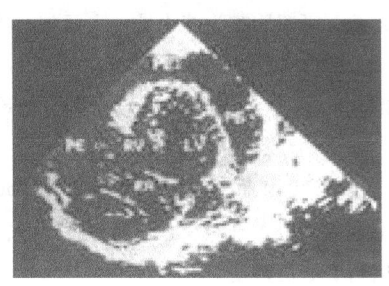	1. 心包内液体积聚导致严重的血流梗阻称为心包压塞,是心包积液的严重并发症。如不能及时发现和恰当处理,有致命危险 2. 心包积液急性增加时,可出现明显的心动过速、心音明显减弱、血压下降、脉压变小和静脉压明显上升,如心排血量显著下降,可产生急性循环衰竭、休克等 3. 心包压塞慢性发作时,临床表现类似于心力衰竭,包括呼吸困难、端坐呼吸、肝淤血、奇脉等 4. 奇脉是指大量心包积液患者在触诊时桡动脉搏动呈吸气时显著减弱或消失、呼气时复原的现象。也可通过血压测量来诊断,即吸气时动脉收缩压较吸气前下降 10 mmHg 或更多 5. 除观察症状体征外,超声心动是诊断心包压塞简便易行、迅速可靠的检查。心包压塞时的特征为:右心房及右心室舒张期塌陷;吸气时右心室内径增大,左心室内径减小,室间隔左移等
2. 患者入院第 3 天,血钾回报 3.26mmol/L,护士除关注数值外,还应考虑哪些问题?	1. 血钾低于 3.50mmol/L 时,称为低血钾。心脏病患者血钾应维持在 4.0mmol/L 以上 2. 低血钾临床表现有 (1) 中枢神经系统:倦怠、反应迟钝、嗜睡或烦躁不安,严重者神志不清 (2) 神经肌肉:全身乏力、头抬不起、眼睑下垂、不能翻身、周身肌肉酸痛、麻木感、尤以四肢肌肉最突出,若呼吸肌受累,可引起呼吸缓而浅,甚至呼吸困难或呼吸骤停 (3) 消化道:食欲缺乏、恶心、呕吐,严重者有肠麻痹、腹胀或肠梗阻 (4) 循环系统:以心律失常为主,如期前收缩、心房颤动、心动过速,并出现阿斯综合征 3. 低血钾心电图表现 (1) T 波降低、负正双向或倒置伴增宽 (2) ST 段下移＞0.05mV (3) U 波逐渐增高,以致超过同导联的 T 波,使 T/U 比值≤1,T 波与 U 波相连呈驼峰状

续表

	(4) Q-T 间期延长,由于 T 波与 U 波的界限不易分清,测得 Q-T 间期很可能是 Q-U 间期
	(5) 上述心电图改变均可伴 P-R 间期延长,甚至出现 Ⅱ 度房室传导阻滞
	(6) 心律失常,以异位搏动为主,表现为房性、交界性或室性早搏,房性或室性心动过速,甚至出现心室扑动或心室颤动,后者是低钾的致死原因之一
3. 患者抽取心包积液后,积液仍有可能增长,也有可能出现纤维素包裹,护士应该关注什么?	1. 患者为结核性心包炎,且超声心动显示心包内有纤维素形成,多数患者于1年内形成缩窄性心包炎 2. 缩窄性心包炎常见症状为呼吸困难、疲乏、食欲缺乏、上腹胀满或疼痛;呼吸困难为劳力性,主要与心搏量降低有关 3. 体征:颈静脉怒张、肝大、腹水、下肢水肿、心率增快 4. 心脏查体可发现:心尖搏动不明显、心浊音界不增大,心音减低,通常无杂音,可闻及心包摩擦音;心律一般为窦性,有时可有心房颤动

小 结

通过对患者的全程护理,护士能够根据患者的病情演变,分析和抓住护理观察和监测的要点,给予患者有效地护理措施并及时通知医生给予相应检查、处理,使其得到及时而有效的救治。急性心包炎的治疗与预后取决于病因,也与是否早期诊断及正确治疗有关。各种心包炎如出现心包压塞综合征,均应行心包穿刺,排液以缓解症状。结核性心包炎如不积极治疗常可演变为慢性缩窄性心包炎。慢性缩窄性心包炎早期实行心包切除术以避免发展到心源性恶病质、严重肝功能不全、心肌萎缩等。通常在心包感染被控制、结核活动已静止即应手术,并在术后继续用药1年。

从病例分析中护士学习并巩固了基础知识和专科知识,提高了综合分析能力。护理管理者能够抓住病情演变的关键点并及时给以指导,并可以安排相关培训,促使全体护理人员注重患者生命体征的观察,提高护理管理质量。

(张燕辉 宋 静 于桂香)

参考文献

[1] 王志仁. 心电图初学指南 [M]. 北京:科学技术文献出版社,2005.

[2] 陈灏珠. 实用内科学 [M]. 北京：人民卫生出版社，2005：1560-1568.
[3] 王海燕. 内科学 [M]. 北京：北京大学医学出版社，2005：442-46.

1例应用低分子肝素引起患者注射部位以外出血的护理

一、病历资料

（一）病历摘要

患者，男性，78岁，主诉"间断心悸9年，加重1天"以阵发性心房颤动、心房扑动、冠状动脉粥样硬化性心脏病、稳定型心绞痛、高血压病3级、高脂血症收入院。入院第4天，应用低分子肝素皮下注射抗凝治疗。入院第6天，出现晕厥，腹部B超提示左侧腹部不规则含液性病变，考虑血肿，停用低分子肝素，转入监护室观察。当天7：40pm，患者突发抽搐、双眼上斜、伴大汗、血压下降、体温上升、小便失禁，并呕吐咖啡色胃内容物200ml。予补液、抗感染、止血等治疗。入院第7天，血红蛋白74g/L，予输血治疗，病情平稳。于入院第14天转入普通病房继续治疗。

（二）病程介绍

入院第1天，患者9年前无诱因自感心悸、胸闷伴上腹隐痛，无咳嗽、咳痰、发热、明显胸痛，自数脉率增快，律不齐，无恶心、呕吐、出汗，持续2小时左右不缓解，就诊于我院。查心电图示快心房颤动（快房颤），予硝酸甘油、普罗帕酮（心律平）静脉推注后转为窦性心律，未复诊。此后，患者多次发作快房颤，用药后转为窦性心律。1天前因劳动后出现心悸胸闷，无明显胸痛，于我院急诊查心电图示房颤，HR：140次/分，给予普罗帕酮70mg静脉推注，胺碘酮静脉点滴，转为窦性心律，为进一步诊治以"心律失常"收入院。患者既往有高血压20余年，最高180/90 mmHg，平素服用福辛普利、苯磺酸左旋氨氯地平治疗，血压控制在120/80 mmHg左右。高脂血症10余年，身体评估无阳性体征。P：87次/分，律齐，R：18次/分，BP：120/80mmHg。辅助检查：入院后1小时查心电图示心房扑动，HR：139次/分。血常规、肝肾功能、心肌酶正常，凝血功能正常。血钾：3.98mmol/L，钠：128mmol/L。心脏彩超示心脏结构大致正常，LVEF：71%。治疗给予一级护理；抗血小板聚集：阿司匹林100mg Qd 口服；降血脂：阿托伐他汀（立普妥）20mg Qn 口服；降血压：福辛普利（蒙诺）10 mg Bid 口服，左旋氨氯地平（络活喜）5mg Qd 口服。责任护士给予患者入院介绍、药物指导及并发症的讲解。心电监护期间，协助患者生活护理。

入院第2天，患者神志清楚，心律为窦性心律，80次/分，律齐，未诉心悸。患者对心房颤动、心房扑动的并发症比较担心，责任护士给予心理护理，消除其紧张情绪，引导患者正确认识疾病的并发症，并保持良好心态。

入院第3天，护理级别由一级护理改为二级护理，患者转为窦性心律时出现长RR

间歇为5秒。患者无胸闷、憋气的症状。HR：78次/分，律齐，双下肢未见水肿，紧张情绪得到缓解。

入院第4天，治疗予低分子肝素（速碧林）6150U皮下注射Q12h，预防血栓。行食管心房超声示左心房及左心耳未探及血栓，左右心室壁运动未见异常。患者对行射频消融手术消除房颤心理紧张、焦虑。责任护士针对射频消融手术给予患者指导和帮助。

入院第5天，3：50am，患者诉心悸，HR：128次/分，心律绝对不齐。心电图示房颤，BP：170/80mmHg，予卡托普利12.5mg舌下含服。10am予0.9%盐水40ml+硝酸甘油50mg静脉泵入，1pm转为窦律，HR 80次/分，律齐，BP 120/80mmHg。患者一直焦虑，口服劳拉西泮0.5mg Qn。静脉输液期间，患者生活需求得以满足，心理对责任护士高度信任，紧张情绪得到缓解。

入院第6天，6：50am患者由卧位站起排尿时，自觉头晕，突发晕厥，意识丧失，无二便失禁，约20秒后恢复神志，之后未诉胸闷心悸等不适，心电监测示波：窦性心率律齐，HR：96次/分，R：17次/分，BP：134/62mmHg，考虑体位性低血压或短暂性脑缺血发作。请神经内科会诊，建议做头颅MRA检查，继续目前治疗。10：00am患者诉腹痛，查体腹软，中下腹可触及约8cm×4cm大小的包块，触之疼痛明显，反跳痛可疑阳性，局部肌紧张，患者心理紧张程度明显增强。10：40am患者站立时多发室早二联律，诉头晕、心悸，无黑矇，床上平卧时症状消失。患者心理紧张，担心有脑梗死。腹部B超示：患者左侧腹部不规则含液性病变，考虑血肿。遵医嘱停用低分子肝素，转入CCU病房继续治疗。5：30pm WBC 5.95×10^9/L，Hb 125g/L较前有所下降，腹壁血肿不除外，停用阿司匹林。7：40pm患者突发抽搐，双眼上斜，伴大汗、小便失禁，并呕吐咖啡色胃内容物约200ml，约半分钟后抽搐停止。R 20次/分 BP 82/70mmHg，HR 101次/分，律齐，SPO$_2$ 87%，吸氧10L/min，复测BP 50/28mmHg。责任护士立即开放两条静脉通道，快速补液，并经口鼻吸痰1次。10分钟后BP 138/67mmHg。腹部CT示腹壁及腹腔多发液性暗区，最大125mm×80mm×66mm，血肿不除外。11：00pm责任护士给予患者留置胃管、禁食、禁水。患者T 37.8℃伴寒战，应用莫西沙星抗感染，奥美拉唑抑制胃酸，去甲肾上腺素盐水局部止血，巴曲酶（血凝酶）1000U静脉冲入止血治疗。

入院第7天，患者神志清楚，平卧位，双肺肺底可闻及少许湿啰音，心律齐，未闻及杂音，左中下腹部可扪及包块，较前扩大，触痛明显，张力增高，左侧腹部可见一约13cm×5cm的瘀斑，张力不高。WBC 16.8×10^9/L，Hb：74g/L，输血浆200ml，Na$^+$ 121.2mmol/L，予补钠治疗。患者心情低落，担心自己的病情恶化，对输血紧张，担心输血的并发症，责任护士给予心理疏导。

入院第8天，患者再次发生房颤，应用胺碘酮静脉滴注转复心率，长间歇最长达8.8秒，后转为窦律，停用胺碘酮静脉滴注。Hb：78g/L，输悬浮红细胞400ml，未发生输血反应。患者左侧腹部及阴囊肛周的瘀斑较前扩大。

入院第9天至19天，患者右肺少许湿啰音，心律齐，心音有力，腹软，腹部包块较前无增大，局部压痛较前减轻。WBC 8.29×10^9/L，Hb 84g/L，Na$^+$ 133.5mmol/L。入院第10~14天，患者病情平稳，血常规，电解质等都较前好转，情绪稳定。

入院 14 天，Na⁺ 128.8mmol/l，WBC 6.47×10^9/L，Hb 100g/L，腹部包块较前缩小，腹软，局部压痛较前减轻。

入院第 19 天，腹部查体包块同前，轻压痛，双下肢无水肿，心电图较前无变化，双肺呼吸音清，未闻及杂音。Hb：116g/L，Na⁺ 130mmol/L，恢复软食，情绪稳定，转入普通病房继续治疗。

入院第 25 天，患者无胸闷，偶有咳嗽，咳少量白色黏痰，双肺呼吸音清，未闻及干、湿啰音，心律齐，腹部肿块较前无变化。腹部 B 超示左侧腹部可见边界清楚无回声团块，大小 10.7cm×6.3cm，内可见团絮样中等回声，左下腹至盆腔内可见无回声，大小约 14.1cm×6.3cm，内可见分隔样强回声及团絮样中低回声，腹腔内少量积液。

入院第 27 天，患者诉皮肤出现丘疹，脐周 5 个直径约 1cm 大小红色丘疹，压之轻痛，不退色，无瘙痒。腹软无压痛，腹部肿块较前无变化。责任护士给予患者讲解免刺激饮食的要点，患者表示配合。

入院第 35 天，患者行永久起搏器植入术，伤口干燥，无出血及血肿。HR 76 次/分，BP 150/80mmHg。腹软，腹部肿块较前明显缩小，质变软，双下肢未见水肿。责任护士给患者讲解起搏器植入术后注意事项并给予生活协助。

入院第 36 天，拆除绷带，可见 3cm×3cm 瘀斑，未见出血渗血，未扪及血肿硬结形成，患者可下床活动，责任护士适时给予下床活动注意事项指导。

入院第 39 天，双肺呼吸音清，未闻及干湿啰音，心律齐，腹部肿块较前明显缩小，大小 4cm×3cm，质软，手术切口无血肿硬结，责任护士给予患者出院指导。

二、分析与讨论

此案例的成功救治与护理，主要体现在护士注射低分子肝素的正确方法和用药后的细心观察以及休克早期护士与医生准确快速配合系统观察等方面。现就上述关键环节加以分析讨论。

1. 患者入院第 4 天，医生开医嘱给予低分子肝素（速碧林）6150U 皮下注射，Q12h，以预防心脏附壁血栓的形成。护士负责核对医嘱并注射低分子肝素。注射低分子肝素的正确方法是什么？用药后如何观察？	1. 护士注射的正确方法为：注射前不排气；提捏皮肤垂直注射按压；推注时间>30s；注射后停留 5 秒，棉签按压 3min；按压程度：皮肤下陷 1cm 2. 正确注射的部位：脐周 5cm 内血管神经丰富的地方避免注射，可以采用象限法注射，以脐周四个象限，轮流注射，两次注射点距离 2cm 以上；同时应避免瘢痕、硬结部位皮下注射 3. 用药后的观察：护士应观察皮下注射部位有无出血、硬结和疼痛以及消化道、泌尿系统和脑部有无出血，若出现异常积极采取措施及时处理

续表

2. 患者入院第6天上午，突发晕厥1次后主诉腹痛。责任护士查体：中下腹可触及约8cm×4cm大小包块，触之疼痛明显，局部肌紧张。护士除问诊和查体外还应考虑哪些方面的问题？ 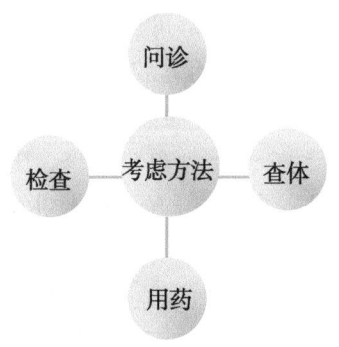	1. 客观问诊：询问患者有无腹痛、腹胀，开始时间、持续时间，有无其他不适（如乏力、头晕等），询问患者最近几餐的进食情况，有无食用不洁食物等；最近几日患者是否排便；血压和心率情况 2. 相关查体：腹部望诊，腹部是否膨隆，有无腹部皮肤的改变；触诊，腹部有无压痛，叩诊，腹部有无腹水；听诊，腹部肠鸣音是否亢进或减弱，有无腹部振水音 3. 治疗用药：了解患者的用药病史以及相关药物的药理作用、不良反应，不良反应的护理观察，尤其要结合患者的症状，体征，对于患者的主诉予以重视 4. 相关检查：患者的血红蛋白是否下降。如果下降，考虑出血的可能；监测患者凝血功能是否正常，是否因为抗凝药造成凝血障碍；腹部B超检查，皮下是否有血肿及出血，必要时行CT及核磁检查
3. 患者入院第6天下午，病情发生变化，引起消化道、腹壁和腹腔的出血。患者消化道、腹壁和腹腔的出血原因与护士注射低分子肝素有关吗？	1. 低分子肝素是普通肝素酶解或化学降解的产物，其通过灭活凝血因子X_a而抗凝，由于相对分子质量减小，抗$2X_a$和抗$2Ⅱ_a$活性比例增加，对于和血小板结合了的因子X_a亦有抑制作用。具备抗血栓作用强、生物利用度高、半衰期长、有更稳定的量效关系、不需要实验室监测等优点，皮下注射每天1~2次即可完全发挥抗凝作用，因此优于普通肝素而起到抗凝作用。护士注射低分子肝素的方法正确，但是该病例提示患者皮下注射部位瘀斑、出血迹象，并且出现腹腔内出血。虽然低分子肝素使用安全性高，但是更应谨慎，建议使用时应密切观察及时处理 2. 腹腔出血广义上讲是指腹腔内脏、器官和组织由于创伤或疾病所致的腹腔内出血。通常情况下，腹腔内实质性器官损伤多出现血性腹膜炎，空腔器官损伤多为感染性腹膜炎。腹腔出血的病因分为创伤和疾病两大类。腹部疾病包括：脾损伤、异位妊娠、重症胰腺炎、出血坏死性小肠炎、绞窄性肠梗阻、出血性疾病和血管瘤破裂；腹部创伤包括：肝破裂、肾破裂、胰腺损伤、血管损伤、术后出血等。因此患者腹壁和腹腔出血的原因初步考虑为血管损伤。虽然皮下注射低分子肝素安全性高，但是患者仍然出现罕见的腹腔出血。经过临床专家讨论罕见腹腔出血与患者对药物的敏感性和个体差异有关

	续表
4. 患者入院第6天傍晚，护士监测到患者意识、心率、血压的变化，此时护士对患者如何进一步监护和观察？ 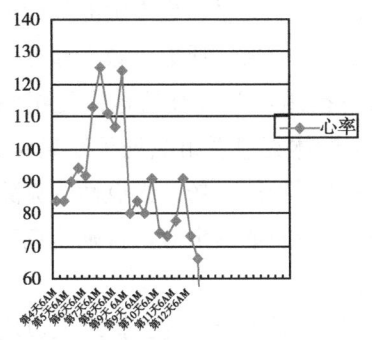 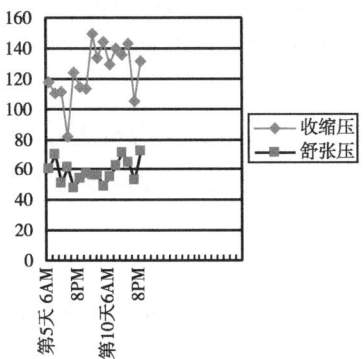	1. 意识和表情观察：患者表现为意识烦躁，此时护士应明确对意识发展的阶段进行分析和判断。急性失血患者多表现为烦躁不安、困倦、口渴，提示血容量不足。中枢神经系统缺氧在血压尚未明显下降时即可出现。当血压（收缩压）降至50 mmHg以下时，神经系统反射显著降低，患者从兴奋转为抑制，表现为精神萎靡、表情淡漠、反应迟钝、目光暗淡、意识模糊、昏迷。患者经治疗后，表现为昏迷转为清醒，由烦躁转为安静，表示休克好转 2. 心率和血压的观察：护士重点注意心率、血压及脉压的变化。根据患者血压和心率的变化，计算腹腔出现的量。休克指数＝心率÷收缩压（mmHg）。正常值为0.54，休克指数为1.0时失血量约循环血量的23%（约1000ml）；休克指数为1.5时，失血量约循环血量的33%（约1500ml）；休克指数为2.0时，失血量约循环血量的43%（约2000ml）。潜在性休克患者早期血压多在正常范围，患者脉率增快是提示潜在失血性休克的信号，此时休克指数往往增高；对休克指数为＞0.5者，应改用心电监测仪每5~10分钟监测1次血压。除注意观察患者的脉率外，亦应注意脉搏节律和强弱变化 3. 尿量：观察每小时尿量已列为休克的常规监测项目，因为根据尿量可以间接估计休克的程度。若尿量＜25ml/h，则提示肾血流不足；尿量极少或无尿，则提示休克已进入晚期，需积极治疗。因此护士应严格记录患者的出入量 4. 中心静脉压测定：中心静脉压可反映血容量、回心血量与右心室排血功能之间的动态关系，常用于指导扩充血容量治疗，避免静脉液体入量过多或不足

小 结

通过对患者的全程护理，护士能够根据患者的病情演变，分析和抓住护理观察和监测的要点，给予患者有效的护理措施，使其得到及时而有效地救治。在护理过程中此例患者的护理要点表现在，低分子肝素的正确注射、腹腔出血正确判断和原因分析、生命体征的监测、休克期的准确判断、出血量的准确判断等。

对于此例患者休克早期能否得到迅速而有效救治的关键在于对失血量的准确估计。生命体征常规用以评估患者循环状态，血压下降、心动过速、红细胞压积升高是判断血容量减少的相对敏感的指标，但据此判断的估计量与实际失血量往往存在较大差距。比如在休克前期，血压可以是正常或偏高；红细胞压积在急性失血后短时间内变化不明显，需待组织间液补充后方能反映出丢失程度，故仅凭以上单一指标对及时准确估计失血量较为困难，易发生漏诊、误诊。休克指数是一个较易计算并与左心室搏动相关联的合成指标，左心室搏动依赖于心输出量和血容量的状态。因此当左心室功能下降和血容量降低时直接影响休克指数，它比单纯观察心率和血压变化能更早、更准确的估计失血量。尤其是在休克前期估计失血量的多少，较心率、收缩压单独一项更为敏感和准确。

迅速建立静脉通路，采取早期、及时输血、补液等措施，及时有效地恢复组织灌注，可控制病情发展，同时也应注意勿补液过多。失血性休克患者组织处于缺氧状态，早期给氧可改善组织缺氧及提高血氧饱和度，同时要保持呼吸道通畅。失血性休克除应迅速恢复有效循环血量外，最重要的是积极治疗原发病，控制继续出血，否则休克难以纠正。护士应积极协助医生完成相关检查，尽快明确诊断。

患者在突然出现机体变化的情况下，常有焦虑、恐惧、紧张等心理。护理人员应沉着冷静、敏捷有序地处理腹部出血，细心观察病情，使患者产生安全感。同时关心、体贴患者，适当做好解释安慰工作，指导患者如何配合治疗护理，以调动患者的主观能动性。

从病例分析中护士学习并巩固了基础知识和专科知识，提高了综合分析能力。护理管理者能够抓住病情演变的关键点并及时给予指导，并可以安排相关培训，促使全体护理人员注重患者生命体征的观察，提高护理管理质量。

（于桂香　童素梅　郑海燕）

参考文献

［1］刘化侠. 危重病监护学［M］. 北京：人民军医出版社，2008.

［2］邱海波，黄英姿. ICU监测与治疗技术［M］. 上海：上海科学技术出版社，2009：180-202.

［3］林琳，刘春雪，邢攸红，等. 低分子肝素皮下注射不同按压方法对局部皮下出血的影响［J］. 护理学报，2007，14（4）：54-55.

［4］陈灏珠. 实用内科学［M］. 北京：人民卫生出版社，2005：260-263.

［5］王海燕. 内科学［M］. 北京：北京大学医学出版社，2008：261-262.

1例重症甲型流感并发急性呼吸窘迫综合征（ARDS）患者应用体外膜肺氧合（ECMO）辅助治疗的护理

一、病历资料

（一）简单病历摘要

患者，男性，26岁。主因"发热伴咳嗽、咳痰7天，伴胸闷、心悸4天，伴呼吸困难1天"以"重症肺炎，Ⅰ型呼衰"收入ICU病房。入院查体示R 34次/分，SPO_2 87%（高浓度储氧面罩10L/min），双肺大量湿啰音。X线胸片提示双中下肺弥漫性浸润影。疾病预防控制中心检查提示甲型流感（非H1N1型）阳性。入院当天给予无创通气，FiO_2 100%，PEEP 12cmH_2O，PaO_2 80~120 mmHg，氧合指数仅80~120 mmHg；入院第2天氧合指数降至98 mmHg，复查X线胸片双肺渗出明显增加，行气管插管接呼吸机辅助通气，FiO_2 100%，PEEP 30cmH_2O，患者SaO_2 90%左右，动脉氧分压50 mmHg，氧合指数最低为62 mmHg；入院第3天，考虑到患者病情危重，高热（39.5℃），重症肺炎合并ARDS，呼吸机支持条件高，存在呼吸及相关性肺损伤风险，机械通气难以维持氧合，开始应用体外膜肺氧合（ECMO）辅助治疗以改善氧合，氧合指数升至80 mmHg，经过ECMO辅助后逐渐降低呼吸机支持条件；入院第5天，患者神志清楚，体温降至36.5℃；入院第6天，患者病情明显改善，双侧X线肺片明显好转，呼吸机支持条件明显减低，SaO_2 98%~99%，于当天撤除ECMO，累计使用ECMO 86小时，无明显血栓和感染征象。经历18天后治愈出院。患者自入ICU即在单独的负压房间进行隔离，实行一对一的专人护理，严格执行消毒隔离制度。现就此病例进行护理查房。

（二）病程介绍

入院第1天，患者7天前出现发热伴咳嗽、咳痰，4天前出现胸闷伴心悸，呼吸困难1天且逐渐加重，与我院急诊治疗无明显改善，为进一步诊治于当天以"重症肺炎，Ⅰ型呼衰"收入ICU病房。患者神志清楚，端坐位，HR 110次/分，BP 128/78mmHg，R 34次/分，SaO_2 87%（高浓度储氧面罩10L/min）。辅助检查：听诊双肺可闻及较多湿啰音，血气分析pH 7.42，$PaCO_2$ 39mmHg，PaO_2 41mmHg。X线胸片双中下肺弥漫性浸润影。治疗给予特级护理，立即给予无创通气，FiO_2 100%，PEEP 12cmH_2O，PaO_2 80~120 mmHg，氧合指数仅80~120 mmHg。监测显示血管外肺水高达26 ml/kg（正常<8）。考虑患者为重症肺炎，ARDS，再次复查H1N1-PCR，药物治疗予达菲抗病毒，并联合应用盐酸头孢吡肟、左氧氟沙星、阿奇霉素抗炎，同时应用甲基泼尼松龙（160mg/d）抑制炎症反应。严格按呼吸道传染病隔离将患者收治在隔离区的负压病房内，给予患者及家属住ICU相关知识介绍，为患者指导无创呼吸机使

用时配合方法。心电监护期间给予全面细致的生活护理。

入院第 2 天，患者镇静状态，复查 X 线胸片，发现双肺渗出明显增加，氧合指数降为 98 mmHg，肺水仍高达 25ml/kg，行气管插管，给予呼吸机辅助通气（FiO_2 100%，PEEP 30cmH_2O）患者 SPO_2 90%左右，动脉氧分压只有 62 mmHg，氧合指数最低为 62 mmHg，呼吸机显示患者气道峰压高，（35~40cmH_2O），肺顺应性低 14ml/cmH_2O。护理上注意评估氧合状况。

入院第 3 天，患者镇静状态，病情危重，高热（39.5℃），重症肺炎合并 ARDS，呼吸机支持条件高，存在呼吸机相关性肺损伤风险，为改善氧合，实施 ECMO（体外膜肺氧合）治疗。根据血管外肺水、肺顺应性及患者氧合等情况调整机械通气 ECMO 参数，间断利尿保持负平衡以减少肺部渗出。护理上注意 ECMO 治疗期间管道的安全，以及相关并发症的预防和观察。

入院第 4 天到第 5 天，患者轻度镇静，可唤醒，病情明显改善，体温不高，生命体征平稳，ECMO 支持力度逐渐降低。每日复查 X 线胸片肺部渗出逐渐减少，监测显示肺水逐渐下降至 9 ml/kg。护理中严密观察 ECMO 相关并发症，在此过程中，护士发现患者尿液变为暗红色，及时将情况反馈给医生，化验室回报为严重溶血，经对症治疗后好转。

入院第 7 天，患者神志清楚，病情明显改善，双侧肺片 X 线检查明显好转，呼吸机支持条件明显减低，SPO_2 98%~99%。撤除 ECMO，累计使用 ECMO 86 小时。

入院第 8 天，患者神志清楚，撤除气管插管并停激素治疗。其后患者病情平稳，胸片示双肺渗出改善明显。

入院第 18 天，患者生命体征平稳，不吸氧情况下 SPO_2 97%，PaO_2 80mmHg，复查胸片及肺部 CT 均较前明显好转，准予患者出院。

二、分析与讨论

1. 患者入院第 1 天，以"重症肺炎，I 型呼衰"收入 ICU 病房。疾病预防控制中心报告甲型流感阳性（非 H1N1 型）。护士在消毒隔离注意哪些方面？

1. 甲型流感为乙类急性呼吸道传染病，收治此类患者应严格按呼吸道传染病隔离。注意单间隔离，隔离间应具有良好的通风设施。有条件的医院应将患者收治在隔离区的负压病房内，所谓负压病房是指在特殊的装置之下，病房内的气压低于病房外的气压，从空气流通来讲，就只能是外面的新鲜空气可以流进病房，病房内被患者污染过的空气就不会泄漏出去，而是通过专门的通道及时排放到固定的地方。这样病房外的地方就不会被污染，从而减少了医务人员被感染的机会。

2. 医务人员按消毒隔离制度做好个人防护。注意医用 N95 口罩的正确戴法：

（1）先将头带每隔 2~4cm 处拉松，手穿过口罩头带，金属鼻位向前。

（2）戴上口罩并紧贴面部，口罩上端头带位放于头后，然后下端头带拉过头部，置于颈后，调至舒适位置。

	（3）双手指尖沿着鼻梁金属条，由中间至两边，慢慢向内按压，直至紧贴鼻梁。 （4）双手尽量遮盖口罩并进行正压及负压测试。（正压测试：双手遮着口罩，大力呼气。如空气从口罩边缘溢出，即佩戴不当，须再次调头带及鼻梁金属条；负压测试：双手遮着口罩，大力呼气。口罩中央会陷下，如有空气从口罩边缘进入，即佩戴不当，须再次调头带及鼻梁金属条） 3. 病室环境每日用含氯消毒液清洁。床旁用物做到专人专用
2. 入院第3天到第7天，患者重症肺炎合并ARDS，呼吸机支持条件高，存在呼吸机相关性肺损伤风险，为改善氧合使用ECMO辅助治疗，护士应如何理解ECMO的使用目的？ECMO治疗期间，在保障正常流转和管路的安全方面，护士应注意哪些问题？ 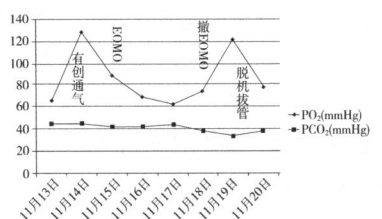	1. 体外膜肺氧合技术（ECMO），是一种体外生命支持的手段，是将血液由体内引到体外，经膜肺氧合再用泵将血灌入体内，替代或部分替代人的心、肺功能，支持生命，以取得心、肺功能病变治愈及功能恢复的机会。救治呼吸衰竭病人的首要任务是纠正低氧血症，在救治过程中，积极的机械通气不能改善低氧血症时可应用ECMO支持，使机体的氧供不依赖于肺组织的气体交换，一方面可以暂时代替肺的功能，给肺一个休息、恢复的时机；另一方面应用ECMO技术能迅速改善低氧血症，从而改善机体氧代谢，提高组织氧摄取率，降低病死率 2. ECMO治疗期间，在保障正常转速和管路的安全方面，护士注意检查环路中各处连接是否牢固，避免管道脱出和离断，妥善固定管道，避免松动、打折和扭曲。注意观察有无动静脉管路异常抖动，引流不畅、位置改变或容量不足都能引起动静脉管路抖动 3. 观察离心泵转速与流量，初始流速成人50～75ml/(kg·min)，患者病情平稳后逐渐降低。泵前负压不超过－30mmHg、氧合器后正压不超过300mmHg为原则。如压力过高，检查是否有血凝块，必要时通知医生更换氧合器。各项操作必须严防空气进入环路而发生空气栓塞
3. 患者重症肺炎合并ARDS，为改善氧合，使用ECMO辅助治疗期间，护士应密切观察和记录患者的呼吸、血氧饱和度、气道压等各种参数的变化。给医生提供及时准确的资料，为进一步治疗做准备。在呼吸系统监测中护士应了解ARDS期间肺组织的病理改变以及ECMO辅助治疗期间机械通气的作用是什么？另外是否需要了解ARDS患者的吸痰策略？	1. 急性呼吸窘迫综合征（ARDS）期间，肺微血管通透性增高，肺泡大量渗出，导致广泛肺泡萎陷和肺水肿，造成肺泡-肺毛细血管间气体交换障碍，广泛的肺不张及肺泡萎陷导致可进行有效通气的肺泡面积明显减少。导致难以纠正的低氧血症。ECMO期间机械通气采用保护性通气，设置低压低气流，避免机械性损伤。机械通气的目的是为了防止肺泡萎缩

	2. ECMO 期间机械通气目的是为了防止肺泡萎缩，吸痰过程由于气道压力迅速下降，易引起肺泡萎陷，应尽量避免吸痰。必须给予吸痰时，为避免脱开呼吸机吸痰而引起供氧不足以及减少感染，采用密闭式吸痰装置，吸痰前给患者 2 分钟纯氧，时间不超过 15s，同时密切观察生命体征变化，如发现心率减慢、血氧饱和度下降应立即停止吸痰，并给予纯氧吸入
4. 入院第 4 天，患者 ECMO 治疗期间曾发生溶血，首先由护士发现患者出现暗红色尿，及时将情况反馈给医生，经对症治疗后好转。除溶血外还有哪些常见并发症？护士在护理中应注意观察哪些内容？	1. 应用 ECMO 相应的并发症包括出血、溶血、感染、气栓及氧合失败等。其中出血是最常见的并发症，最严重的是颅内出血，所以在 ECMO 治疗中并发症的观察及预防非常重要 2. 转流期间对本例患者护理中注意观察患者的神志、瞳孔、肢体反应、监测置管侧下肢血运情况，观察患者下肢有无苍白僵硬及足背动脉搏动情况。通过动脉留置管路采集血气分析，减少不必要的穿刺，延长穿刺部位的按压时间，密切观察穿刺部位出血情况。监测凝血酶原激活时间（ACT）维持在 160～200s 3. 溶血的发生一般因为静脉血引流不良，造成离心泵前负压过大（泵速过快），或者由于肝素过量引起。监测是否发生溶血，主要通过观察每小时尿量及尿色。所以 ECMO 治疗期间，应该严密监测患者尿色、尿量，结合化验结果，加强护理，警惕溶血发生；一旦发生溶血，应及早发现，尽早处理；在处理过程中，继续动态观察尿色、尿量、尿常规及血液化验结果
5. 患者入院时即体温较高，入院第 3 天体温最高升至 39.5℃，给予普通物理降温效果差，使用 ECMO 控温循环装置控制体温，效果较好，护理中应关注的重点是什么？ 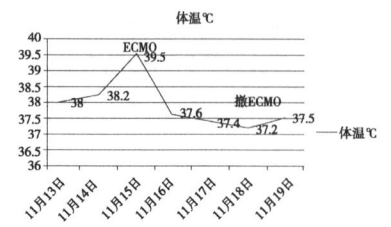	重症甲型流感患者常常伴随有顽固性高热，使用冰袋及酒精擦浴等物理降温方法难以将体温稳定的控制在目标范围内。ECMO 具有控温循环装置，通过对循环血液温度的调节能够快速稳定的控制体温。另外，转流过程中，留置管道及氧合器暴露于室温，血液经过使血液温度降低，也应注意防止低体温发生，应注意体温的监测保持体温在 36.5～37.5℃

续表

6. ECMO体外循环开始后，肌肉松弛及镇静程度会逐步降低，患者逐渐清醒。护士与患者及患者家属沟通了解到本例患者为年轻男性，平素乐观开朗，此次病情急速恶化，转入ICU隔离治疗，巨大的环境变化和痛苦的有创操作，使患者感到极度恐惧和焦虑。护士在患者清醒的情况下用通俗易懂的语言亲切的和患者交流，主动帮助患者与母亲及朋友沟通，使患者情绪逐渐稳定，并积极配合治疗。	1. 心理护理不但能够增强患者的康复信心，同时也能取得患者家属的信任，对于患者配合治疗及防止医疗纠纷具有重要作用 2. 心理护理应从了解患者的性格特征以及目前的情绪状况入手，充分与患者及其家属沟通，发现心理问题并制订相应个体化的心理护理方案

小 结

救治重症甲型流感并发ARDS患者的首要任务是纠正低氧血症，在救治过程中，积极的机械通气不能改善低氧血症时，可应用体外膜肺氧合技术（ECMO）支持。体外膜肺氧合技术（ECMO），是一种体外生命支持的手段，是将血液由体内引到体外，经膜肺氧合再用泵将血灌入体内，替代或部分替代人的心、肺功能，支持生命以取得心、肺功能病变治愈及功能恢复的机会。

ECMO为治疗重症甲型流感合并ARDS的重要手段，在护理中应维护ECMO的安全运行，加强病情的观察，预防并发症发生，密切观察呼吸系统、循环系统的基础指标，注意吸痰策略、灵活的降温方法，个性化的心理护理。

另外管理中应合理调配人员，选用ECMO技术及其他护理技术娴熟，有高度责任心和奉献精神的护理人员参与护理，确保安全应用ECMO。加强病房环境管理，严格消毒隔离制度。

（杜　俊　骆金铠）

参考文献

[1] 侯春怡，刘丽琴. "减少"吸痰次数对ARDS患者预后转归的影响 [J]. 中外医疗，2009，28（26）：34-36.

[2] 龙丽珊，王欣，冯桂英，等. 重症急性呼吸窘迫综合征ECMO治疗的护理 [J]. 医学信息，2007，20（7）：1241-1243.

[3] 龙村. ECMO手册 [M]. 北京：人民卫生出版社，2010.

[4] 朱雪芬，徐锡凤，王永功，等. 7例肺移植患者围术期应用体外膜肺氧合的护理 [J]. 中华护理杂志，2007，42（11）：1011-1012.

[5] 赵书元,王亚丽,裴小红,等.对 SARS 病人实施温馨护理的做法与成效 [J]. 1 中华护理杂志,2003,38 (7): 589.

[6] 中华人民共和国卫生部办公厅.甲型 H1N1 流感医院感染控制技术指南(试行)[S].北京:卫生部办公厅,2009: 5.13.

[7] The Australia and New Zealand Extracorporeal Membrane Oxygenation (ANZ ECMO) Influenza Investigators. Extracorporeal Membrane Oxygenation for 2009 Influenza A (H1N1) Acute Respiratory Distress Syndrome JAMA. 2009; 302 (17): 1888-1895.

1 例胃管误入气管患者的护理

一、病历资料

(一) 简单病历摘要

赵某,男性,85 岁,主因"发现右侧肢体活动不利 2 天"入院,家属诉患者 2 天前无明显诱因摔倒出现右侧肢体活动不利,并出现小便失禁,由 120 救护车送至外院急诊,经 CT 检查考虑为脑出血,予以甘露醇、吡拉西坦等药物治疗,为进一步诊治,收入我院神经科。

患者既往有贲门癌,15 年前行胃大部切除术。入院评估:患者神志不清,处于昏迷状态,压眶有反应,生命体征平稳,体温 36.8℃;心率 84 次/分钟;呼吸 18 次/分钟;血压 160/80mmHg;查体:患者有颈项强直,双侧瞳孔等大等圆,直径约 2.5mm,对光反射存在。余查体不合作,右上肢肌力高,左侧肢体可见自主活动,右上肢刺激后无自主活动,病理征未引出。患者营养差,恶病质。带入胃管留置长度 55cm,固定好。留置尿管通畅,尿色淡黄、清亮。受压皮肤无异常。当时患者未见呛咳、憋气发绀等症状。

辅助检查:血常规:白细胞 1.00×10^9/L,红细胞 3.42×10^{12}/L,血红蛋白 105g/L,中性粒细胞百分数 79.2%。生化检查:钠 133mmol/L,总胆红素 24.5μmol/L,直接胆红素 18.2 μmol/L,总胆汁酸 14.7 μmol/L。超声心电图检查结论:左心室壁增厚,主动脉瓣钙化,三尖瓣反流(轻度)PASP:37mmHg,左心室舒张功能减退,LVEF71%。

(二) 病程介绍

入院后,遵医嘱给予患者鼻饲,护士携用物至床旁,用三种方法判断胃管是否在胃内:回抽胃液见少量白色黏性液体;胃部听诊未闻及明显气过水声;把胃管末端放入水杯有气泡冒出。即刻通知医生,遵医嘱给予急查床旁 X 线胸片。X 线胸片结果显示右肺可见插管显影。即刻拔除胃管。

二、分析与讨论

1. 患者胃管位置如何判断?	教科书上有 3 种常用的判断方法: 1. 连接注射器在胃管末端,抽吸胃液,如抽到胃液,可以准确判断胃管确实在胃内; 2. 操作者用注射器由胃管末端快速注入 10~20ml 空气,另一个操作者同时将听诊器置于患者胃部听诊是否闻及气过水声,听到明显的气过水声,则可以证明胃管在胃内; 3. 将胃管末端置于水面下看有无气泡溢出,如无气泡溢出,则可以证明胃管在胃内
2. 昏迷患者胃管位置判断时,三种方法确定胃管位置,有何局限? 该患者带来胃管固定良好,未见明显呛咳和呼吸困难,回抽胃液见少量白色黏性液体;胃部听诊未闻及明显气过水声;把胃管末端放入水杯有气泡冒出。X线胸片结果显示右肺可见插管显影,确定为胃管在气管内。	1. 抽吸胃液和听气过水声。昏迷患者胃管位置在胃内时,有可能由于剧烈的呕吐或发病后进食差,胃内已无滞留物,致使抽吸不出胃内容物,并且无气过水声可闻及 2. 有无气泡溢出。昏迷患者胃管位置在胃内时,也可能会出现较多的气泡,可能与患者处于昏迷状态,张口深大呼吸,在张口深大呼吸的过程中空气吞入胃内,胃内滞留大量的气体,随呼吸运动腹压变化把胃内的空气顺胃管排出,致使胃管末端溢出较多的气泡,胃管里的水柱也会随吞入空气和胃内排出气体的推动而上下波动 3. 上述 3 种方法已被英国国家患者安全机构 2005 年《鼻胃管位置安全测试指南》所废弃,该指南指出,依靠呼吸窘迫症状或胃管抽吸液感官性状判断胃管位置是不可取的
3. 胃管留置长度应为多少? 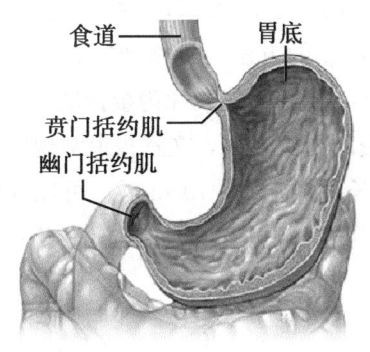 该患者为昏迷状态,卧床,胃管留置长度为 55cm,固定好	1. 传统插管长度为 45~55cm,多项研究证明,在首次鼻饲或鼻饲一段时间后 30%~40% 患者出现误吸,为减少这种并发症,插管深度必须在 55cm 以上 2. 老年患者由于食管解剖结构的改变,防止胃食管反流的生理屏障作用降低,特别是脑卒中患者,在进行鼻饲时,由于患者胃贲门处于半开放状态,胃内容物易反流,在常规插管 45~55cm 基础上深插 4~8cm,使管端接近幽门部,有效地减少鼻饲反流。一次性硅胶胃管最后一个侧孔距尖端 8 cm,常规置管深度为 50 cm 左右,故易导致此孔位于贲门以上食管内 3. 有文献提出,判断插入深度不单纯根据置管长度,插管后向胃内注入 20ml 温开水,然后抽吸。若能抽吸 98%以上,即为插管位置深度适宜,并在胃管上做好标识。此方法既保证胃管顶端 3 个侧孔完全进入胃内,又不会因插入过长造成胃管在胃内反折,减少了鼻饲液反流的发生

续表

4. 脑卒中患者留置胃管容易误入气管的原因？该患者为昏迷状态，胃大部切除术后，胃管留置操作困难，X线胸片结果显示右肺可见插管显影，为胃管误入气管，但患者没有明显呛咳和呼吸困难等表现。	1. 意识障碍的患者因不能主动配合使胃管放置难度明显增加，胃管不能顺利通过食管第一狭窄，盘曲在咽喉部，是引起置胃管困难和造成失败的最常见原因 2. 中枢神经系统疾病患者由于支气管敏感部位的反应性降低，咳嗽反射减弱，一旦胃管误入气管，此类患者可能不出现明显的呛咳和呼吸困难的症状，不容易判断胃管已经误入气管

小 结

对于临床护理工作中，留置胃管是一项基本的技能操作，操作需要患者的配合，然而对于昏迷患者来说，患者不能配合留置胃管，或由于病情复杂，用常规的检测方法不能准确判断胃管位置，为临床正确留置胃管和判断胃管位置增加了难度。

在本病例中，患者带来的胃管留置长度符合要求，固定良好，患者并未出现呛咳和呼吸困难等症状。在判断胃管位置时，用3种方法并不能非常明确胃管的位置，在X线胸片检查后，明确了胃管误入气管。

对于危重患者的胃管留置位置的判断，传统的三种方法均存在一定的局限性，但胃管已置入胃内不能抽出胃液的情况很常见，而本组病例插管后多抽出少量外观类似胃液的液体，但实为呼吸道分泌物，影响了操作者作出正确判断。注入空气听诊法，临床多听不到气过水声，原因可能在于胃管的顶孔或侧孔没有在胃液内。同时，当空气被注入气管、支气管时产生的声音、肠鸣音都可能干扰判断。文献报道，当单独使用注入空气听诊法时，特异性仅为6.3%。就此问题，国际上有许多的研究，据文献介绍X线检查是金标准，但存在价格及可能给患者带来的不便和损失的问题；而pH试纸测定胃液，如pH在5.5或更低的标准，可以确定胃管在胃内是可靠的方法，价格便宜、方便实用，但一些药物可能会影响pH值，建议如不能确定时，应以X线胸片为金标准。

脑卒中患者在留置胃管鼻饲期间，发生吸入性肺炎的比例较高，文献报道常规留置胃管鼻饲患者发生率60%以上，胃管插入长度比常规长度增加8～10cm后，可以降低吸入性肺炎的发生，但发生率仍达到25%，因此留置胃管鼻饲期间应注意预防吸入性肺炎的发生。

（王攀峰）

参考文献

[1] 姜安丽. 新编护理学基础 [M]. 北京：人民卫生出版社，2006.
[2] 汪小华，景新华，李月琴. 63例急性颅脑外伤患者早期呼吸功能的监护 [J].

中华护理杂志，2011，46（2）：180-181.

［3］李素敏. 脑卒中患者胃管置入位置判断方法的研究［J］. 现代护理报，2006，（3）：29.

［4］Khair J. Guidelines for testing the placing of nasogastric tubes［J］. Nurs Times，2005，101（20）：26-27.

［5］高鑫，陈丽茜，孟光峰，等. 脑血管意外患者留置胃管鼻饲的特点及护理［J］. 社区医学杂志，2005，3（1）：512.

［6］张竞. 改进老年患者胃管插入深度减少食管反流的方法［J］. 临床误诊误治，2010，23（7）：695.

［7］卢红芳，吕秋丽，卢晓云. 胃管误置入气管一例报告并文献复习［J］. 临床误诊误治，2008，21（21）：84-85.

［8］Metheny NA，Stewart BJ，Smith L，et al. pH and concentration of bilirubin in feeding tube aspirates as predictors of tube placement［J］. Nurs Res，1999，48（4）：189-197.

1例系统性红斑狼疮（SLE）伴多脏器损害的护理

一、病历资料

（一）简单病历摘要

患者，男性，12岁。因"皮疹、发热待查"收入我科治疗。入院后给予抗真菌、激素、保肝、补钾治疗。第2天出现鼻出血，第4日出现肾损害征象，第5天出现情绪低落、抑郁厌世、自杀等症状。入院第11天，患儿体温降至正常，淋巴结及腮腺逐渐减小，鹅口疮消失，口腔溃疡渐愈合。入院第15天，眼底可见棉絮斑，请风湿免疫科会诊，考虑为儿童系统性红斑狼疮、狼疮脑、狼疮眼。现在就此病例进行护理查房。

（二）病程介绍

入院第1天，患儿8个月前无明显诱因发现右颈部有一约2cm×2cm大小的肿物，质韧，欠活动，无痛，伴发热，体温最高约39℃，当地医院给予抗感染、抗病毒治疗后肿物有所缩小。出院后肿物又进行性增大，6个月前于当地肿瘤医院行右颈肿物活检术，病理诊断为坏死性淋巴结炎。约5个月前患儿颌下出现少量红色丘疹，后逐渐加重，以颜面、躯干为主。当地医院治疗无明显好转，为求进一步诊治，于2008年2月24日9am以"皮疹、发热待查"收入我科。入院第1天，患者T 37.7℃、P 120次/分、R 30次/分、BP 110/70mmHg，颜面部、前胸、后背散在大量红色丘疹，口腔内可见中等量白色伪膜，硬腭可见数个大小不等的溃疡，咽充血。右颈部可触及2个黄豆大小的淋巴结，质韧，无压痛。右腮腺以耳垂为中心向前、后、下发展，质硬，右颌下腺肿大。全身皮肤干燥，有鳞状脱屑。于 2009 年 2 月 24 日 9am 收入院。既往体健。

辅助检查：

ESR 38.0mm/h，WBC 2.0×10^9/L，RBC 3.7×10^{12}/L，PLT 68×10^9/L，Ca^{2+} 1.95mmol/L，K^+ 2.85mmol/L，AST 381U/L，LDH 1549 U/L。给予一级护理，补钙：碳酸钙 D_3 片（钙尔奇 D）0.6g Qd、骨化三醇（罗盖全）0.25μg Qod；补钾：氯化钾缓释片 0.5g Qd；保肝：葡醛酸钠片（肝太乐）100mg Tid；抗真菌：制酶菌素片 50 万 U 化水涂口腔、氟康唑 150mg Qd；激素治疗：泼尼松片 25mg Q12h；记出入量。给予入院介绍、药物指导、讲解疾病的并发症。

入院第 2 天，晨起鼻出血 1 次，量较多，压迫止血。患儿心理紧张、恐惧。

入院第 3 天，血常规回报 WBC 1.6×10^9/L、PLT 72×10^9/L，加用利可君 20mg Tid、鲨肝醇 25mg Tid。

入院第 4 天，24 小时尿蛋白定量 725.4mg，考虑肾性蛋白尿。饮食指导给予高热量、优质高蛋白、低脂、易消化、高维生素饮食，避免食用辛辣食物。

入院第 5 天，患儿情绪低落、抑郁，出现自杀倾向，精研所会诊考虑焦虑、抑郁状态与躯体疾病有关。

入院第 6 天，患儿皮疹、溃疡减轻，全身浅表淋巴结未触及。请风湿免疫科会诊考虑患儿可能存在先天性低补体血症，有继发自身免疫性疾病及肿瘤的可能，加用硫酸羟氯奎（纷乐）0.1g Bid，用甘草酸二铵胶囊（甘利欣）150mg Tid 保肝治疗。

入院第 11 天，患儿体温降至正常，淋巴结及腮腺逐渐减小，鹅口疮消失，口腔溃疡逐渐愈合。

入院第 15 天，眼科会诊（10/3）眼底可见棉絮斑，请风湿免疫科会诊，根据患儿的临床表现多器官以及多系统损害（青春期男孩，间断发热，皮疹，无痛性口腔溃疡，肝、肾以及脑部 CT 结果，低补体血症等）以及相关检查（ANA 1：160），考虑为儿童系统性红斑狼疮、狼疮脑，狼疮眼。

入院第 18 天，行肾穿刺术，结果符合轻度系膜增生性肾小球肾炎，今日脑脊液、肝功能、血生化、血沉结果回报正常。

入院第 21 天，患儿体温正常，精神食欲好，颜面部、前胸、后背皮疹减轻，双肺呼吸音清，颈部淋巴结未触及，双下肢无水肿，肌力正常。复查尿常规，血沉正常，血糖高，考虑为应用激素有关（余正常）。

入院第 22 天，准予出院。因药物不良反应发生率高，故着重针对出院后如何服用药物及药物副作用等要点进行出院指导。

二、分析与讨论

1. 入院第 4 天,患儿出现蛋白尿,表明肾功能已受累。高蛋白饮食会增加肾负担,此类患儿应予优质低蛋白饮食以减轻肾负担。该病例为何给予高蛋白饮食?

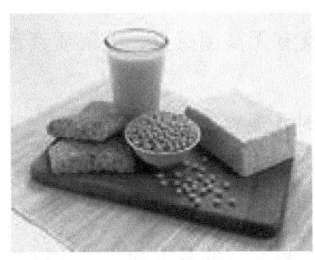

1. 在狼疮肾损害的急性期需要限制盐、水、蛋白质摄入。对水肿、血压高患儿用无盐或低盐饮食;严重水肿且少尿患儿应限水;对有氮质血症的患儿需要限制蛋白质的摄入。患儿短期内应用优质蛋白(如乳、蛋、鱼、瘦肉等),可按 0.5g/kg 计算。病情缓解后每日供给食盐 1～2g,蛋白质的摄入量 1～1.5 g/(kg·d),伴有肾功能不全者宜减至 0.5 g/(kg·d),同时供给适量的能量
2. 该患儿年龄 12 岁,处于青少年期,需要高热量、高蛋白饮食满足其快速的生长发育。考虑到患儿虽出现蛋白尿,但未合并血尿、水肿及氮质血症,故饮食上仍给予高蛋白饮食,以满足生长发育所需
3. 本例中指导该患儿低脂饮食,对肾有保护作用

2. 入院第 5 天,患儿出现情绪低落、抑郁,企图自杀等狼疮脑病症状,护士应如何进行观察及护理?

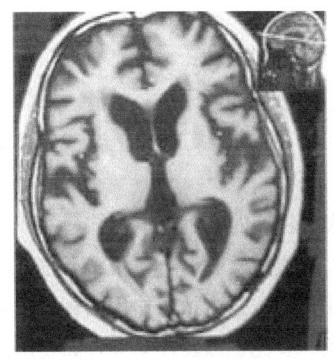

1. 系统性红斑狼疮(SLE)是一种可累及全身多系统的自身免疫性疾病。文献报道,儿童神经精神症状显著高于成人,可能是与机体免疫系统发育不完善,还可能由于血脑屏障发育不完全有关。主要临床表现有头痛、头晕、焦虑、癫痫、认知障碍等,故系统性红斑狼疮(SLE)患儿出现神经精神异常时应想到中枢神经系统受损。该患儿出现情绪低落、抑郁,自杀倾向等应视为狼疮脑病发作表现
2. 狼疮脑病发作是病情危重的一个标志,死亡率极高,需要引起极度关注。做好防范工作,对患儿及家长的健康宣教尤为重要,病床加设床档,准备好各种抢救药品及器材,如吸痰器、开口钳等。对精神异常者,清除患儿身边的危险品,如水果刀和绳索等,防止自伤,专人看护防止走失
3. 癫痫防止发作时要注意:①保持呼吸道通畅,将头偏向一侧,把牙垫或开口钳放置上下磨牙间,防止舌头咬伤,分泌物流出不畅时,及时吸出,防止误吸;②迅速给氧,立即建立静脉通路,遵医嘱缓慢静脉注射安定 10～20mg,并用苯巴比妥 0.1～0.2g 肌内注射,同时注意补钙;③保护抽搐肢体,不可用力按压,以免造成骨折或关节脱位;④各种不良刺激均可诱发癫痫再次发作,因此临床操作均要轻稳,并劝其家属减少探视,关好门窗,放下窗帘,使患儿处于安静和舒适的环境中

	续表
3. 系统性红斑狼疮患儿常使用类固醇激素及免疫抑制剂治疗,如何进行药物知识的宣教及指导?	1. 详细介绍药物的名称、剂量、作用、给药方法、时间等,教会其观察药物疗效和不良反应 2. 坚持严格遵医嘱服药,不可自行停药或增减药量,保证治疗计划完成 3. 应用糖皮质激素可出现满月脸、痤疮、多毛、向心性肥胖等现象。长期使用皮质类固醇激素者应注意观察有无精神神经症状 4. 药物治疗期间观察有无真菌感染、电解质紊乱、骨质疏松等不良反应 5. 应用免疫抑制剂时,观察有无胃肠道反应、脱发、膀胱出血、白细胞减少,静脉输液时预防药液外渗,以免引起局部组织坏死
4. 本病病程迁延,不能根治,病情易反复发作,为使病情得到有效控制,复发率下降,让患者掌握自我保健及护理方法非常重要,护士应做好哪些宣教与指导?	1. 告知患儿及家长控制本病的基本知识,让患儿及家长清楚本病虽不易根治,但若能避免诱因认真配合治疗,可达到长期控制 2. 本病的复发与活动、劳累、感染、情绪紧张、阳光照射有关,应尽量避免 3. 保持乐观情绪,缓解期适当锻炼,增强体质,减少上呼吸道感染 4. 外出时穿长袖衣服,使用遮阳伞或宽檐太阳帽,暴露部位涂刺激性小、不过敏的防晒霜;洗脸、洗澡水温适宜;磺胺类药物可诱发系统性红斑狼疮,避免服用 5. 饮食指导 (1)给予平衡、健康、营养的膳食,推荐饮食构成为碳水化合物50%~55%,蛋白质占15%,脂肪不超过30% (2)不食用或少食用具有增强光敏感作用的食物:如无花果、紫云英、油菜、黄泥螺以及芹菜等,如食用后应避免阳光照射 (3)蘑菇、香菇等蕈类和某些食物染料及烟草也会有诱发系统性红斑狼疮的潜在作用,也尽量不要食用或少食用 (4)由于大量使用糖皮质激素易损伤消化道黏膜引起应激性溃疡,应避免食用生冷食物。如食欲好应适当控制食量,多吃蔬菜,进食优质蛋白、含钙、钾丰富的食品

小 结

该患儿的护理要点表现在:针对该患儿处于青春期的年龄特点,提供高蛋白、低脂的饮食,既减轻肾负担又满足了生长发育需要;正确认识狼疮引起的神经系统表现,采取正确合理的护理方法，保证患儿安全；进行正确全面的健康宣教与出院指导等。

儿童所占 SLE 患者的 15%~20%，儿童 SLE 在临床症状、免疫学方面与成人 SLE 有很多相似之处，且诊断标准相同。然而儿童往往起病较成人更严重、累及各个脏器的概率更高、发病过程较成人更凶险。SLE 是影响儿童生命及生存质量的重要疾病。因此，早期明确诊断、正确认识本病的临床特点、及时准确治疗，均有助于提高患儿的生存质量及治愈缓解率。

临床工作中，人们对于成人 SLE 认识和了解较多，而对儿童 SLE 的关注和认识较少。儿童 SLE 的口腔溃疡、皮肤血管炎、肺部受累、神经精神系统症状发生率及肾损害明显高于成人，而关节肌肉损害、蝶形红斑明显少与成人。笔者曾查阅到多篇误诊病例报道。由此可见，儿童 SLE 症状不典型，早期不易确诊，且系统损害多，病情严重。

本例患儿补体水平降低，有报道称 SLE 患者补体降低与病情严重程度相关，病情越重补体降低越明显，合并严重狼疮肾炎者补体降低更明显，症状改善，补体开始恢复。同时补体水平在某种程度上也反映了 SLE 血管炎的轻重。

本病病程迁延，不能根治，病情易反复发作，患者掌握自我保健及护理方法，可以使病情得到有效控制，复发率下降。预防感染及正确用药是保证治疗效果的关键，做好家庭护理，维持其正常功能是康复的保障。因此，要求护理人员临床实践中还需不断学习，具备扎实的基础护理学、医药学知识，掌握心理学、社会学、营养学等方面的知识，采取多种形式及方法的健康宣教，与患者进行有效的沟通，使其积极配合治疗，缓解病情，减少并发症的发生，提高生活质量。

（王 晶 郑粤吟）

参考文献

[1] 李家凤，赵晓雪. 系统性红斑狼疮伴发精神障碍的循证护理 [J]. 中国误诊学杂志，2009，23（16）：1473-1474.

[2] 王春青，王道理. 系统性红斑狼疮误诊 15 例分析 [J]. 中国误诊学杂志，2010，10（4）：859.

[3] 胡亚美，江载芳，诸福堂. 实用儿科学 [M]. 7 版. 北京：人民卫生出版社，2005：676-683.

[4] 王吉耀，廖二元，胡品津. 内科学 [M]. 北京：人民卫生出版社，2002：1047.

[5] 王捷. SLE 患儿家长焦虑和社会支持方面的研究进展 [J]. 现代护理. 2007.8（13）：2019-2011.

[6] 华静. 系统性红斑狼疮真菌感染的护理及对策 [J]. 护理研究. 2007.1（21）：225-226.

[7] 刘婷，赵晓东. 系统性红斑狼疮111例患儿临床及病情活动分析 [J]. 实用儿科临床杂志，2010，25（21）：1648-1650.

[8] 王敏华,邓丹琪,付萍,等. 儿童 SLE53 例分析 [J]. 中华皮肤科杂志,2008,41 (9):577-578.

[9] 郑秀英,张霭霞. 40 例系统性红斑狼疮的护理体会 [J]. 中国实用医药,2010,5 (12):203-204.

[10] 黄斗全. 小儿系统性红斑狼疮 85 例临床研究 [J]. 山东医药,2009,49 (8):9.

1 例急性髓细胞性白血病 M3 型患者合并出血的护理

一、病历资料

(一) 病历摘要

患者,男性,28 岁,因"干咳 20 天,咽痛伴发热 3 天,发现白细胞、红细胞、血小板减低 2 天"以全血细胞减少原因待查收入院。入院第 2 天,骨髓穿刺结果回报:急性髓细胞性白血病 M3 型,开始给予维 A 酸诱导分化治疗,入院第 4 天,加用砷剂联合化疗。入院第 11 天停砷剂及维 A 酸治疗,行 PICC 置管术,给予 DA 方案化疗。入院第 12 天,PICC 穿刺处渗血,量约 30ml,换药后给予藻酸盐覆盖穿刺处,透明敷料加压包扎。入院第 14 天患者全身皮肤黏膜可见多处出血点及瘀斑,指导患者勿抓挠皮肤,保持皮肤清洁。入院第 18 天,患者出现鼻出血,经无菌棉球填塞后仍不能止血,请耳鼻喉科会诊,用凝胶海绵填塞鼻腔,嘱患者勿用力咳嗽,擤鼻,用复方薄荷脑滴鼻液滴鼻,防止鼻腔干燥。入院第 20 天,患者出现牙龈出血,遵医嘱给予肾上腺素稀释液含漱,嘱患者进软食,避免刷牙,剔牙。入院第 21 至 26 天,患者未再出现鼻出血,牙龈出血较前明显好转,PICC 穿刺处未再渗血。入院第 27 天,复查骨髓穿刺示早幼粒 4.5%,提示急性髓细胞性白血病 M3 型完全缓解,遵医嘱出院。

(二) 病程介绍

患者 20 天前无诱因出现干咳,无发热,流涕,未予重视。3 天前患者出现咽部疼痛伴发热,体温 37.6℃左右,就诊我院门诊,查血常规示:Hb105g/L,PLT28×10^9/L,WBC1.0×10^9/L,以"全血细胞减少原因待查"收入院。

入院第 1 天,4:00pm T37.8℃,查体全身皮肤黏膜未见出血点,4:20pm 遵医嘱给予一级护理,软食,责任护士给予患者入院介绍,饮食指导。患者白细胞、血小板过低,嘱患者佩戴口罩,卧床休息。4:30pm 于床旁行骨髓穿刺后,嘱患者平卧 30 分钟,穿刺伤口处未见渗血。

入院第 2 天,患者神志清楚,HR 80 次/分,体温正常。骨髓穿刺结果回报:急性髓细胞性白血病 M3 型。因患者血小板过低,有潜在出血的可能,遵医嘱下病重通知,给予头孢呋辛 2.25g Bid 静脉输液抗感染治疗,维 A 酸 20mg Tid 口服。患者仍诉咽部疼痛，嘱患者饮水大于2000ml/d。8：00pm T38.4℃，未予特殊处理，体温2h后自行下降至36.5℃，无咳嗽、咳痰。

入院第3天，患者神志清楚，卧床，全身皮肤黏膜未见出血点，血常规回报：Hb86g/L，PLT30×10^9/L，WBC1.1×10^9/L，2：00pm T 37.6℃，HR：88次/分，仍给予头孢呋辛抗感染治疗，告知患者开窗通风，每天紫外线消毒病房1小时，患者表示理解。

入院第4天，加用砷剂10mg Qd静脉滴注，患者未诉恶心、呕吐等不适，护士向患者讲解疾病相关知识及用药指导，患者表示理解。血常规回报：Hb 88g/L，PLT 23×10^9/L，WBC 1.7×10^9/L，凝血回报：PT 10.6s，FDP 20ug/ml，D-Dimer 0.71ug/ml，嘱患者卧床休息，减少活动防止出血。

入院第5至10天，全身皮肤黏膜未见出血点，血常规结果显示：Hb56~76g/L，PLT 23~2.0×10^9/L，WBC 1.7×10^9/L，凝血回报：FDP 20μg/ml，D-Dimer 0.38μg/ml，肝功回报：ALT 68U/L，加用古拉定1200mg Bid静脉冲入。近日体温正常，停用抗生素。入院第8天：患者出现发热，体温最高39℃，并伴臀部，左下肢游走性疼痛，为肌肉酸痛，患者无感染征象，考虑与维A酸使用有关，向患者讲解用药副作用，患者表示理解。入院第8至10天，遵医嘱每天输注血小板200ml，输前给予地塞米松2mg，未见输血反应。患者期间曾担心输血的并发症，责任护士给予心理疏导。

入院第11天，停砷剂及维A酸治疗，行PICC置管术，PICC导管置于右肘正中静脉，全长45cm，无菌纱布加压包扎后穿刺处少量渗血，已向患者讲解携带PICC导管注意事项。给予DA方案化疗，具体方案注射用盐酸柔和霉素40mg/d，注射用阿糖胞苷150mg/d，血常规回报：Hb 64g/L，PLT 59×10^9/L，WBC 9.8×10^9/L，凝血维持在：PT 16.2s，FIB 194mg/dl，INR 1.49，肝功能正常。

入院第12天，Hb 68g/L，PLT 35×10^9/L，WBC 7.6×10^9/L，PICC穿刺处渗血量约30ml，换药后给予藻酸盐覆盖穿刺处，透明敷料加压包扎。患者对穿刺处出血紧张，担心出血影响PICC管路使用，责任护士给予心理护理，消除其紧张情绪，引导患者正确认识疾病的并发症及PICC维护相关知识，使患者保持良好心态。

入院第14天：Hb 66g/L，PLT23×10^9/L，WBC5.5×10^9/L，PT 15.8s，FIB 186mg/dl，INR1.51。患者全身皮肤黏膜可见多处出血点及瘀斑，指导患者勿抓挠皮肤，保持皮肤清洁，减少活动，绝对卧床休息。

入院第18天，Hb56g/L，PLT 2×10^9/L，WBC 4.2×10^9/L，双侧鼻腔出现鼻出血，无菌棉球填塞后，仍出血，量约20ml，改用凝血酶原稀释液浸湿棉球后填塞，仍有少量出血，量约5ml。请耳鼻喉科会诊，用凝胶海绵填塞鼻腔，嘱患者勿用力咳嗽，擤鼻，用复方薄荷脑滴鼻液滴鼻，防止鼻腔干燥。患者双侧鼻腔均填塞凝胶海绵，张口呼吸，遵医嘱给予口腔护理，8小时后，遵医嘱取出凝胶海绵，鼻腔未再出血。PICC穿刺处偶有少量渗血。

入院第20天，患者出现牙龈出血，遵医嘱给予肾上腺素稀释液每2小时含漱，凝血回报：FDP30ug/ml，D-Dimer1.2ug/ml，APTT37.5s，血常规回报：Hb 83g/L，PLT

$42×10^9/L$，WBC $3.6×10^9/L$，嘱患者进食软食，避免刷牙、剔牙。无鼻出血，全身皮肤未见新鲜出血点。

入院第 21 至 26 天，患者牙龈出血较前明显好转，改用 0.02% 醋酸氯已定溶液漱口预防感染。PICC 穿刺处未再渗血。凝血回报正常，血常规维持在：Hb77~114g/L，PLT 150~313×10^9/L，WBC 3.1~4.0×10^9/L。住院第 26 天，复查骨髓穿刺。

入院第 27 天，血常规回报：Hb 93g/L，PLT 359×10^9/L，WBC 3.1×10^9/L，骨髓穿刺结果回报，早幼粒细胞占 4.5%，为完全缓解，嘱患者 1 个月后继续化疗。责任护士给予患者出院指导。

二、分析与讨论

患者为急性髓细胞性白血病 M3 型，该病起病急，病程短，发病凶险，易并发出血，死亡率高。临床上应用砷剂及维 A 酸联合治疗后，患者可完全缓解，且缓解期较长。护理上除观察应用维 A 酸的不良反应外，还应重点观察患者有无出血倾向，特别是颅内出血，现对与本患者相关的护理知识点进行讨论。

1. 入院第 1 天，患者 3 天前患者出现咽部疼痛伴发热，体温 37.6℃左右，就诊于我院门诊，查血常规示：Hb 105g/L，PLT 28×10^9/L，WBC 1.0×10^9/L，以全血细胞减少原因待查收入院。护士应注意观察哪些问题？对患者做哪些指导？

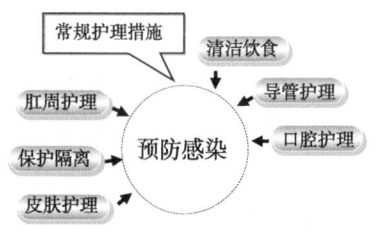

粒细胞缺乏症是指外周血液中中性粒细胞绝对值低于 0.5×10^9/L，患者处于粒细胞缺乏状态，咽部疼痛，并伴发热，感染，护士应注意观察患者体温变化，遵医嘱给予抗生素。护士在以下几个方面给予患者指导：

1. 饮食护理

鼓励患者进食高蛋白、富含维生素的清淡食物，以加强营养，提高机体抵抗力。发热时，鼓励患者多饮水，以补充水分消耗。指导患者注意饮食卫生，不吃生冷食物，水果削皮后食用，以防止胃肠道感染。

2. 指导患者养成良好的卫生习惯

(1) 口腔护理：平时可用软毛牙刷刷牙，血小板低时，改用 0.02% 醋酸氯已定溶液漱口，保持口腔清洁

(2) 皮肤护理：保持皮肤清洁

(3) 肛周护理：睡前便后用 1：5000 高锰酸钾溶液坐浴，每次 15~20 分钟。保持排便通畅，防止肛裂

3. 保护性隔离

置患者于单人房间无菌层流床，保证室内空气新鲜，谢绝探视以避免交叉感染，患者佩戴口罩，每晚紫外线消毒病室 1 小时

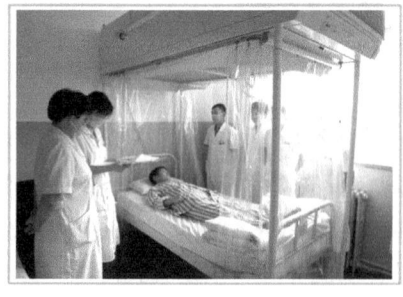

续表

2. 入院第2天，患者确诊急性髓细胞性白血病M3型，遵医嘱给予维A酸20mg Tid口服。维A酸使用后的不良反应有哪些？护士应注意观察哪些问题？	1. 维A酸使用后最严重的不良反应称为维A酸综合征。临床表现：发热、体重增加、肌肉骨骼疼痛、呼吸窘迫、肺间质浸润、胸腔积液、心包积液、皮肤水肿、低血压、急性肾衰竭甚至死亡。其他不良反应有头痛、颅内压增高、骨痛、肝肾功损害、皮肤与口唇干燥、阴囊皮炎、溃疡等。 2. 用药后的观察： （1）护士应监测体温：询问患者有无不适主诉，若出现异常，积极采取措施及时处理。 （2）密切监测肝肾功能，遵医嘱给药 3. 健康宣教：向患者讲解药物的不良反应，提高患者的自我防护能力，及时发现自身的症状。
3. 入院第11～20天，患者出现了PICC穿刺处、皮肤、鼻腔、牙龈的出血，护士相应的护理措施有哪些？ 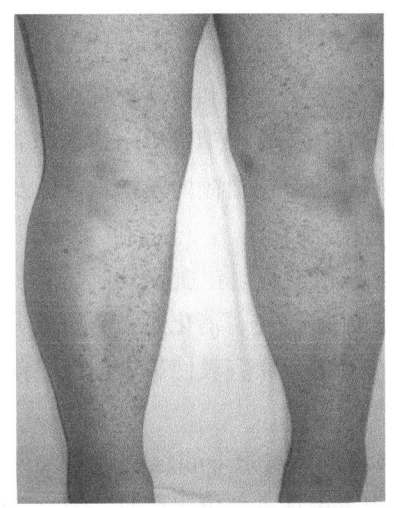 彩图1 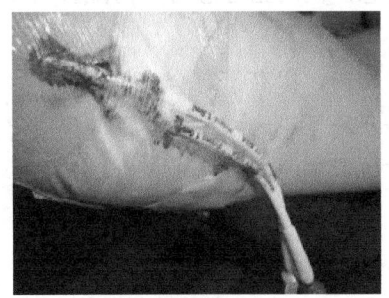 彩图2	患者出血症状比较明显，PLT仅5×10^9/L，当PLT<20×10^9/L，会导致重要脏器的出血。相应护理措施： 1. 病情观察 注意患者皮肤、黏膜有无损伤，有无内脏或颅内出血的症状和体征，如呕血、便血、阴道出血、血尿，突然出现剧烈头痛、喷射性呕吐、呼吸急促、视物模糊、瞳孔大小不等，甚至昏迷等情况，一旦发生，立即通知大夫，给予抢救。 2. 饮食与休息 当PLT<5×10^9/L，应减少活动，避免外伤，增加卧床休息的时间，以防出血。遵医嘱进食软食，半流食少渣饮食，避免辛辣刺激性食物，多饮水，要求每天饮水量3000ml左右，避免便秘，以免用力引起脑出血。 3. 皮肤出血的预防及护理 避免使用酒精擦浴。静脉穿刺，骨髓穿刺及侵入性治疗，应延长按压时间，局部按压至出血停止为止，并且避免使用非甾体消炎镇痛药及阿司匹林等药物。保持床单平整，被褥、衣裤轻软。指导患者剪短指甲，以免抓破皮肤出血不止。注意皮肤清洁，定期用温水擦洗。 4. 鼻出血的预防及护理 鼻腔少量出血用消毒棉球或1:5000冰肾上腺素棉球填塞压迫止血，也可局部冷敷；出血不止时，用凝胶海绵填塞鼻腔，嘱患者勿用力咳嗽、擤鼻，用薄荷滴鼻油滴鼻，防止鼻腔干燥。当患者因堵塞鼻腔后，张嘴呼吸，给予口腔护理，保持口腔清洁 5. 口腔、牙龈出血的预防及护理 牙龈出血时，可用肾上腺素稀释液每2小时含漱1次，也可局部使用云南白药、凝血酶粉剂。不出血时，加强口腔卫生，定时0.02%醋酸氯已定溶液漱口，不用牙签剔牙，血小板低时也不用牙刷刷牙。血小板正常后，可用软毛牙刷刷牙。

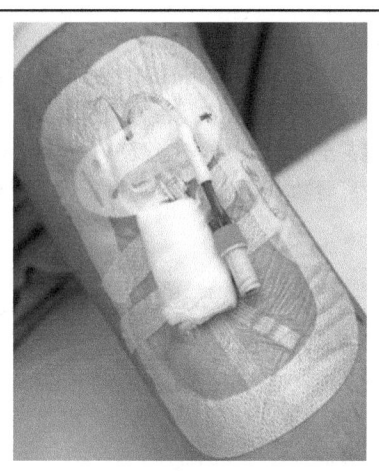 彩图 3	6. PICC 穿刺处出血较多时，换药后给予藻酸盐覆盖穿刺处，透明敷料加压包扎。可局部冰敷，每隔 2 小时，局部冰袋压迫止血，持续 20 分钟，取下冰袋，观察出血情况，出血停止后，即可撤去冰袋。 7. 出血时，安慰缓解患者的紧张情绪，给予心理支持

小 结

通过对患者的全程护理，护士能够根据患者的病情演变，分析和抓住护理观察的要点，给予患者有效的护理措施，使其得到及时而有效的救治。在护理过程中该患者的护理要点表现在预防感染，观察及预防药物的副作用，观察患者出血倾向及护理，以及重点在于对患者的健康宣教。

急性髓细胞白血病 M3 的患者主要表现为发热、出血和贫血，出血较其他类型多见而且严重。出血部位以皮肤、黏膜较为明显，鼻腔、齿龈、口腔、消化道、泌尿道等出血也常见，颅内出血是致死的主要原因。护士早期对患者的健康宣教使患者加强了自我管理，同时加强巡视能及早的发现患者出血情况。

患者在毫无准备的前提下知晓病情，常有焦虑、恐惧、紧张等心理。护理人员关心、体贴患者，积极做好解释安慰工作。当连续几天患者出现各部位出血时，护士能够细心观察病情，及时处理出血部位，使患者产生安全感。同时指导患者如何配合治疗护理，以调动患者的主观能动性。

从病例分析中护士学习并巩固了基础知识和专科知识，提高了综合分析能力。责任护士能及早的发现患者的潜在危险，并密切观察病情，给予患者相应指导，使出血得到很好的控制，渡过了疾病最危险时期，为后续的治疗争取了时间。

（田 菲 张婉婧）

参考文献

[1] 朱大乔，丁小萍. 内科护理查房 [M]. 上海：上海科学技术出版社，2011：292-307.

[2] 高芳, 骆秋芳. 血液及造血系统疾病患者的护理 [M]. 北京: 中国协和医科大学出版社, 2005: 124-126.

[3] 徐伟萍, 徐俊英. 危重病患者并发弥散性血管内凝血的早期识别 [J]. 护理学报, 2008, 15 (5): 41-42.

[4] 马军, 王建详, 邵宗鸿, 黄晓军. 造血系统疾病临床诊疗规范 [M]. 北京: 北京大学医学出版社, 2009: 146.

[5] 张新华, 冉启杰, 周敏. 双诱导联合蒽环类抗生素治疗初始急性早幼粒细胞白血病疗效观察 [J]. 华南国防医学杂志, 2009, 23 (1): 50-52.

1例经PICC（经外周置入的中心静脉导管）化疗合并皮疹病人的护理

一、病历资料

（一）病历摘要

患者，男性，68岁，结肠癌根治术后6个月，右肝转移癌局部切除术后2个月，术后规律接受化疗，为行化疗再次入院。入院第1天时，患者PICC穿刺处皮肤红肿，伴刺痒。透明贴膜下有散在不规则状皮疹，压之不褪色。换药时改用无纺布敷料。入院第4日，皮疹较前无明显改变，加用口服抗过敏药物。入院第7日，皮疹密度增加并出现表皮破损伴渗出，换药时改用无菌纱布覆盖穿刺点。

（二）病程介绍

入院第1天，患者于2009年3月行腹腔镜结肠癌根治术，术后病理提示为升结肠蕈伞型低分化腺癌。术后1个月放置PICC导管接受化疗。同年7月于我院因肝转移行腹腔镜肝区段切除术，病理提示为结肠低分化腺癌肝转移。术后在我院继续化疗。应用氟尿嘧啶联合伊立替康（开普拓）2个周期后，胸部CT提示肺内新发癌转移。第3周期化疗方案调整为卡培他滨（希罗达）联合奥沙利铂（乐沙定）。2009年9月23日，患者PICC导管穿刺处出现瘙痒，为进一步治疗入院。既往糖尿病病史12年，规律服药，血糖控制在8.9~11.6mmol/L。患者诉PICC穿刺处皮肤红肿伴刺痛。入院半小时后给予更换敷料，发现透明贴膜下有散在不规则状皮疹，10cm×10cm，压之不褪色，穿刺中心部位约5cm×5cm皮肤正常，无皮疹。上肢无肿胀，测量上肢周径22cm。皮科会诊考虑为药物过敏反应，我院PICC专科护士会诊排除化疗药物外渗所致静脉炎，建议换药时，常规皮肤消毒后使用皮肤保护膜，并改用无纺布敷料覆盖穿刺点。每3天更换1次敷料，治疗给予二级护理，暂停经PICC处化疗，患者担心皮疹会影响PICC的使用，情绪比较紧张，多次跟患者进行沟通，缓解其紧张情绪，协助生活护理。

入院第4天，穿刺点无渗出，穿刺点周围皮疹仍存在，较前无明显变化，遵医嘱给予马来酸氯苯那敏片4mg Bid口服，患者诉瘙痒感缓解。

入院第7天，穿刺点无渗出，皮疹密度增加，面积无明显变化，并出现表皮破损伴渗液，上肢周径22cm，静脉输液小组会诊建议予PICC更换敷料，应用无菌纱布代替贴膜，生理盐水清洁皮肤破损处，每日更换敷料，如有污染或渗出时及时更换。

入院第10天，皮疹颜色变浅，渗出较前减少，继续给予换药，用无菌生理盐水清洁渗出处皮肤，无菌纱布覆盖。

入院第14天，皮肤皮疹干燥脱屑，距穿刺点1cm处出现一脓疖，患者出现发热，再次请PICC专科护士会诊，建议拔管。在对侧上肢重新置入PICC，更换敷料时使用无菌纱布，每日更换1次，7天后改为隔日更换1次，14天后最终改为无纺布贴膜3天更换1次。

重置PICC后患者继续进行化疗。强化患者对化疗药物的作用及其副作用的认识，指导患者进行PICC的自我护理，加强对患者的生活护理，创造舒适的环境，加强饮食指导，遵医嘱应用止吐药物和抗过敏药物，减轻患者对化疗药物的胃肠道及过敏反应，并严格记录出入量，及时发现并处理化疗药物的毒副反应。

入院第15天，第4疗程化疗结束，再次对患者进行PICC自我护理与观察的健康宣教及反示教，出院指导。

二、分析与讨论

此例为我科第1例应用PICC化疗的患者。化疗期间，PICC穿刺部位出现皮疹，穿刺部位皮肤的护理给护理人员提出了挑战，增加了护理难度。

1. PICC在化疗患者中的应用越来越广泛，如何做好PICC管路的管理？PICC正确的换药方法是什么？PICC正确的冲管与封管方法？PICC使用过程中的注意事项？ 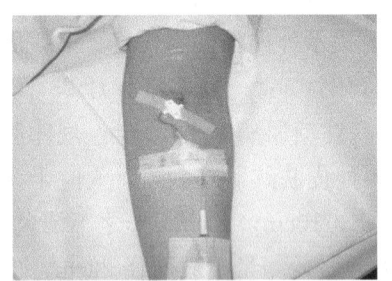 **彩图4**	1. 化疗患者PICC的规范化管理： （1）规范化维护：全员培训，进行PICC相关知识，化疗药物知识和职业防护的学习并考核，由培训考核合格的护士实施规范化维护 （2）建立化疗患者护理档案：记录患者病情，化疗以及管路维护信息，由固定的护士负责信息维护 （3）责任制护理：医生制订方案后由责任护士负责化疗期间的治疗，护理及健康教育 2. 正确的换药方法 （1）将旧贴膜四周平行松动，自下而上掀开，避免导管脱出 （2）观察穿刺点有无红肿、渗血、渗液、导管体外留置长度及上臂皮肤情况，如发现任何异常应立即处理 （3）先用75%酒精棉球消毒3次（避开穿刺点），再用0.5%碘伏棉球以穿刺点为中心消毒3次，顺时针和逆时针交互进行，消毒范围为穿刺点上下各10cm，左右两侧到臂缘。充分消毒导管外露部分和固定翼。导管外露部分S型或U型固定，以防导管脱出 （4）完全待干后方可覆盖无菌敷料

续表

	3. 正确的冲管与封管方法：使用＞10ml 的注射器脉冲式正压封管。冲管顺序：应用 S（生理盐水）-A（给药）-S（生理盐水）-H（稀释肝素液）方式。封管液量≥2 倍（导管容积＋延长管容积），成人 1～2ml，儿童 0.5～1ml。 4. PICC 使用时注意事项： （1）禁止使用＜10cm 的注射器冲管给药 （2）禁止将胶布直接贴于导管上 （3）禁止将体外导管部分人为地移入体内 （4）禁止连接器重复使用 （5）禁止应用高压注射泵推注造影剂 （6）严禁经 PICC 用力推注任何药液 （7）不能用含有血液和药物混合的盐水冲洗导管 （8）不能将导管部分放在贴膜外，避免导管损伤后细菌进入体内
2. 患者入院时 PICC 穿刺处红肿，出现皮疹，分析造成这种情况的原因可能有哪些？与末次使用的化疗药物的毒副作用有关吗？常用的化疗药物都有哪些毒副作用？ 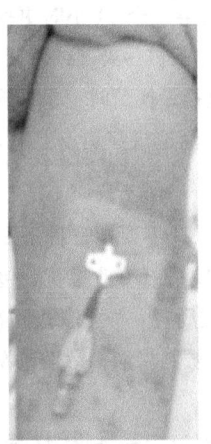 彩图 5	1. 可能的原因：环境因素、患者自身因素（过敏体质、免疫力低下）造成局部感染；改变化疗方案后药物过敏；化疗药物的毒副作用手足综合征 2. 化疗药物：奥沙利铂（乐沙定）是临床上使用的第三代铂类抗癌药物，其毒性反应最主要表现在神经系统，造血系统及消化系统。卡培他滨（希罗达）是一种对肿瘤细胞有选择性活性的口服细胞毒性制剂，不良反应表现在消化系统、神经系统及皮肤毒性。手足综合征是希罗达比较常见的副反应，是一种皮肤病变，分为 3 级。一级表现为手足感觉异常、发红，无疼痛感；二级表现为手足皮肤肿胀、红斑，伴有疼痛；三级变现为手足皮肤脱屑、水疱、溃疡，伴有严重疼痛。临床统计显示，大多数患者只出现一级症状，部分患者出现二级症状，极少患者出现三级症状。而患者仅限于穿刺部位的局部红疹，与手足综合征的特征不太符合，但不排除个体差异 3. 常用化疗药物的毒副作用：局部毒副反应；骨髓抑制；心脏毒性；肝毒性；肺毒性；泌尿系统毒性；神经系统毒性；过敏反应；最常见的是胃肠道毒性反应和皮肤毒性，皮肤毒性表现为皮肤瘙痒，荨麻疹，色素沉着，脱发等

3. 患者入院2周距穿刺点1cm处出现一脓疱，并出现发热，最终拔管。拔管过程中，责任护士应如何做好拔管的护理？除感染外，化疗应用PICC的并发症还有哪些？ 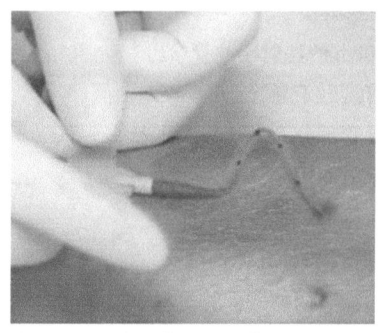 彩图6	1. PICC拔管过程中病房责任护士应做到： （1）做好配合工作：拔管专项操作由PICC专科护士进行，病房责任护士需积极做好环境和物品的准备，并做好病人的沟通工作，缓解病人的紧张情绪 （2）拔管困难的处理：血管痉挛导致的拔管困难可先稍等再拔；在拔出有阻力的导管之前或患者感觉拔管过程中有尖锐疼痛时，应用X线探知导管目前位置；对静脉部位进行20～30分钟的热敷后再尝试拔管 （3）拔管后的观察与护理：拔管后仔细观察管路是否完整，穿刺处无菌敷料覆盖24～48小时，并注意观察穿刺处敷料有无渗血。必要时做管路尖端细菌培养 2. 化疗应用PICC的并发症：导管感染；导管堵塞；导管移位或脱出；血栓；穿刺点渗血渗液；机械性静脉炎；肢体肿胀
4. 患者拔管后重新放置PICC导管有哪些禁忌证？置管初期的护理要点有哪些？	1. PICC的绝对禁忌证：肘部血管条件差，穿刺部位有感染或创伤，预定穿刺侧既往有放疗史、静脉血栓、血管外伤、血管外科手术史以及乳癌根治术后 2. PICC的相对禁忌证：脱水，水肿，严重出血性疾病，凝血功能障碍以及患者不合作 3. 置管初期的护理要点：严密观察穿刺点有无渗血；透明贴膜应在导管置入后第1个24小时更换，以后每周更换1～2次或在发现贴膜被污染（或可疑污染）、潮湿、脱落或危及导管时更换；换药时记录导管刻度；每天记录输液滴速；每日监测记录穿刺点上10cm处的变化；对患者加强健康教育
5. 如何指导患者出院后PICC的自我护理与管理？	1. 保持局部皮肤清洁干燥；不要擅自拆下贴膜；定期维护：每周1～2次到医院进行专业维护，包括检查穿刺部位的皮肤情况，上肢周径，外露长度，冲洗管腔，更换敷料和肝素帽等。如敷料渗液、污染或卷边，及时寻求专业护理 2. 日常生活：置管侧手臂避免提举重物；避免反复弯曲置管侧手臂；避免盆浴，淋浴时做好防水工作，保护好外露部分，以防牵拉或脱出 3. 出现以下情形及时就诊：①穿刺点持续渗血，反复按压无效；②敷料受污染，或潮湿、卷边、松脱等；③冲洗导管有阻力、输液时伴上肢疼痛或输液不畅等；④穿刺点处有渗液、脓性分泌物，局部出现红肿、热痛甚至活动障碍；⑤导管外移、脱出；⑥有寒战、发热现象；⑦置管侧上肢周径增加超过2cm

小 结

通过对患者的全程护理，促使我科护士掌握了 PICC 换药及输液中注意事项等相关知识，掌握化疗药物的应用、毒副作用的观察，分析和抓住了护理要点，给予了患者有效的护理措施。该患者的护理要点在于 PICC 的正确使用与维护，化疗药物毒副作用的观察与预见性护理以及患者 PICC 自我管理与维护的健康教育等，而难点在于穿刺部位皮肤的护理。护理人员在对穿刺部位皮肤的个性化护理过程中摸索并积累了护理经验。

PICC 越来越被广泛使用，尤其在化疗领域更加凸显了其优势，减少了反复穿刺的痛苦同时更好地保护化疗患者的静脉，提高了患者的生活质量。但是也存在一些弊病，容易引发静脉炎、血栓、导管堵塞及血液感染等并发症。并发症的发生与日常护理操作、管理的规范管理有重要的关系。然而，对于 PICC 导管的院外维护，目前仍缺乏健全的体制和机构。通过对该患者的护理，我科室建立化疗患者的护理档案，便于化疗患者的信息管理；同时摸索出一套化疗患者 PICC 的专人专管的管理模式，即化疗患者的护理信息由固定人员进行整理维护，住院期间，主管医生制订化疗方案后，由责任护士执行化疗及化疗期间的护理及健康教育；非住院期间，由通过培训考核的护士分期轮流负责化疗患者 PICC 管路的维护。

通过对此病例的分析，护士丰富了自身的知识，提高了自身的护理技能，积累了护理经验；护理管理者开拓了思路，并发挥其创造性形成了一套符合自己科室特点的化疗患者 PICC 的管理模式，提高了护理质量。

（孙巧玲　周玉洁）

参考文献

[1] 黄学芳. 肿瘤患者 PICC 置管的全程健康教育 [J]. 中国误诊学杂志，2008，8（32）：8015-8016.

[2] 罗飞燕，李建鸿，梁洁珍. 癌症患者 PICC 置管化疗的护理 [J]. 现代护理，2006，12（13）：1250-1251.

[3] Soo I, Gramlich L. Use of parenteral nutrition in patients with advanced cancer. Appl Physiol Nutr Metab, 2008, 33（1）：102-106.

[4] Kent J, Nedumpara T. Perforation of the gallbladder by a peripherally inserted central catheter guidewire: 'if it can happen it will'. ANZ J Surg, 2007, 77（3）：190-191.

[5] 张静. PICC 在内科重症监护室的应用及观察 [J]. 护士进修杂志，2008，17（10）：785.

[6] 高秀敏. PICC 的临床应用及护理进展 [J]. 护理实践与护理研究 2010，7（14）：99-102.

1例氯氮平中毒致急性胃扩张的急救与护理

一、病历资料

(一) 简单病历摘要

患者，女性，30岁，主诉"意识不清3小时"被送入急诊。经血清毒物检测：氯氮平浓度明显升高。给予留置胃管，以37℃清水洗胃及补液、利尿、保肝治疗后收住院。入院第2天夜间，患者呕吐胃内容物1次，量约150ml，未见血液及咖啡样物质。入院第3天晨，自胃管内抽出墨绿色胃内容物约200ml。同日下午，患者突发阵发性室上性心动过速2次，HR 210～215次/分，BP 120/70mmHg，SPO_2 100%，未诉特殊不适，给予药物治疗后转为窦性心律。入院第4天，患者出现腹胀，并再次呕吐墨绿色胃内容物约800ml，给予通便、平衡电解质、补液、持续胃肠减压及加用胃动力药等治疗。

(二) 病程介绍

入院第1天，患者8年前曾疑为抑郁症，予以药物治疗无好转，出院后未再用药。8年来经常情绪低落，独自哭泣；1个月前曾说想服毒自杀。3小时前于睡眠中出现躁动，胡言乱语，不能唤醒，之后患者呼之不应，家属于床前发现"三唑仑"空药瓶。1小时前家属呼叫120急救车将患者送至我院。急查血清毒物检测示氯氮平药物浓度明显升高。给予37℃清水洗胃，补液、利尿及保肝治疗，为进一步诊治于2010年4月3日11am以"氯氮平中毒"收入院。测量生命体征：T：36℃，HR：108次/分，律齐，R：18次/分，BP：106/53mmHg。患者处于昏迷状态，压眶有反应，双侧瞳孔等大等圆，直径约3mm，对光反射迟钝。无阳性体征，腹平软，肠鸣音正常。辅助检查：入院时心电图示窦性心动过速，HR 108次/分。实验室检查：血常规、肝肾功能、心肌酶、凝血功能正常，血钾3.09mmol/L，血药物分析39ng/ml（正常<0.3ng/ml）。给予心电监护、特级护理，对家属进行入院介绍，讲解疾病的并发症，完善相关检查，给予补液、利尿、促进药物排泄、保肝、保护胃黏膜、维持电解质平衡等治疗。

入院第2天，患者经药物治疗后神志清楚，呼之可睁眼，双侧瞳孔等大等圆，直径约3mm，对光反射灵敏。间断自言自语，可进行简单对答，发音不清，稍显烦躁。定向正确，能按照指令完成动作。心电监护：HR115次/分，BP 130/74mmHg，SPO_2 100%。查体：体温正常，血象不高。双肺呼吸音清，心律齐，腹软，无双下肢水肿，无其他阳性体征。继续补液、利尿促进药物排泄及加用头孢呋辛预防感染等治疗。同日夜间患者呕吐胃内容物1次，量约150ml，其内未见血液及咖啡样物质。查体：腹软，无压痛及反跳痛。

入院第3天晨起，自胃管内抽出墨绿色胃内容物约200ml，继续给予补液、抗感染治疗，并加用胃动力药物等治疗。同日3：50pm，患者突发阵发性室上性心动过速，HR210次/分，BP120/70mmHg，SPO_2 100%；患者自感心悸，给予按压眼眶数秒，

7分钟后自行转为窦性心律。16：15pm，再次无明显诱因突发阵发性室上性心动过速，HR215次/分，BP120/70mmHg，SPO$_2$ 99%，给予普罗帕酮静脉推注后转为窦性心律。

入院第4天，患者神志清楚，主诉腹胀，并再次呕吐墨绿色胃内容物约800ml，呕吐后腹胀略缓解，无腹痛、恶心。查体：腹部膨隆，无压痛，肠鸣音减弱。给予通便、复查腹平片，维持电解质平衡、补液治疗。腹部B超结果提示胃潴留、小肠少量积气。立即给予禁食、禁水，持续胃肠减压治疗。共计引流出草绿色液体4000ml，引流后患者腹胀症状缓解。

入院第7天，患者病情平稳，持续胃肠减压、禁食禁水及补液等治疗。行电子胃镜检查示慢性浅表性胃炎，请消化科及普通外科会诊，考虑患者胃排空障碍与其所服药物有关，予莫沙必利5mg Tid 口服并间断胃肠减压，继续观察病情变化。

入院第8天，患者无腹痛、腹胀，胃肠减压引流液较前明显减少，可闻及肠鸣音。尝试温开水鼻饲，观察是否有胃潴留。同日下午，患者未诉腹痛、腹胀，回抽胃管无液体，肠鸣音4～5次/分。逐渐增加进水量，密切观察肠鸣音及胃内液体量。

入院第10天，患者胃内未引流出液体，自行排气排便，主诉无腹胀腹痛。鼻饲流食，停用抗生素。

入院第12天，患者胃肠功能逐渐恢复，拔除胃管经口进流食，逐渐过渡至正常饮食。现患者神志清楚，进食后未再出现胃潴留，无呕吐，病情好转，可以出院。

二、分析与讨论

各种药物、食物引起的急性中毒是急诊科的常见病。本例药物中毒引起的意识障碍需要急诊护士在分诊工作中引起重视。在患者的抢救过程中，尽早、反复、彻底的洗胃是非常重要的环节。护士除应掌握洗胃的注意事项及护理要点外，还要注重对患者的整体护理，加强住院期间对疾病发展的观察、关注病情变化和患者的症状及主诉，提供更加优质的护理。

1. 本病例对患者的抢救过程中，尽早、反复、彻底洗胃是非常重要的环节。护士应掌握洗胃的注意事项及护理要点有哪些？ 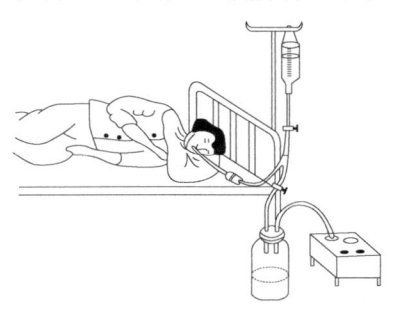	1. 洗胃的注意事项 （1）洗胃以服毒6小时以内最有效 （2）洗胃液多以清水为宜，忌用热水。每次灌入量以300～500ml为宜 （3）强酸、强碱及对消化道有腐蚀作用的毒物中毒禁止洗胃 （4）乙醇中毒患者慎用胃管洗胃 2. 洗胃的护理 （1）洗胃时要妥善固定胃管，防止脱落；保持胃管通畅，保持持续负压 （2）胃内容物滞积不易吸出者，选择粗胃管或洗胃器经口腔插管，用电动吸引器抽出胃内容物后，温生理盐水反复冲洗、抽吸

	（3）注意胃管引流液的量、性质、颜色，胃肠减压直至吸出正常胃液
2. 各种药物、食物引起的急性中毒是急诊科的常见病。本病例中药物中毒引起的意识障碍需要急诊护士在分诊工作中引起重视。	1. 急诊病情分级 Ⅰ类　有生命危险需要立即抢救 Ⅱ类　非立即危及生命，但病情较重或年老体弱者 Ⅲ类　病情稳定，没有呼吸困难者 Ⅳ类　病情稳定，非紧急的就诊者 2. 昏迷患者的分类 Ⅰ类　代谢性脑病，电解质、酸碱失衡性脑病 Ⅱ类　感染中毒性脑病 Ⅲ类　颅内肿块性病变弥漫性脑损伤 Ⅳ类　中毒性脑病
3. 本病例中患者因服用大剂量药物三唑仑而出现中毒症状，住院期间又并发了急性胃扩张，那么氯氮平的药理作用是什么？急性胃扩张的临床表现是什么？氯氮平中毒与急性胃扩张的关系是怎样的？	1. 氯氮平的药理作用。氯氮平（Clozapine）是抗精神病药物，具有中枢和外周抗肾上腺素和抗胆碱作用，是一种广谱抗精神病药。口服易吸收，服药后1.5～6小时血药浓度达到峰值，清除半衰期为6～33小时。平均为14小时，主要在肝代谢；镇静作用强，常见有骨髓抑制，头晕、无力、嗜睡、恶心、呕吐、腹胀、便秘、体位性低血压、心动过速、昏迷、谵妄、低血压、癫痫。青光眼患者禁用 2. 急性胃扩张（acute dilatation of stomach）是指短期内由于大量气体和液体积聚，胃和十二指肠上段的高度扩张所致的一种综合征。常表现为腹胀、上腹或脐周隐痛，恶心和持续性呕吐。呕吐后症状不减轻，全身情况随病情加重进行性恶化，严重者血压下降和休克，发生急性胃穿孔和腹膜炎 3. 氯氮平中毒与急性胃扩张的关系：大多数抗精神病药物都具有抗胆碱能作用，氯氮平抗胆碱作用最强，可出现抗胆碱能中毒综合征，引起肠鸣音减弱、影响胃的张力和胃的排空，导致急性胃扩张

	急性胃扩张	胃瘫综合征
4. 急性胃扩张的护理要点有哪些？急性胃扩张和胃瘫综合征的区别有哪些？		
主要病因机制	暴饮暴食 胃肠壁神经性麻痹 机械性梗阻	外科手术 胃动力紊乱 胃无力
临床表现	起病急，呕吐后症状未减轻，常伴十二指肠梗阻及溢出性呕吐	起病较缓，呕吐后症状可暂时缓解，十二指肠无梗阻
治疗与护理	持续胃肠减压；洗胃；手术	持续胃肠减压；营养支持；胃动力药物治疗

1. 急性胃扩张的护理
（1）禁食、禁水并给予持续胃肠减压
（2）洗胃：少量生理盐水反复冲洗
（3）体位护理：休克者-休克卧位；呕吐频繁者-头偏向一侧；病情较轻无循环不良者-半卧位；十二指肠横部受压而经胃管洗胃无效者-俯卧位，床脚抬高35cm
（4）纠正水、电解质及酸碱平衡紊乱
（5）密切观察病情变化，防止胃穿孔及其他并发症，必要时采取手术治疗
2. 急性胃扩张和胃瘫综合征的主要区别（见左表）

小 结

通过对患者的整体护理，护士能够根据患者的病情发展，分析和抓住护理观察和监测的要点，给予患者专业的护理，保证患者得到及时而有效的救治。在护理过程中该患者的护理要点表现在：了解氯氮平中毒并发急性胃扩张的原因及表现、鉴别急性胃扩张与胃瘫综合征，从而给予患者及时有效的护理措施；作为一名急诊护士如何根据患者的轻重缓急进行分诊；了解由于不同原因导致昏迷的患者并且对其进行分诊、急诊常见技术操作之洗胃的注意事项与护理措施。

氯氮平为苯二氮䓬类新型强效抗精神病药物，临床应用广泛。具有中枢和外周抗肾上腺素和抗胆碱能作用，其镇静作用强，是一种广谱抗精神病药。口服0.8g以上即可引起严重中毒，口服1.5g以上易导致死亡。目前急性氯氮平中毒尚无特效解毒剂，仍以洗胃和对症治疗为主，重点是识别并及时处理各系统的并发症。给予患者及时有效的抢救措施：给予吸氧、心电血压监测；尽早留置胃管彻底地洗胃；留置尿管；建立静脉通路，给予补液、利尿、促毒素排出。

护士应积极协助医生完成相关检查，尽快明确诊断。中毒后来诊的患者除尽早洗胃外，还要保持呼吸道通畅，及时清除口鼻腔、气道内的分泌物，必要时行气管插管便于气道管理。另外，本病例中对药物进行合理的联合应用：保护胃黏膜、防治感染、利尿、保护脏器功能、维持血压、维持水盐及电解质平衡等对症治疗。及时了解患者血常

规、肝肾功能、电解质、血气分析等指标，以便随时调整治疗。目前最有效清除体内氯氮平的方法是血液透析＋血液灌流治疗，有利于促进患者神志转为清楚、利于循环稳定、减少肺部并发症等作用。但本病例中患者急性中毒症状缓解，未采用此类方法。

该患者8年前曾疑为"抑郁症"给予药物治疗无好转，出院后未再用药。8年来常情绪低落，独自哭泣；1个月前曾说想服毒自杀。对于此类可能患有精神疾病的患者，护理人员应加强看护，细心观察病情，使患者产生安全感。同时更要关心、体贴患者，努力做好解释安慰工作，尽最大能力指导患者配合治疗护理。

从病例分析中护士学习并巩固了基础知识和专科知识，提高了综合分析能力；护理管理者能够抓住病情演变的关键点并及时给予指导，注重对患者病情的观察，提高急诊护理质量。

（祖鹏婧　葛宝兰）

参考文献

[1] 鲁桂芳，鲁春芳. 氯氮平不良反应文献分析 [J]. 中国医院药学杂志，2008 (12)：1047-1049.

[2] 任明. 急性胃扩张的诊治 [J]. 新医学，2008，39 (5)：327-328.

[3] 慕和军. 急性胃扩张临床32例诊治体会 [J]. 中国医药指南，2008，6 (15)：413.

[4] 胡小荣. 急性氯氮平中毒18例救治体会 [J]. 吉林医学，2009，30 (15)：1684.

[5] 徐昌盛，刘文革. 氯氮平中毒的临床特征和诊疗现状 [J]. 中华急诊医学杂志，2007，16 (7)：773-774.

1例黑斑息肉病患者的护理

一、病历资料

（一）病历摘要

高某，女性，25岁，主因"发现肠息肉伴间断呕吐10年，加重1周"以黑斑息肉病收入院。专科检查：口唇及口腔内黏膜有色素沉着，芝麻粒大小，且口唇处分布较为密集，颜色为棕褐色，双手指甲缝隙内有散在的浅褐色的色素沉着，食指和无名指分布较密集，双足分布散在，颜色淡，为不规则形。腹部查体：腹平坦，无胃肠型及蠕动波，腹部可见长约10cm纵行手术瘢痕，肠鸣音3次/分。入院后给予胃肠道准备，禁食水，行胃肠减压，纠正水电解质的平衡，静脉营养支持。患者于2007年5月8日在全身麻醉下行全小肠及结肠息肉切除、肠壁修补术、肠粘连松解、肠套叠复位术。术后通过严密的病情观察，及时纠正水电解质失衡，有效胃肠减压，饮食和活动指导，患者于 2007 年 5 月 19 日出院。

(二) 病程介绍

入院第 1 天，既往史：患者 10 年前出现腹痛，腹胀，伴恶心、呕吐，少量血便。于外院行肠镜检查提示多发息肉，行结肠息肉电切除术。6 年前腹痛、腹胀再次发作伴排气、排便停止，于外院诊断为"完全性肠梗阻伴部分肠坏死"，并行肠部分切除吻合术。术后早期患者再次出现粘连性肠梗阻，行二次粘连松解手术解决梗阻。2 年来患者反复腹胀腹痛、恶心呕吐，且发作频繁，未予诊治，可自行缓解。1 周前患者再次出现类似症状，于我院消化科诊断为肠梗阻，给予胃肠减压，补液支持治疗后症状好转，于 2007 年 4 月 12 日收入我科继续治疗。患者神志清楚，能正确回答问题，轮椅入院。入院时生命体征：T 36.2℃，P 84 次/分，R18 次/分，BP 100/60mmHg，身高 158cm，体重 45kg。患者由消化科带入胃管，插入深度约 55cm，接负压吸引出黄绿色液，遵医嘱给予禁食水、胃肠减压、静脉补液营养支持治疗。

入院第 2 天，患者血液化验结果：总蛋白 51g/L，白蛋白 32g/L。患者间断恶心、呕吐，呕吐物为胃内容物（黄绿色液），全天呕吐总量约 100ml，胃液量 900ml。患者反复出现梗阻症状，胃肠功能差，外周静脉条件差，不能满足营养支持需要，留置右颈内静脉置管，深度 15cm，穿刺处无红肿、渗出。

入院第 5 天，患者主诉胃部不适。查体：腹平软，全腹压痛，未及反跳痛及肌紧张，呕吐黄褐色胃液 100ml，遵医嘱给予甲氧氯普胺（胃复安）10mg 肌肉注射后症状缓解。

入院第 14 天，患者血红蛋白 81g/L，遵医嘱予以悬浮红细胞 400ml 经外周静脉输入，输注期间无寒战、高热等输血反应。血钾 3.33mmol/L，遵医嘱予以 15% 氯化钾 20ml 入液体静脉输入。

入院第 15 天，患者因月经停手术，情绪低落，不愿与他人沟通，有落泪表现，在医务人员的劝说下患者表示担心病情及预后，害怕较多的医疗费用给家庭增加负担，反复安慰下患者卧床休息。

入院第 17～25 天，患者无心慌、乏力不适主诉，仍间断恶心、呕吐，生活需要协助，患者血钾 2.36～3.04mmol/L，遵医嘱予以 15% 氯化钾静脉泵入。

入院第 26 天，患者在全身麻醉下行全小肠及结肠息肉切除、肠壁修补术、肠粘连松解、肠套叠复位术。

入院第 26～30 天，患者心率快，122～187 次/分，心电图示波窦性心动过速，无胸痛、呼吸困难、心慌不适主诉。查体：BP140/90mmHg，颈静脉无怒张，心界不大，心律齐，未闻及杂音，双肺呼吸音粗，未闻及干湿啰音，双下肢无水肿。TnT 阴性，AST 15U/L，CK-MB 10U/L，CK 97U/L，LDH 273U/L，中心静脉压 7cmH$_2$O，尿比重为 1.039。予以静脉补液，加快输液速度，间断口服美托洛尔控制心率，对症治疗 4 天后，患者心率降至 97～102 次/分。

入院第 31 天，患者突然意识丧失，呼之不应，突发抽搐，口吐白沫，双侧瞳孔等大等圆，直径 3mm，对光反射灵敏。生命体征：T 36.5℃，P 145 次/分，R 20 次/分，

BP108/73mmHg，SPO$_2$56%。立即予以储氧面罩吸氧10L/min，听诊双肺闻及痰鸣音，经口鼻吸痰，吸出约50ml白色黏稠痰液。5分钟后，患者意识恢复，能正确回答问题，SPO$_2$100%，可自主咳痰，协助患者翻身、叩背，可咳出白色黏稠痰液。血气分析结果：pH 7.26，PaO$_2$134.3mmHg，PaCO$_2$42.5mmHg。床旁胸片结果提示双肺未见明显异常。予以雾化吸入、叩背、静脉输入沐舒坦、抗感染药物治疗。

入院第33天，停监测，拔除胃管，改为流食。进食后无腹痛、腹胀不适主诉。拔除尿管，小便自解。室内活动。

入院第37天，患者已进食半流食，病情平稳，给予出院指导。

二、分析与讨论

1. 什么是黑斑息肉病？黑斑息肉病有哪些特点？ 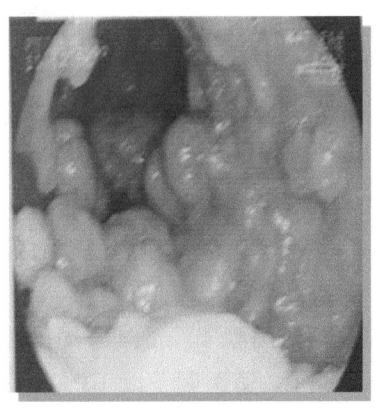 彩图 7	黑斑息肉病又称为 Pentz-Jeghers 综合征 该综合征具有三大特征： （1）特定部位皮肤黏膜的色素沉着，以口腔及口唇黏膜最多见，其次为手掌、足底，超过1/3的病例有颜面部位色素沉着。 （2）多发性胃肠道息肉，息肉可以发生在胃直肠的任何部位，而以空肠和回肠最为多见，其次为十二指肠，约有1/3的病例累及结肠和直肠，见左图。 （3）遗传性。Pentz-Jeghers综合征是一种常染色体显性遗传病，有很高的外显率，男性和女性均可携带因子，家族中发病者并不少见，有30%~50%的患者有阳性家族史。本患者有明确的家族史，其父亲死于本病。并且本病多于青春期就开始发病。本例患者25岁，10年前就开始反复发病，反复出现肠梗阻症状，行3次手术，这次又出现肠梗阻及肠套叠症状，再次行手术治疗
2. 术前患者情绪低落，不愿与他人沟通，有落泪表现，怎样做好患者的心理护理？	1. 为满足患者的各种健康需求，针对不同手术、不同层次的患者及家属采取不同方式及内容进行交流。主要内容包括：手术方法、麻醉方法、术前注意事项、术前准备的必要性、术中常见问题、术后常见问题介绍及心理调整方法，以及与医护人员交流的正确方法及对症治疗的必要性。 2. 对手术患者来讲，手术的名称及方式是其迫切想知道的。由于多数患者对外科手术知识缺乏，普遍存在焦虑、畏惧心理，因此在宣教时，护理人员要根据患者年龄、性格、文化程度、经历、病种等不同采取不同方法，以热情、和蔼、关心、同情的态度深入浅出地讲解疾病有关知识及手术治疗的必要性、术后的注意事项

续表

	等；为其介绍主治医生职称、工作年限、治愈的相同病例，给患者安全感。其次，患者想知道术前主要检查项目及注意事项，以配合医务人员在最短的时间内进行手术治疗，达到尽快解除疾病痛苦的目的。 3. 本例患者年轻，多次发病，对自己所患疾病尤为焦虑，心理压力大。护士应耐心细致地给患者讲解本病的相关知识，调整患者的心理状态，消除焦虑不安的情绪。与患者建立良好的护患关系，加强患者战胜疾病的信心。
3. 患者术前反复出现肠梗阻症状，针对肠梗阻的护理内容有哪些？	1. 体位：生命体征平稳者采取半卧位，减轻腹部张力，减轻腹胀，改善呼吸和循环功能。 2. 严密观察患者生命体征、腹部症状及体征、液体出入量、辅助检查等情况。观察胃液的颜色、性质、量，观察胃管的位置，鼻部皮肤有无压力性溃疡的发生。 3. 对症护理：a. 疼痛：遵医嘱肌肉注射阿托品、山莨菪碱解除胃肠道平滑肌痉挛，减轻疼痛；b. 呕吐：呕吐时头偏向一侧或坐起，以防止呕吐物误吸，导致窒息或吸入性肺炎。 4. 出现下列情况，应高度怀疑绞窄性肠梗阻的可能，及时报告医生进行处理：a. 起病急，腹痛持续而固定，呕吐早而频繁；b. 病情进展迅速，感染中毒症状重，休克出现早而难以纠正；c. 腹膜刺激征明显，体温上升，脉率增快，白细胞升高；d. 腹胀不对称，腹部触及压痛性包块；e. 移动性浊音阳性；f. 呕吐物、胃肠减压吸出物、肛门排泄物、腹腔穿刺抽出液为血性；g. 腹部 X 线显示孤立、突出、胀大的肠袢，不因时间而改变位置。
4. 术后 1~4 天，需对患者进行严密监测，观察和护理的重点包括哪些？	1. 生命体征：术后严密观察患者的意识情况，麻醉后苏醒时间；监测患者的血压、心率、心电图、呼吸和血氧饱和度。本例患者术后出现心率快，最快达到 178 次/分，因此应严密观察患者的心率和心律，观察心电图表现。询问患者有无心前区不适主诉，关注患者的出入量，防止发生心力衰竭或入量不足。观察患者有无心力衰竭表现：颈静脉无怒张，心界不大，心律齐，未闻及杂音，双肺呼吸音粗，未闻及干湿啰音，双下肢无水肿。医生考虑入量不足的情况下，给予加快输液速度，间断口服美托洛尔控制心率，对症治疗 4 天后，患者心率降至 97~102 次/分。

续表

2. 腹部症状和体征：术后易发生肠穿孔和出血等严重并发症。为避免并发症的发生，应严密观察患者有无腹肌紧张、压痛、反跳痛、恶心和呕吐等腹膜炎的早期症状，注意观察腹腔引流管的颜色、性质、量，准确记录。 3. 纠正电解质失衡：患者术前和术后均出现低钾血症，每日检查血电解质的变化，及时补充钾离子。同时注意倾听患者的不适主诉，观察患者有无低钾血症的表现，如发现异常情况，及时通知医生处理。

小 结

此例患者为 Peutz-Jeghers 综合征（PJS）又名黑斑息肉综合征，是一种常染色体显性遗传病，临床较少见。护士能够根据病情对患者进行专科而全面的评估，有针对性地制订护理计划，为患者提供全面、积极地护理措施，从而促进患者的康复。本例患者的护理重点在于：心理护理、肠梗阻的护理、术后的观察和护理，而这一切都要以了解黑斑息肉综合征这一疾病为前提。此病有100%复发率，有发生恶性肿瘤的趋向，手术不能彻底解决问题，而反复手术，腹腔内粘连严重，手术难度增大，术后恢复缓慢，所以应告诉患者积极复查，以达到早期诊断，早期诊治恶性肿瘤的目的。护士的精心观察和护理是患者康复的重要保证，因此，护士的理论知识水平、技术能力、观察能力都至关重要，以便能够及时发现病情变化，从而给予有效地、积极地处理。同时，应加强对患者的心理护理，有利于从认识、感觉、情绪、态度和行为等方面调动手术患者的主观能动性，使手术中患者情绪稳定，体征正常，能很好地配合手术，促进患者康复。

（吴晓静　田淑红）

参考文献

[1] 吴阶平，裘法祖，黄家驷. 外科学 [M]. 6版. 北京：人民卫生出版社，1999：1109.

[2] 王彦荣. 护理干预对手术患者围术期应激反应的影响 [J]. 齐鲁护理杂志，2010，16（14）：17-18.

[3] 董科，李波. 黑斑息肉综合征的研究进展 [J]. 中国普外基础与临床杂志，2005，12（2）：197.

[4] 吴美清，高伟琴. 术前健康教育对外科手术患者焦虑心理及手术结局的影响 [J]. 中国现代医生，2011，49，（15）：116-117.

[5] 李立英. 黑斑息肉病 1 例围术期护理 [J]. 齐鲁护理杂志, 2011, 17 (5): 114-11.

1 例肠穿孔修补术后气管切开患者的护理

一、病历资料

(一) 病例摘要

患者, 男性, 82 岁, 主因"肠穿孔"在全身麻醉下行"开腹探查, 粘连松解, 乙状结肠穿孔修补术", 术后因病情需要转入外科 ICU 病房治疗。术后第 5 天, 因切口裂开急诊在全身麻醉下行"清创缝合术"。术后第 26 天, 突发心跳、呼吸骤停, 抢救复苏成功后转入外科 ICU 病房。术后第 51 天, 在全身麻醉下行"气管切开造瘘术"。

(二) 病程介绍

入院第 1 天, 患者因行结肠镜检查后"持续性腹痛 2 天, 加重 3 小时"收入院。查体: 下腹压痛, 以下腹正中偏右为重, 伴肌紧张, 反跳痛, 肠鸣音减弱, 1 次/分。CT 示: 下腹正中偏右乙状结肠周围可疑散在游离气体, 诊断为"肠穿孔"。既往高血压病、冠心病 20 年 (口服硝苯地平), 前列腺肥大 10 年 (口服盐酸特拉唑嗪), COPD10 年, 冠状动脉支架植入术后 2 年 (口服阿司匹林、氯吡格雷), 阑尾切除术后 10 年。急诊在全身麻醉下行"开腹探查, 结肠穿孔修补术", 带有气管插管、胃管、尿管及腹腔引流管, 术后转入 ICU 病房。

入院第 2 天, 由 ICU 病房转入普通病房, 持续吸氧、监测, 血氧饱和度 85%~94%, 咳嗽, 咳黄白色黏痰, 量多, 不易咳出, 伴呼吸困难, 喘憋。查体: 喘息貌, 60°卧位, 口唇略发绀, 双肺呼吸音粗, 散在哮鸣音, 双下肺湿啰音, 心律不齐, 可及早搏, 双下肢轻度可凹性水肿, 测量 $CVP17\sim24cmH_2O$, 请内科急会诊示: 肺炎, 房颤, 心功能不全。置中心静脉导管, 控制输液速度 40~80ml/h, 给予强心 (西地兰)、利尿 (呋塞米)、扩血管 (硝酸甘油)、化痰 (沐舒坦、雾化)、平喘 (氨茶碱)、抗心律失常 (胺碘酮) 治疗。协助患者每小时翻身、拍背, 拍背时由下向上, 由外向内; 向患者讲解排痰的意义, 指导患者有效咳嗽、咳痰方法; 保证入量, 鼓励患者饮水; 遵医嘱给予雾化吸入 Qid 和湿化吸氧, 预防痰液干燥; 遵医嘱给予氢溴索 30mg bid 静脉冲入; 咳痰无效时遵医嘱给予经口鼻腔吸痰。给予亚胺培南 0.5gQ8h, 注射用哌拉西林钠舒巴坦钠 5gQ8h 静脉输液。患者夜间出现烦躁不安、挣扎、大声叫骂、记忆力、定向力障碍等症状, 护士安抚患者, 并给予床档保护, 家属床旁陪伴等措施, 5 分钟后缓解, 安静平卧。

入院第 5 天, 因切口裂开急诊在全身麻醉下行"清创缝合术", 全层减张缝合, 术后弹力腹带保护伤口。

入院第 8 天, 于中午 12:30 值班护士发现患者床旁监护心率由 70 次/分突然降至 30 次/分, 心电图波形为窦性心动过缓, 继而出现室颤, SPO_2 由 94% 迅速下降, 当时患者呼之不应，口唇发绀，口吐白沫，即刻通知值班医生，并电话联系二线、三线、麻醉科及心内科医生，另一名当班护士急速将抢救车推至床旁，判断患者瞳孔直径3mm，立即给予垫硬板行心肺复苏，遵医嘱给予抢救用药（心三联、呼二联）；2分钟后麻醉科、心内科医生给予床旁气管插管，留置胃管，经气管插管处吸痰，十几分钟后患者心电图显示恢复自主心率，但意识未恢复，患者转入ICU病房继续治疗。

入院第9天，患者意识恢复，可点头、眨眼进行交流，四肢可自主活动。

入院第22天，在全身麻醉下行"气管切开造瘘术"。

入院第31天，患者撤离呼吸机，病情平稳，带气管造瘘转回普通病房治疗。气管套管接人工鼻吸氧5L/分，血氧饱和度97%～98%，血压（149～160）/（80～86）mmHg，心率97次/分。双肺呼吸音粗糙，无明显湿啰音，心音低钝，节律规整。气管切开导管的气囊每4～6小时放气1次，每天测量气囊压力qid。经口进半流食，进食时将气管切开导管气囊充气，防止患者误吸、误咽引起吸入性肺炎。予气管切开造瘘处伤口换药Bid，按需吸痰，患者痰量多，为白色稀薄痰液，每24小时平均吸痰15次。

入院35～45天，患者经口进食，进食时将气管切开导管气囊充气，进食前充分吸痰，进食后1h内尽量不吸痰；进食时抬高床头45°，取半坐卧位或坐位；鼓励患者进高蛋白、高热量、高维生素饮食；避免辛辣等刺激性食物。每4～6小时放气1次，间隔1小时后重新充气。观察患者在气囊充气时痰液为白色黏稠痰，量较少，每小时吸痰1次；在气囊放气时痰液为白色稀薄痰，量多，每小时吸痰4～5次。患者情绪低落，担心自己的病情迁延不愈，加之住院时间长，反复误吸，自觉康复无望。

入院第58天，遵医嘱放置胃管，禁止经口进食、水，经胃管给予百普力进行肠内营养。遵医嘱予气管切开导管气囊持续充气，偶尔放气（2～3次/天，每次5分钟）。

入院67～74天，吸痰次数较前减少至10～12次/天，白色黏稠痰，体温35.8～36.8℃，血白细胞（8.9～10.8）×10^9/L，双肺呼吸音清。

入院第75天，鼻饲，鼓励并指导患者进食糊状食物，从5ml开始逐渐增加至20ml，进食时采取半卧位。遵医嘱将气管切开导管气囊持续放气状态，指导患者进行发声训练：单音如"啊"，在保证强度（触摸下颌达到震颤）的条件下尽量拉长发音时间，频率6次/天。指导患者进行吞咽功能锻炼，从空吞咽开始。患者能够配合并完成。

入院第79天，成功更换金属套管，堵管后患者可正常发音，经口咳痰有力。体温36.8℃，脉搏84次/分。指导患者进行吞咽冰块训练。

入院第81天，体温37.6℃，脉搏96次/分。患者诉腹部疼痛，查体：腹部伤口处红肿，伤口底部减弱，缝合线处有3个直径约2cm的脓性包块，壁薄，左侧脓包有脓性液渗出，伴恶臭气味，伤口处大范围疼痛，腹部深处无压痛。B超提示伤口深方积液，前腹壁3处破口均与肠腔相通，腹腔内未见明显积液。造影提示乙状结肠瘘。嘱患者禁食水，给予完全胃肠外营养。破口较大的一处瘘口有粪便样物质排出，以肠造口袋收集粪便，其周围皮肤完好无破损。

入院第83天，成功拔除气管切开金属套管。

入院第94天，结肠镜下行乙状结肠瘘口钛夹封闭治疗。

入院第96天，患者进半流食，饮食量恢复至入院前水平，出院。

二、分析与讨论

1. 入院第 8 天，患者突发心跳呼吸骤停，护士该如何处理？

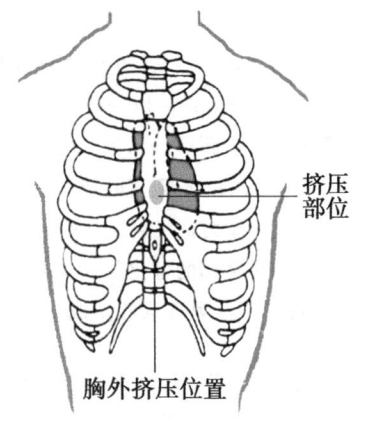
挤压部位
胸外挤压位置

1. 快速而果断地判断患者是否心脏骤停。心脏骤停临床主要表现为：心音、脉搏突然消失，呼吸停止，意识丧失，瞳孔散大，面色苍白或发绀。确定患者是否心脏骤停，发现意识突然丧失的患者，立即呼唤和拍打患者肩部，观察有无反应，同时触摸患者颈动脉或股动脉有无搏动，有心电监护的患者可根据监护仪显示作出判断，如果呼唤患者无反应，应立即呼唤其他医务人员救助

2. 保持气道通畅，行胸外心脏按压。因循环骤停后，呼吸可立即停止。所以，在心肺复苏的同时还要重视呼吸复苏。立即将患者去枕平卧，头后仰于硬板床或平坦、坚硬的地面上，清除呼吸道异物，并解除舌后坠。行胸外心脏按压并配合简易呼吸器进行人工呼吸，当其他医务人员到场后，应由医生做胸外心脏按压，护士立即配合医生做气管插管、静脉给药

3. 护士分工协作，忙而不乱。呼吸道的管理：应由专人管理，及时吸出呼吸道的分泌物，以免影响呼吸机的正常运行和药物的吸收。输液通路的管理及用药：应由专人抽药，专人推药，专人填写抢救记录，抢救过程中，认真执行查对制度，避免用错药物

2. 入院第 31 天，患者撤离呼吸机，病情平稳，带气管造瘘转回普通病房治疗。气管造瘘患者如何护理？气囊如何管理？

1. 气道湿化 气管切开或建立人工气道后，气体直接进入下呼吸道，完全丧失了上呼吸道对吸入气体的湿化作用，使呼吸道失水增加，为防止气道阻塞加重肺部感染，科学有效的气道湿化非常重要。每隔 1～2 小时或每次吸痰前后将湿化液 3～5ml 从气管套管口滴入，刺激呼吸道以引发咳嗽反射，促使深部痰液易于咳出

2. 适时吸痰 根据患者双肺的痰鸣音、血氧饱和度、面色、咳嗽、气道压力、肺部啰音、患者主诉等情况综合判断，痰多者增加吸痰次数，痰少或无痰者尽量减少吸痰次数

3. 吸痰注意事项 吸痰前后给予吸入纯氧 2～3 分钟，吸痰管的外径不超过气管导管内径 1/2，以便空气在吸痰时仍可进入肺内，减轻缺氧程度，减少窒息的发生。遵循先吸气道、后吸口鼻的原则，无负压状态下吸痰管插入深度以气管切开长度再延长 1cm 为宜，打开负压，边旋转边缓慢退出，有分泌物处稍停留，每次吸引时间不超过 15s，动作要迅速、轻柔、准确、有效，切勿上

	下抽动损伤气道黏膜，增加患者痛苦。吸痰的同时严密观察患者的意识、心率、面色及痰液的性质、量、颜色等，如有心率、血压、呼吸、氧饱和度的明显改变，应立即停止吸痰，并给予纯氧吸入 4. 气囊的管理　气囊充气后，压迫在气管壁上，达到密闭固定的目的，保证潮气量的供给，预防口腔和胃内容物的误吸。传统护理常规要求间隔4～6小时予气囊放气1次，放气时间为每次5～10分钟，以预防气囊长时间压迫气管黏膜引起溃疡坏死。新观点认为，现临床应用较多的气管套管属高容低压的，不需定时放气，但必须非常规性地放气或调整气囊压力，气囊充气前后和放气前后均应充分清除口腔和鼻咽部的分泌物，以防分泌物误入气道，诱发下呼吸道感染，甚至误吸造成窒息
3. 入院第58天，遵医嘱放置胃管，禁止经口进食水，经胃管给予百普力进行肠内营养。肠内营养的护理要点？	1. 患者处于不能经口进食的状态，营养支持治疗显得相当重要，既往多用肠外营养，但随着研究的深入，人们认识到肠外营养潜藏着多种并发症（血管栓塞性静脉炎、导管性败血症及肝功能损害等），而且长期肠外营养易导致胃肠功能紊乱及细菌易位，二重感染 2. 肠内营养（EN）　肠道是机体应激时的中心器官之一，肠内营养（EN）可促进肠蠕动，增进门静脉系统和内脏的血流，促进胃肠激素的释放及胆囊收缩，改进肠黏膜屏障功能，减少肠道细菌易位和肝胆并发症的发生率，使代谢更符合生理过程，只要小肠有吸收营养的功能而无其他禁忌，即可应用EN 3. EN制剂选择　百普力为要素膳，氮源为游离氨基酸或短肽，营养成分全面，极易消化、吸收；能全力为非要素膳，氮源为整蛋白，营养完全，渗透压低，肠道反应少，能较好保护肠黏膜屏障功能。肠道功能正常者用非要素膳，胃肠道废用时间长、消化吸收功能较差者EN开始时先用要素膳，待肠功能好转后逐步转为非要素膳。对耐受性较差者适当降低浓度及减慢滴速，不追求快速达到完全EN 4. 管饲时护理　应用EN制剂时遵循循序渐进原则，遵循由稀到浓，由慢到快（患者能耐受）的基本原则，第1天一般滴入500 ml，滴速45～65 ml/h；第2～3天滴入1000ml，滴速65～100ml/h；第4～5天1500～2000ml，滴速100～125 ml/h，然后维持。营养液保持在37～38℃，开瓶后营养液放在0～4℃冰箱内保存24小时，输注时使用营养泵控制滴速，滴注时床头抬高30°，避

续表

	免误吸,尽量避免夜间滴注,最好采用间歇喂养方式,保证胃肠道休息与患者活动。管饲主要并发症为腹胀、腹泻及便秘,遵医嘱对症处理,每天观察患者排便次数、性状、有无伴随腹痛、恶心等症状,大便次数增多时应注意患者出入量、电解质变化及肛周皮肤有无淹红破溃,可使用鞣酸软膏保护
4. 入院第75天,鼻饲,鼓励并指导患者进食糊状食物,遵医嘱将气管切开导管气囊持续放气状态,护士如何指导患者进行发声训练?	1. 指导患者进行发声训练时应先将气管导管气囊持续放气状态,将气管切开处堵塞后让患者练习发单音如"啊",在保证强度(触摸下颌达到震颤)的条件下尽量拉长发音时间,频率6次/天 2. 指导患者进行吞咽功能锻炼,从空吞咽开始10~20次/组,5~6组/天。鼓励患者能够配合并完成 3. 堵管后患者可正常发音,经口咳痰有力。指导患者进行吞咽冰块训练 4. 拔除气管切开套管前后可请理疗科会诊进行物理治疗
5. 入院第81天,体温37.6℃,脉搏96次/分。患者诉腹部疼痛,查体:腹部伤口处红肿,伤口底部减弱,缝合线处有3个直径约2cm的脓性包块,壁薄,左侧脓包有脓性液渗出,伴恶臭气味,伤口处大范围疼痛,腹部深处无压痛。除问诊和查体外,护士还应考虑哪些方面? 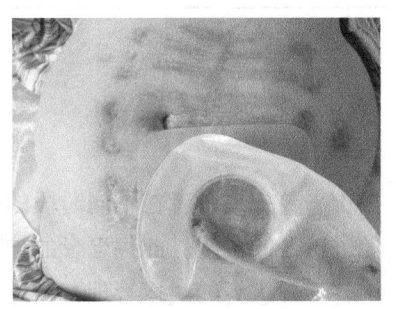 彩图8	1. 腹部评估:询问患者腹部疼痛的部位、性质、开始时间、持续时间,有无诱因;查体时注意观察腹部外形,破口的位置、大小,渗出液的颜色、性质、量,有无压痛、反跳痛及肌紧张,压痛的部位,腹部有无包块。叩诊,腹部有无腹水;听诊,腹部肠鸣音是否亢进或减弱 2. 相关检查:B超或CT检查可明确腹腔有无游离积液,明确瘘的部位;必要时可行肠道造影,进一步明确肠瘘的部位 3. 漏出液的收集:肠外瘘流出的液体内有肠液,可刺激患者的皮肤致使皮肤发红、甚至破溃,因此如何收集、处理流出的液体非常重要。选择尺寸小的一次性直肠造口底盘,按皮肤破口的大小剪裁后贴于腹部皮肤,连接透明的直肠造口袋,以便于观察液体的颜色、性质 4. 冲洗引流管的护理:妥善固定引流管,保持引流通畅,引流袋低于引流口的部位;严密观察引流管有无受压和扭曲;经常挤压管道,根据引流液的黏稠度、性状调整冲洗液的速度;注意调整负压吸引压力,负压为8~12kPa;观察引流液的性质、颜色、准确记录引流量;发现异常及时协助医生处理;冲洗时,应严格无菌技术操作,并保持冲洗液与引流液之间的平衡

6. 患者对康复失去信心、烦躁、易怒。针对这一系列心理问题护士如何进行心理护理？	1. 患者病情危重，复杂多变，气管切开在急救和手术后对改善通气、机械辅助呼吸，建立人工呼吸起着重要的作用。但因气管切开套管的置入引起的不适和暂时语言交流障碍，常使患者产生紧张、恐惧、焦虑、急躁等不同程度心理障碍 2. 细心观察分析患者焦虑原因：患者看到的是自己身体上留置的多种管道，病床四周陌生的机器，忙碌的护士，很容易意识到病情的严重性和危险性，从而产生焦虑、烦躁不安的情绪。这时紧张恐惧的心理便会从眼神、面部表情上表现出来，有眉头紧皱、摇头、恐慌出汗、时而呛咳、心跳加快、血压升高、甚至有窒息感，口渴、想喝水、带管难受想拔管、有痰、体位难受等，患者因气管插管（或切开）无法通过语言交流沟通，患者的需求得不到满足时更加重患者焦虑不安的情绪 3. 护士尽量减轻刺激：使患者安静，尽量少转头，以减轻气管插管（或切开）对黏膜的刺激，吸痰时动作轻柔，有效快速，同时注意生命体征的变化 4. 建立有效的护患沟通方式：使用气管插管（或切开）的患者因无法说话而使他们感到痛苦，此时患者的需求无法用语言来表达，因此护理人员采用非语言沟通方式与患者交流，如点头、摇头、手势或书写等，护士要耐心细致的观察，争取尽快理解和满足患者的需求，减轻患者的痛苦。及时发现患者的不良情绪，做好安慰解释工作，使患者以良好的心态配合治疗

小　结

　　本例患者病程长，病情重，在整个护理过程中，护士需要把握患者在不同时段的病情变化，掌握护理重点，实施切实有效的护理措施，促进患者的康复。此例患者的护理要点在于：心跳呼吸骤停时的抢救措施要及时有效；气管切开患者的气道管理；肠外瘘患者腹部体征的观察和处理。

　　此例患者心跳呼吸骤停，如何给予及时有效的抢救措施、保证复苏成功是护理的关键。根据患者的既往病史和目前为外科大手术后合并肺炎和心功能不全，因此可以确定患者属于心跳呼吸骤停的高危人群。对患者实施重点监护，实行预见性护理，第一时间发现患者的病情变化，为成功的抢救患者生命赢得"黄金时间"。

　　患者长时间气管切开，不能正常交流，并反复发生吸入性肺炎，以致迟迟不能拔除气管切开导管，患者对康复失去信心、烦躁、易怒。针对这一系列心理问题，护士需在工作中加强与患者的沟通，指导患者使用非语言形式（如写字、手势）进行交流，多陪伴、关心、问候患者，及时发现患者的不良情绪，做好安慰解释工作，使患者以良好的心态配合治疗。

通过对本例患者的护理，护士需掌握除围手术期相关护理知识外，还要学习人工气道的管理；除了护理专业知识外，还需要综合运用心理、康复等学科知识，促进患者的全面康复。

（许影婕　吴晓静）

参考文献

[1] 赖红梅，陈慧芳，程薇. 15例颈髓损伤患者心跳呼吸骤停的分析及护理对策 [J]. 中华护理杂志，2010，45（11）：976-978.

[2] 邵纯，戴泓，朱利红等. 住院患者心跳呼吸骤停的护理应对 [J]. 护士进修杂志，2009，24（19）：1807-1808.

[3] 何洁. 1例高龄患者气管切开机械通气4年的呼吸道护理体会 [J]. 当代护士，2008，9（1）：87-88.

1例胰腺癌合并胃造瘘患者的护理

一、病历资料

（一）病历摘要

肖某，男75岁，主因间断上腹痛5个月，食欲缺乏2个月余于7月2日15pm收入院。自述患胃十二指肠溃疡40年，未经胃镜明确，否认其他病史，否认药物及食物过敏史。烟酒嗜好：否认烟酒嗜好。患者5个月前无明显诱因出现右上腹痛，持续性，向后背放射，无其他伴随症状，进食10分钟后缓解，此症状持续两周后症状加重，以中上腹为主，来我院行胃镜检查示慢性萎缩性胃炎。B超、MRI及CT提示胰腺颈体尾占位，后入我院外科，诊断为胰腺癌。4月16日外科剖腹探查，术中病理示胰头部中分化腺癌，予胰腺粒子植入术（39枚）。4月30日患者进食后出现恶心、呕吐，食欲缺乏明显，5月14日行经皮内镜下胃空肠造瘘术。术后造瘘口处红肿、疼痛，有脓性分泌物，经抗感染治疗、伤口换药，症状好转出院。1周前，患者再次出现造瘘口处红肿，疼痛明显，无脓性分泌物，无其他伴随症状。

（二）病程介绍

患者自发病以来食欲、睡眠、活动差，精神欠佳，情绪低落。大便为黄色糊状，每日1~2次，小便每日900ml，色清亮。身高1.78cm，体重60kg，2个月来体重下降10kg。查体：消瘦面容，皮肤黏膜干燥，弹性差，皮下脂肪菲薄，指甲粗糙无光泽。

心肺正常。腹部检查，腹软，左上腹造瘘口处皮肤红肿，无脓性分泌物、渗血及渗液，压痛明显。腹部其他部位无明显压痛、反跳痛及肌紧张。化验检查，白蛋白 29g/L，凝血Ⅱ、电解质及白细胞均正常。生命体征平稳，血压：130/80mmHg，心率 88 次/分，呼吸均匀 20 次/分，体温 37℃。入院后给予每日局部换药，头孢曲松抗感染治疗。入院第 10 日护士早查房发现造瘘管部分脱出，无脓液，局部压痛明显，立即通知医生行还纳术，还纳失败。胃镜示胃造瘘管已脱出胃壁，拔除胃造瘘管，保留空肠管。第 11 日患者主诉伤口痛，查体瘘口周围红肿明显，且有窦道形成，急请外科会诊，给予清创，凡士林油纱填塞伤口，间断换药并予甲磺酸左旋氧氟沙星抗感染、泮托拉唑钠抑制胃酸治疗。第 21 日经治疗护理后造瘘口明显消肿，无渗液、渗血，瘘口已基本痊愈出院。

二、分析与讨论

1. 何为经皮内镜下胃造瘘术？	经皮内镜下胃造瘘术（percutaneous Endoscopic Gastrostomy，PEG），应用内镜经皮放置造瘘管进行肠内营养，该技术始于 1980 年，它具有安全、简便、快捷、经济等特点。采用该方法，患者较为舒适，而且能够减少胃食管反流和误吸入肺内的情况。经皮内镜下胃造瘘术的使用范围：它主要适用于各种神经系统疾病导致长期或长时间丧失吞咽功能，不能经口或鼻饲营养者；各种疾病所致的吞咽困难者以及完全不能进食的神经性厌食者；重度营养不良不能耐受手术造瘘者；口腔、颜面、咽、喉大手术以及外伤和肿瘤造成进食困难者；食管穿孔、食管气管瘘及良恶性肿瘤所致食管梗阻者；严重的胆外瘘，需将胆汁引回胃肠道以助消化者。此项技术已成为胃造瘘管饲的首选方法
2. 经皮内镜下胃造瘘术护理评估要点	1. 患者的既往病史、现病史以及目前的整个机体健康状况 2. 临床症状的评估与观察 （1）评估患者的身高、体重以及皮下脂肪的厚度 （2）评估患者腹部的皮肤状况，如有无瘢痕、皮肤破损或感染等 （3）评估患者的吞咽功能及进食情况 （4）评估患者是否有恶心、呕吐等食管梗阻症状 （5）评估患者的自理程度 3. 辅助检查评估 常规评估血常规、白蛋白等与营养相关的检查

	4. 心理社会因素 (1) 评估患者对经皮胃造瘘术的了解程度 (2) 评估患者心理承受能力、性格类型 (3) 评估患者是否存在焦虑及恐惧心理 (4) 评估患者是否有经济负担 (5) 评估患者目前存在着哪些安全隐患
3. 经皮内镜下胃造瘘术常见护理措施有哪些？	1. 患者从胃镜室回到病房后，协助患者摆好舒适体位，并注意保护造瘘管，定时协助患者翻身。患者卧床期间护士勤巡视病房，协助患者生活护理，及时满足患者需要 2. 密切观察患者的生命体征变化及出血倾向 3. 密切观察患者有无腹痛及腹部体征的变化 4. 术后当天可遵医嘱给予患者抗感染、补液治疗 5. 术后24小时后可经造瘘管给予营养要素饮食，并于喂饲前后用生理盐水或温开水冲洗造瘘管以保持清洁通畅 6. 有吞咽能力的患者，进食时应高枕卧位或坐位，头偏向一侧，小口进餐，避免发生窒息 7. 勤巡视病房，随时满足患者的生活需要。保证患者的"六洁"，定时为患者翻身，主管护士每周对患者进行压疮评估并记录在护理病历内 8. 主管护士根据每天患者的病情变化，进行相关的健康指导 9. 密切观察胃造瘘术后的并发症如出血、感染、管周漏液等，观察造瘘口周围皮肤有无红肿、渗液，患者有无疼痛感等 10. 经皮内镜下胃造瘘术后可采取两种方法给予营养支持：滴入法和推入法。可给予营养要素溶液如百普力及能全力，或牛奶、豆浆、果汁、米汤、药物等，尽量满足机体的生理需要 11. 患者出院后，置入的造瘘管要2~4周随访一次，观察是否通畅及造瘘口处的情况 12. 胃造瘘口的护理 (1) 保持切口干燥，每天可以将外盘片松开，用碘伏擦拭消毒，而后自然风干，造口周围皮肤无须固定敷料，同时为防止内盘片（蘑菇头）嵌入胃壁，每次换药时需要转动导管一周，重新固定

	（2）保持导管清洁通畅，每次注入营养液前后要用温开水冲洗干净，营养液含颗粒者，应当碾碎，防止堵塞管腔。进食应尽量半卧位或坐位，防止误吸
4. 经皮内镜下胃造瘘术常见并发症有哪些？如何观察和护理？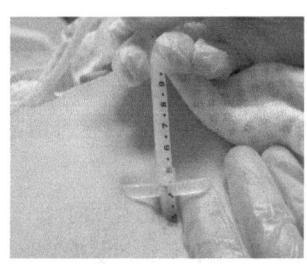 （正常伤口形态） 彩图 9	1. 皮肤瘘口及周围感染　及时给予清洁换药，喂饲或静脉输入抗生素。若有脓肿形成，需切开引流，并密切观察体温变化及瘘口周围红肿程度、渗液情况 2. 气腹　呈良性过程，有时与腹膜炎并存，不必拔管或停止喂饲，遵医嘱及时准确的应用抗生素。密切观察腹部体征 3. 结肠瘘　由于穿刺针同时刺入结肠所致。护士注意观察腹部的症状和体征。如发现胃结肠瘘立即拔除造瘘管 4. 胃内容物漏入腹腔致腹膜炎　主要由于胃前壁与腹壁未紧密接触而分离所致。严重需手术治疗，轻者更换造瘘管或调整瘘管的松紧使胃前壁与腹壁紧密接触，同时遵医嘱及时应用抗生素控制感染并观察腹部的症状和体征，观察体温和血常规的变化 5. 坏死性筋膜炎　为少见并发症，术后 3～14 天出现高热，腹壁蜂窝组织炎由瘘口周围迅速发展，并产生皮下气肿。应急诊手术，切开引流，清除坏死组织。护士密切观察局部伤口情况及体温的变化、引流管是否通畅、引流液的颜色及量。并给予及时消毒和更换敷料
5. 经皮内镜下胃造瘘术的健康宣教内容有哪些？	1. 出院后保持切口处清洁干燥，局部勿沾水 2. 每日在切口处用碘伏擦拭消毒并转动导管 1 周 3. 要保持导管清洁通畅，每次注入营养液前后要用温开水冲洗干净，营养液含颗粒者，应当碾碎，防止堵塞管腔 4. 如切口处出现红肿、疼痛、渗液等不适，立即来院就医
6. 填塞油纱目的是什么？经皮内镜下胃造瘘术导管脱出常见原因有哪些？	填塞油纱可以减少液体渗出，同时减少渗出液对瘘口周围组织的刺激。 导管脱出常见原因：造瘘口处肌层太薄，常见于重度营养不良患者；固定时压力太大，蘑菇头与固定塞间距太短。

小 结

经皮内镜下胃造瘘术（percutaneous Endoscopic Gastrostomy，PEG）自从 1981 年 Ponsky 等首先报道 PEG 以来，该技术作为一种无需外科手术和全身麻醉的情况下即可建立肠内营养支持的内镜治疗技术而应用于临床，并已经逐步成为胃造瘘管饲的首选方法。与传统的胃造瘘术相比 PEG 操作、安全、经济、有效，符合人体状态，便于患者及家庭自我管理，能显著降低吸入性肺炎的发生率，置管时间最长可达 2 年。

PEG 主要适应于各种原因导致的不能经口进食，需要长期营养支持及留置鼻胃管超过 1 个月，或鼻胃管不耐受者，尤其适用于多种常见的神经系统疾病患者，特别是中老年常见的脑血管病所致的吞咽功能丧失。

对于接受经皮内镜下胃造瘘术的患者，术前应对患者进行全面细致的评估，要特别关注患者营养状况、进食情况、自理程度、心理社会因素等。根据患者的特点制定个性化的护理措施。术后应密切观察患者的生命体征、腹部体征、造瘘口伤口情况、有无感染、出血等并发症。实施肠内营养时应注意患者进食后的症状和体征，有无腹痛、腹泻、腹胀等不适，有无呛咳、误吸的风险。做好术后并发症的预防工作，观察患者是否发生术后并发症，一旦发生应及时配合医生给予处理。

做好患者及家属的健康宣教，向家属进行管路维护、肠内营养、预防并发症的宣教工作，确保患者能得到有效的营养支持，减少院外并发症，延长管路使用时间。

（王　靖　卢世芳）

参考文献

[1] 秦莹. 经皮胃造瘘术的临床应用及护理 [J]. 护士进修杂志, 2011, 26 (15): 1397-1398.

[2] Dw ol at zky T, Berez ovs ki S, Friedmann R, et al. Aprospect ivecomparison of the us e of nasogas tri c and per cut an eous en doscopicgastros tomy tubes for long-term ent eral f eeding in olderpeople [J]. Clin ical Nu t riti on, 2001, 20 (6): 535-540.

[3] 唐富英. 经皮内镜下胃造瘘术及其临床应用的研究 [J]. 进修杂志（内科版）, 2004, 27 (9): 25-29.

[4] 史玉华. 食管癌术后经皮胃肠造瘘置管与经鼻胃肠置管的临床护理 [J]. 护士进修杂志, 2009, 24 (23): 2203-2204.

[5] 吴萍陵. 经皮内镜下胃造瘘术在神经内科护理中的应用 [J]. 护士进修杂志, 2003 18 (6): 534-535.

[6] 黄永辉. 经皮内镜下胃造瘘术的临床应用体会 [J]. 护士进修杂志, 2003, 18 (8): 723-724.

[7] 钟名荣,索标,张永红,等. 经皮穿刺内镜下胃造瘘术和空肠造瘘术的临床应用[J]. 中国内镜杂志,2010,16(4):389-391.

1例冠状动脉旁路移植术后并发乳糜胸的护理

一、病历资料

(一) 病历摘要

患者,男,75岁,主因间断胸痛15年,以"冠心病"收入院,2011年1月24日在全身麻醉下行冠状动脉旁路移植术,术后当天转入心肺外科监护病房,病情平稳并于第2天拔除心包纵隔引流管后转入普通病房。术后出现咳嗽、咳痰,夜间喘憋症状,B超定位下行左侧胸腔穿刺,穿刺液为淡黄色,苏丹三染色试验阳性,2011年2月11日诊断为乳糜胸,予留置胸腔引流管、禁食等治疗。2011年2月25日苏丹Ⅲ染色试验连续三次阴性,患者未诉不适症状,电解质正常,已恢复含脂肪饮食,复查胸片见双侧肋膈角基本锐利,肺野清晰。拔除左侧胸腔引流管,患者痊愈出院。

(二) 病程介绍

患者,男,75岁,主因"间断胸痛15年、加重伴胸闷2个月",就诊于我院门诊,以"冠心病"收入院。入院诊断:

1. 冠状动脉性心脏病 不稳定型心脏病 心律失常—心房颤动 心功能Ⅱ级(NYHA)
2. 高血压病2级,极高危
3. 高脂血症
4. 2型糖尿病

辅助检查:超声心动图示左心房、右心房增大,升主动脉略增宽,二尖瓣反流(轻度),主动脉反流(轻度),LVEF 70%;心电图示心房颤动,冠状动脉造影示LAD中段80%狭窄,RCA中段100%闭塞。

治疗过程:患者入院后完善相关检查后在全身麻醉下行冠状动脉旁路移植术(经胸骨正中切口锯开胸骨)。术后即转入心肺外科监护病房,予以特级护理、心电监测,严密观察患者的生命体征及伤口和引流情况,并给予相应的治疗。术后13天做胸部超声:右侧胸腔可探及少量积液,超声定位下行胸腔穿刺抽出淡血性液体1500ml。胸腔积液常规:橘红色,李氏试验阳性,单核细胞分类80%。腺苷脱氢酶14U/L。术后17天仍诉夜间有呼吸暂停,憋醒2次,有咳嗽、咳少量黏痰,并于超声定位下行胸腔穿刺抽液,抽出淡黄色液体850ml,无凝固。胸水苏丹Ⅲ染色阳性。患者胸水短时间内增加,诊断为乳糜胸,予以禁食,可饮水。予以卡文静脉输液,监测血糖及电解质。禁食后第4天予完全禁食及能量支持治疗,复查胸片见胸水明显减少。禁食后第5天患者夜间未再有憋醒,未诉特殊不适,行胸腔穿刺,放置引流管,引流物为乳白色,引流量20~

70ml/d。治疗成功后逐步恢复正常饮食，患者痊愈出院。

诊疗过程：

手术当天　患者完善检查，在全身麻醉下行"冠状动脉旁路移植术"，术中取乳内动脉及大隐静脉，术毕留置心包纵隔引流管。当天晚8：30拔除气管插管。

手术后第2天　拔除心包纵隔引流管后转入普通病房继续治疗。

手术后第7天　患者术后咳嗽、咳痰，夜间有喘憋症状，胸片提示左侧胸腔少量积液，加用孟鲁斯特纳、迪帕米平喘治疗。

手术后第8天　患者仍诉喘憋，予氨茶碱静脉泵入，加用舒利迭吸入剂，予镇咳、平喘、祛痰治疗，患者出现下肢轻度水肿，加用利尿剂。化验结果：总蛋白59g/L，白蛋白32g/L。予白蛋白20g静脉输液。

手术后第9天　加用沙丁胺醇吸入，改用口服抗生素。

手术后第12天　在B超定位下行左侧胸腔穿刺，穿刺液淡血性液1500ml，留胸水常规。

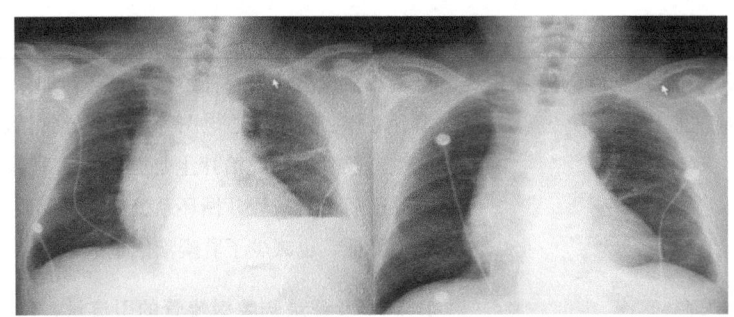

置管前　　　　　　　　　置管后

手术后第15天　复查胸片仍有胸水，积液常规示李氏试验阳性，单核细胞分类80%。

手术后第16天　B超定位行左侧胸腔穿刺，穿刺液为淡黄色液体850ml，穿刺液无凝固，苏丹Ⅲ染色试验阳性。考虑乳糜胸可能，予禁食可进水，卡文1440ml静脉输液。

手术后第22天　留置单腔引流管，引流液情况见下表。

置管天数	1	2	3	4	5	6	7	8	9
引流量 ml	860	0	80	100	22	45	20	20	35
引流液颜色	淡血性		淡黄色混浊	淡黄色混浊	淡黄色清亮	淡黄色清亮	淡黄色清亮	淡黄色清亮	淡黄色清亮
苏丹Ⅲ染色试验	（+）						（-）	（-）	（-）

手术后第23天　苏丹Ⅲ染色试验连续3次阴性，患者未诉夜间憋醒、呼吸困难等不适症状，电解质正常，已恢复含脂肪饮食，复查胸片见双侧肋膈角基本锐利，肺叶清晰（见下图）。拔除左侧胸腔引流管，患者出院。

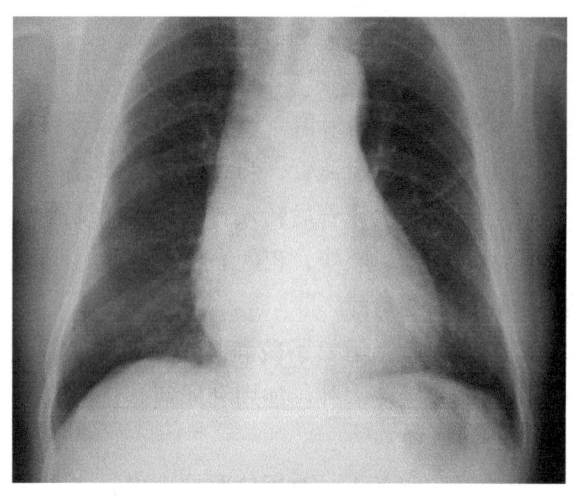

二、分析与讨论

1. 针对心脏术后并发乳糜胸的患者在观察病情上护士应注意什么?

严密观察血流动力各种参数的动态,如中心静脉压、心率、心律、血压、心电图等,发现异常情况,及时报告医生,及时处理。治疗上加强强心、利尿等药物治疗,心脏前后负荷减轻,循环系统功能得到改善,静脉系统压力降低,也减少了乳糜液的生成

2. 胸腔引流管护理
(1) 乳糜胸患者应及时给予胸腔引流,如何做好胸腔引流管的护理?
(2) 如何做好有效的负压控制?
(3) 如何保持引流管的通畅?
(4) 胸腔内出现纤维分隔状所致引流不畅者应如何处理?
(5) 做好引流量监测的治疗手段是什么?
(6) 如何指导患者的活动及体位?这些都是我们护理工作中的重点难点

1. 观察及记录胸腔引流管的引流量、色及性状 心脏术后7天内密切观察及记录胸腔引流管的引流量、色及性状,询问患者自觉症状,及时发现乳糜胸;术后2~3天,引流液不减少,颜色淡黄,于进食或进食量增加后转乳白色且引流量增加,应尽早采集胸液做乳糜试验,必要时反复试验以确认
2. 持续低负压吸引,压力保持在 6~12cmH_2O 之间进行负压吸引:使肺膨胀粘连堵塞破损的小淋巴管,对乳糜胸有一定效果;引流管长度适中避免过度牵拉,防止引流管脱出
3. 保持引流管通畅 因乳糜凝固性较高,应经常定时挤压引流管以防乳糜液堵塞引流管。持续通畅的引流可减轻乳糜液对肺的压迫,使肺重新膨胀封闭胸腔,闭合胸导管及分支,并能准确测出引流的乳糜量
4. 如因胸腔内出现纤维分隔状所致引流不畅者,需更换引流管位置或做胸部小切口,分离纤维后再置引流管。每天更换引流瓶,以便了解引流物与冲洗液量出入是否相等,以免造成胸腔积液

续表

	5. 引流量的多少是决定治疗手段的重要因素：胸腔引流液>1000ml/d 或保守治疗 3~5 天，引流量不减少或增加者，需积极手术治疗 6. 鼓励患者咳嗽和深呼吸：可以促进肺膨胀，膨胀良好的肺叶可直接压迫胸导管，促进闭合而达到治愈 7. 体位：协助患者下床活动，如病情不稳定，可予半卧位。由于乳糜液的回流，很大因素来源于压力差，即胸腔的负压和腹腔的正压，当处于立位或坐位时，乳糜液的回流须克服重力，从而减少外渗
3. 饮食护理和营养支持 (1) 确定为乳糜胸后即调整饮食和做好静脉营养支持，如何向患者做好饮食指导？ (2) 禁食的原则有哪些？ (3) 如何做好禁食期间的护理？ (4) 为什么要进行静脉营养支持？ (5) 应用静脉营养支持时如何做好护理？	禁食的原则为：禁食脂肪，禁食高蛋白、高糖、高维生素，告诫患者及其家属，禁食肉眼可见的油脂、避免含脂肪高的肉类及动物内脏 饮食类型：以米面和脱脂牛奶为主，辅以海产品和豆制品、蔬菜、水果等 禁食的原因：由于即使饮水也可以引起淋巴循环的加强，禁食是减少乳糜产生的关键，因禁食可直接阻断肠道吸收乳糜颗粒的来源，同时胃肠减压可减少肠道运动，间接使肠道对乳糜颗粒的吸收减少，从而减少乳糜液生成量，促进破裂口愈合 禁食期间的护理：口腔护理 2 次/天，保持口腔清洁湿润，预防口腔感染和其他并发症的发生 常规进行静脉营养支持：因乳糜液的成分与血浆相似，如输血浆、全血、白蛋白或应用静脉高营养液，可维持患者的营养，减少乳糜液的丢失，保持水和电解质平衡，同时注意维生素的补充，可保障各种营养成分的供给 应用静脉营养支持的护理：静脉滴注营养液时应注意加强巡视，防止高渗营养液外渗引起静脉炎、局部组织高渗性坏死。营养液输注通道严禁输入其他药物，以免影响营养液的稳定性 而全静脉营养费用高且易出现并发症，对于重度乳糜胸患者宜行全肠道外营养，若每天引流量在 500ml 左右或更少时，可适当进食，按需要静脉补充全血、血浆、氨基酸、脂肪乳、白蛋白等

4. 留置胸腔引流管的基础护理 （1）为什么要做好基础护理？ （2）做好基础护理的措施有哪些？ （3）为什么患者要多卧床休息？	原因：因患者行胸腔闭式引流后活动受限、骨突处皮肤受压、局部血液循环受阻，易发生压疮，因此要做好基础护理 做好基础护理的措施：Q2h 翻身，使患者卧位舒适、保持床单位清洁干燥，定时按摩受压部位，使用气垫床和压疮垫减小局部压力 注意卧床休息的重要性：大量乳糜液对心、肺、纵隔产生的压迫作用是机械性的，患者常有胸闷、气急、心悸、患侧胸部不适等，稍事床上活动即明显加重，故患者需卧床休息，卧床休息也可减轻心脏负荷及降低静脉压从而减少乳糜液渗出
5. 患者肺部受到压缩，造成肺通气灌注减少，如何促进肺部扩张？	指导患者做深呼吸运动，鼓励患者咳嗽、吹气球，必要时雾化吸入等措施，以促进肺扩张
6. 心理护理 （1）为什么要做好心理护理？ （2）患者都会产生哪些心理问题？ （3）如何避免患者出现这些护理问题以及出现这些心理问题之后的护理措施是什么？	做好心理护理的原因：患者在胸腔冲洗过程中常因溶液的温度及药物刺激，出现剧烈疼痛、胸闷、刺激性咳嗽，常拒绝冲洗，不能配合治疗。出现剧烈疼痛、胸闷、刺激性咳嗽时，及时做好疾病知识的宣教，故冲洗前对每位患者和家属讲解胸腔冲洗的目的、方法、冲洗中可能出现的不适，采用激励性的语言，使其愿意接受治疗。由于乳糜胸是少见病且病程较长，应该及时向患者及家属做好疾病知识的宣教，并介绍一些成功病例，增强其信心 产生的心理问题：患者由于住院时间长、高龄、体质衰弱、禁脂饮食所致饮食习惯改变以及由于留置胸腔引流管导致行动不便等原因，容易产生焦虑、紧张、恐惧心理 产生心理问题之后的护理：护士要经常关心患者，耐心开导，用通俗易懂的语言讲解疾病知识，解释各项治疗，包括禁脂饮食的必要性和重要性，同时与患者家属进行有效的沟通，取得合作，共同支持鼓励患者，通过有效的心理护理，使患者积极配合治疗及护理

小　结

通过对心脏外科出现 1 例冠状动脉旁路移植术后并发乳糜胸的护理，体会到经过饮食护理、静脉营养支持、胸腔引流管护理等综合护理，可达到满意的效果，避免再次手术。及早确诊治疗、加强饮食控制和积极的营养支持以及有效的心理护理，全面细致的病情观察是治疗的关键。而冠状动脉旁路移植后护理难度大，患者并发症较多，应密切观察，准确记录出入量，预防感染。乳糜胸的患者由于丢失了大量的水分、脂肪、蛋白质、抗体、无机盐及微量元素等人体必需物质，易产生水、电解质、酸碱失衡，严重者诱发心律失常，需及时处理才能确保患者安全。应注意基础护理，严格执行无菌技术操作，加强呼吸道护理，经常翻身、拍背、鼓励咳嗽，按医嘱准确应用抗生素。乳糜胸是开胸心脏直观手术的一种严重并发症，大多与开胸手术中损伤胸腺和周围小淋巴管有关，不排除损伤胸导管的可能，本病例采用左侧内乳动脉为冠状动脉旁路移植材料，增加了损伤小淋巴管的机会。若胸导管主干损伤引起的乳糜胸，引流量一般在1000ml/d以上。总之，对于开胸术后两三天，引流液不见明显减少，无论引流液是否为乳白色，均应反复检查乳糜试验，及时诊断治疗，及早予禁脂饮食，通过饮食控制及积极营养支持促进患者康复。正是因为及时的诊断治疗和护理，患者获得治愈。

（王海燕　侯文铮）

参考文献

[1] 杜贾军，彭忠民. 胸外科并发症学 [M]. 北京：军事医学科学出版社，2003 (1)：226-250.

[2] 江秀琴，章建霞，钱素芬. 胸部手术后乳糜胸的观察与护理 [J]. 护理与康复. 2008，7（7）：498-499.

[3] 王英禹，张瑞，程庆书. 乳糜胸25例诊治体会 [J]. 实用医学杂志，2007，23（6）：844.

[4] 徐光亚. 实用心脏外科学 [M]. 济南：山东科学技术出版社，2000：156.

[5] 邹卫. 普胸外科围手术期处理 [M]. 南京：江苏科学技术出版社，2001：182.

[6] 叶宁. 体外循环心脏手术后并发乳糜心包和乳糜胸的治疗体会 [M]. 广西医学，1998，20（3）：493-494.

[7] 何宾，白永菊，张霞. 法洛四联征并房间隔缺损矫治术后并发乳糜胸一例的护理 [J]. 临床误诊误治，2010，23（10）：993.

1例慢性阻塞性肺气肿、肺大疱患者术后出现气管食管瘘的护理

一、病历资料

（一）病历摘要

刘某某，男性，79岁，主因"反复咳嗽咳痰8余年，间断喘憋伴昏迷1个月，发

现右肺大疱 10 天"以慢性阻塞性肺气肿（COPD）、肺大疱收入院。入院后第 5 天，在全身麻醉下行右肺减容手术，术后返 ICU 病房。住 ICU 病房期间请耳鼻喉科行气管切开术，但因气管插管偏向气管膜部，致使吸痰困难。行纤维支气管镜检查，气管套管前端管口外黏膜局限性隆起，突入管腔，致 50% 狭窄，后经全院会诊调整插管位置后好转。术后第 20 天由 ICU 转回胸外科病房，患者神志清楚，气管切开，吸痰 prn，经人工鼻氧气吸入，氧流量 5L/min，心电、血压、血氧饱和度监测，禁食、禁水，留置胃管。术后第 21 天开始试行经口进食，进食米粥后吸痰痰液中可疑有食物，不除外气管食管瘘，遂行床旁气管镜检查，但因肉芽增生影响，未见瘘口。术后第 22 天，请消化科专家行床旁胃镜检查，术中发现距门齿 20cm 处可见气管食管瘘约 1cm。术后第 25 天，组织全院相关科室，讨论具体手术方案。术后第 30 天，在全身麻醉下行右开胸气管食管瘘切开缝合，背阔肌瓣加强修补术，手术顺利，术后回 ICU 病房，二次手术后第 10 天，行气管镜检查，气管食管瘘口预后良好，生命体征平稳，转回胸外科病房。

（二）病程介绍

既往史：慢性支气管炎 10 余年。个人史：吸烟（20～40）支/日×35 年，已戒 6 年，饮白酒 4 两/日×25 年，已戒 10 年。

辅助检查：血气分析 $PaCO_2$ 48.7mmHg，PaO_2 66.3mmHg，SPO_2 93.4%；胸部 CT 示右肺透亮度增高，见多个类圆形大小不等低密度影，其内无肺纹理，大者 12.5cm×7.5cm；因肺功能差不能配合肺功能检查；支气管镜检查：各级支气管及其黏膜水肿、充血致相应管腔开口狭窄，提示：慢性炎症。

现病史：介绍术后由 ICU 转回胸外科病房至发现气管食管瘘并行修补术期间病程。

术后第 20 天，患者由 ICU 转回胸外科病房。神志清楚，气管切开，经人工鼻氧气吸入，氧流量 5L/min，SPO_2 97%，心电、血压监测。生命体征平稳，禁食、禁水，口腔黏膜完整。留置胃管，间断吸痰为白黏痰，协助患者翻身及床上活动，患者受压部位皮肤无压红，采用写字板、图片及肢体语言与患者沟通，患者能理解并接受。做好气管插管（金属套管）的保护，防止脱管。

术后第 21 天，9am 遵医嘱经口试进食，协助患者取半卧位，进食米粥 50ml，患者无呛咳及不适，生命体征平稳，11am 吸痰时发现痰液中可疑混有粥类食物，立即嘱患者禁食、禁水，并通知医师，行床旁气管镜检查，但因肉芽增生明显，未见瘘口，给予静脉及鼻饲营养支持。主动巡视患者满足其需要，加强与患者家属的沟通交流，各项检查治疗前做好解释工作，取得理解和配合。

术后第 22 天，请消化科专家行床旁胃镜检查，术中发现距门齿 20cm 处可见气管食管瘘约 1cm。

术后第 25 天，医务处组织全院相关科室，讨论了具体手术方案。

术后第 30 天，行"右开胸气管食管瘘切开缝合，背阔肌瓣加强修补术"，手术顺利，术后回 ICU 病房，二次手术后第 10 天，行气管镜检查，瘘口愈合良好，生命体征平稳，转回胸外科病房。

为患者制订护理计划：

1. 病情观察：观察并记录出入量；心电、血压、血氧饱和度监测，如有异常及时与主管医生沟通；吸痰时注意观察套管内有无胃内容物吸出；注意体温的观察，遵医嘱定期做痰培养，随时调整抗生素；观察患者二便情况，观察患者睡眠情况。

2. 不能维持自主呼吸：持续经人工鼻吸氧，观察患者的呼吸，血氧饱和度，口唇、甲床有无发绀；吸痰前后3分钟分别给予高浓度吸氧8L/min；气管切开护理Bid；遵医嘱查血气分析，并将结果及时反馈；根据患者呼吸相关指标，指导活动的程度。

3. 清理呼吸道无效：适时吸痰。吸痰时，动作应轻柔、迅速；协助翻身、拍背Q2h；无菌操作，同时嘱患者配合咳嗽，吸痰时间每次<15s；保持气道湿化，避免呼吸道干燥、痰液黏稠，生理盐水2ml气管注入，Prn；注意保持湿化瓶内的蒸馏水的正常位置。

4. 自理能力缺陷：微笑服务，主动交流；协助患者床上、床旁活动；满足患者卫生、二便需要；保持床单位、病号服的整洁、干燥；加强巡视30分钟1次；呼叫器有效；床旁陪护1人。

5. 语言沟通障碍：准备写字板、图片卡（基本需要内容）、记号笔，通过简单的书写及指图片进行沟通；护士运用肢体语言如：微笑安慰患者、伸出大拇指鼓励患者、用手势表达翻身等动作；观察患者的表情、身体语言，了解其需要。

6. 有感染的危险：地面、桌椅、床单位每日500mg/L有效氯擦拭2次；根据细菌培养结果，遵医嘱应用有效的抗生素；保持室内空气清洁，定时开窗通风，紫外线空气消毒；口腔护理1次/日；定时拍背，适时吸痰；会阴擦洗Qd。

7. 有受伤的危险：床旁持续陪护1人；两侧床档均拉起，适当约束；加强巡视30~60分钟1次；对全体护士及家属进行安全宣教，四防到位。

8. 有窒息的危险-气管插管脱出：妥善固定气管插管，每班记录气管插管的深度，保持松紧适宜；注意患者翻身、坐起活动时吸氧管的长度，避免牵拉、扭曲；观察患者的呼吸情况。

9. 有皮肤完整性受损的危险：观察并记录受压部位皮肤情况，翻身Q2h；使用气垫床；注意每次便后肛周皮肤的护理观察；遵医嘱静脉补液、鼻饲及饮食指导，保证营养的摄入；向患者、家属宣教皮肤保护的相关知识。

二、分析与讨论

气管食管瘘如何观察，护理工作中如何做到早发现、早处理，现对与本患者相关的护理知识点进行讨论。

1. 气管食道瘘的定义？	气管食道瘘是气管切开术后较为少见且严重的并发症，是各种原因导致气管后壁及食道前壁形成瘘管。
2. 气管食管瘘的病因、临床表现？	病因： 1. 插管时间过长，由于肺功能较差，肺部感染，只能以机械通气来辅助呼吸，导致气管内膜机械性损伤。

	2. 气管内膜受力不均匀，受力大的地方易导致该处黏膜缺血、坏死、溃破，而致瘘的形成。 3. 行气管切开术时操作不谨慎，损伤了气管后壁和食道前壁，感染后形成瘘管。 4. 气管套管放置的位置不合适或取放内套管消毒时动作粗暴，使外套管移位，压迫、摩擦气管后壁引起局部溃疡及感染。 5. 鼻饲管过粗，压迫摩擦套管间的气管、食道壁，导致缺血、坏死。 6. 尖锐异物自食道直接刺入气管内，伴发感染。 7. 全身因素（如糖尿病、结核、肿瘤患者、大面积烧伤）致抵抗力下降，导致感染加重。 临床表现： 1. 进食后咳嗽是食管气管瘘的特征性症状。 2. 长期机械通气的患者，如果气管内分泌物出现明显增多，并呈唾液性状预示瘘的形成。 3. 吸痰时出现食物。 4. 如果气管套囊位于瘘口上方，机械通气经瘘口、食管进入胃可导致胃扩张。
3. 气管食管瘘的诊断、治疗？ 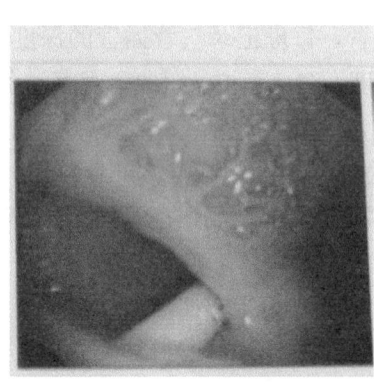 彩图 10	诊断依据 1. 根据临床表现：发热、胸痛，痰液中混有食物。 2. 纤维支气管镜检查。 3. 食管镜检查。 4. 碘油造影。 治疗： 1. 禁食、抗感染、高营养支持。 2. 拔除鼻胃管。 3. 气管插管气囊不要过度充气。 4. 手术修补。 5. 支架治疗。
4. 气管食管瘘的观察？	1. 观察气囊情况，每4～6小时测气囊压力1次，避免气囊内压力过大。 2. 密切观察患者痰液情况，若有异常或怀疑混有食物，应及时通知医生。 3. 吸痰过程有阻力或不顺畅时，应及时通知医生，查找原因。 4. 机械通气时，注意患者腹部情况，若出现腹胀，应引起注意。 5. 留置胃管的患者，观察胃管内有无气泡引出。

续表

5. 怀疑气管食管瘘的早期处理?	1. 立即嘱患者禁食、禁水。 2. 立即通知主管医生,并配合医生进行相关检查。

小 结

此病例为疑难病例,患者住院期间,因为涉及多个学科,加大了临床护理的工作难度。通过此病例,使大家能够学习到护理此类患者的方法,结合气管和食管的解剖特点和生理机能,掌握气管食管瘘的病因、临床表现及护理措施,在医护共管患者的情况下,护士可以主动提出一些解决问题的方法,而不是单纯执行医嘱。当出现问题时,护士运用评判性思维的方法、循证医学的理论主动对患者实施预见性护理,对今后护理此类患者有指导意义。

(郭立花 肖 颖)

参考文献

[1] 张效公. 胸外科学. 北京:中国协和医科大学出版社,2001:324.

[2] 曹伟新. 外科护理学,3版. 北京:人民卫生出版社,2002:422.

[3] 王莉. 气管切开术后气管食管瘘的护理. 护士进修杂志,2009,12(24):2290-2291.

[4] 钱瑞莲. 气管切开患者的沟通. 护理学杂志,2000,15(5):290-291.

1例胸椎旁肿瘤合并下肢静脉血栓患者的护理

一、病历资料

(一) 病历摘要

霍某,女性,56岁,患者20余天前因胸部不适在当地医院做胸部CT检查发现左侧胸椎椎旁占位性病变,患者无下肢无力,无大小便功能障碍,无胸腹部束带感,为进一步治疗于2011年8月26日入我院。患者自发病以来,精神睡眠可,无明显疼痛麻木等不适,体重无明显变化。既往有高血压病史,服药控制。偶有心脏不适,未明确诊断心脏病,无其他病史。

(二)病程介绍

患者20余天前因胸部不适在当地医院做胸部CT检查发现左侧胸椎椎旁占位性病变,患者无下肢无力,无大小便功能障碍,无胸腹部束带感,为进一步治疗于2011年8月26日入我院,入院后完善相关术前检查。

9月1日在全麻下行胸椎椎间孔及胸腔内肿瘤切除术,术后留置胸腔闭式引流管。术后第1日生命体征平稳,胸腔闭式引流管通畅,胸腔闭式引流管液面随呼吸波动好,遵医嘱停监测,给予半流食,鼓励床上活动。术后第2日可床上活动,鼓励坐起,适当床边站立。术后第4日拔除胸腔引流管,可下床活动。9月13日,患者左下肢疼痛、肿胀,左下肢彩色多普勒超声血管检查回报示左下肢深静脉血栓形成,请介入血管外科会诊,嘱患者严格卧床3周,抬高患肢,禁止挤压按摩;低分子肝素钙注射液0.4ml皮下注射Q12h至术后3周;9月20日,患者主诉左下肢疼痛较前减轻,肿胀程度较前减轻。9月23日复查CTA示左下肢静脉血栓消失。9月26日患者生命体征平稳,手术伤口愈合好,遵医嘱准予出院。

二、分析与讨论

此患者术后第4天拔除胸腔引流管后下床活动,活动可。术后第12天患者主诉左下肢疼痛肿胀,多普勒超声血管检查回报:左下肢深静脉血栓形成。此胸椎肿瘤患者术后并发下肢静脉血栓,增加了护理难度,以下是讨论分析此患者的护理措施。

1. 胸椎旁肿瘤术后胸腔闭式引流的护理要点是什么? 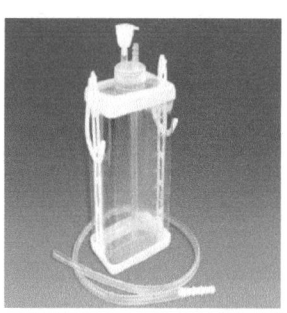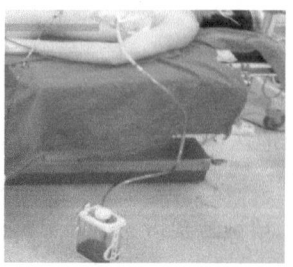 彩图11	1. 护理要点 (1)胸腔闭式引流注意事项,注意避免引流管折叠、扭曲,以保证引流管通畅。随时注意引流管有无堵塞,液平面是否随呼吸上下波动。水封瓶玻璃管水柱是随呼吸上下波动的,正常水柱上下波动2~6cm,水柱波动表示胸腔压力的高低,并指示引流是否通畅,应经常予以注意。 (2)胸腔闭式引流管与水封瓶之间的引流系统,均应完全密封,固定牢固,切勿漏气。为避免空气进入胸膜腔,水封瓶玻璃管应置于液平面以下2~3cm保持直立位。胸腔闭式引流管周围要用油纱布条严密包盖。如水封瓶被打破或更换时,必须立刻夹闭引流管,以免造成张力性气胸。 (3)水封瓶位置。水封瓶位置不可高于胸部,在患者胸部水平下60~100cm处,勿使水封瓶倒置,以免液体逆流入胸腔。 (4)预防感染。一切应坚持无菌操作,更换水封瓶拔出接管时要用消毒纱布包好,保持引流管、接管及引流瓶清洁,定时用无菌蒸馏水冲洗,以预防胸腔内感染。

续表

	(5) 准确地记录胸腔引流液量和质的变化。正常情况下，胸腔引流液应自血性逐渐转变为血清样。 (6) 拔管指征：术后 48 小时听诊，术侧肺部呼吸音清晰，引流量少，24 小时小于 50～100ml，胸腔引流液呈血清样，引流管水柱波动小，胸透证实术侧肺膨胀良好，无明显积液；全肺切除后，如胸腔引流不多，呈血清样，24～48 小时即可拔管；术中污染严重者，胸腔引流时间可适当延长，直至肺膨胀良好，胸液量少而清澈，无发热等感染征象，方可拔管；胸内虽有积液、积气，但胸腔闭式引流管已阻塞，失去引流作用者可拔管。拔管后可采用穿刺、抽液、抽气等方法使肺膨胀；气胸患者引流侧胸腔肺完全膨胀，呼吸音清晰，夹管 24 小时以上无气急者可拔管。 (7) 拔管后注意事项：拔管后不要让患者马上下床活动，以免空气从胸壁引流管口处进入胸腔引起张力性气胸。观察患者有无呼吸困难、气胸、皮下气肿，检查引流孔密盖情况，是否继续渗液。有些患者拔管 2 天后仍有胸液从引流口漏出，应及时更换敷料并作相应处理。
2. 影响下肢静脉血栓形成的主要因素是什么？ 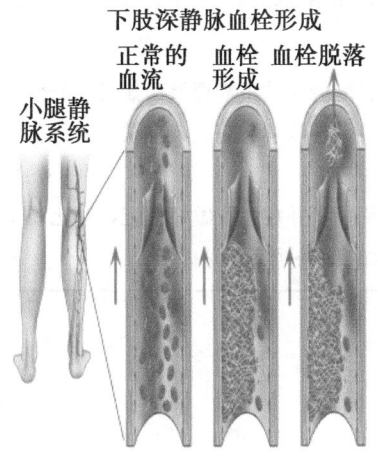 彩图 12	1. 经典的 Virchow 理论认为：血管壁损伤、血流异常和血液成分改变是引起下肢静脉血栓形成的 3 个主要因素。 2. 手术后下肢静脉血栓高发病率显示手术是重要的易患因素，患者的年龄、手术种类、大小、手术时间及术后卧床时间等都影响下肢静脉血栓的发生。其中手术类型尤为重要，普外科手术术后下肢静脉血栓发病率在 19% 左右，神经外科手术在 24% 左右。 3. 许多静脉血栓起源于血流缓慢的部位，如小腿静脉丛、静脉瓣等，临床上发现肢体制动或长期卧床的患者容易形成静脉血栓，这些都提示血流缓慢是血栓形成的因素之一。与脉冲型血流相比，静态的流线型血流容易在静脉瓣底部造成严重的低状态，缺氧使内皮细胞吸引白细胞黏附并释放细胞因子，继而损伤静脉内皮层。血流淤滞造成活化的积聚，并不断消耗抗凝物质，凝血-抗凝平衡被打破，从而导致血栓的发生。

续表

3. 发生静脉血栓的主要护理措施是什么？	1. 密切观察生命体征变化，注意卧床休息，急性期一般为2周，并抬高患肢，使患肢高于心脏水平20～30cm，膝关节屈曲10°～15°，腘窝处避免受压，以利静脉回流，减轻水肿。患肢疼痛时不可过分限制使用止痛剂，以免过分疼痛引起动脉痉挛。 2. 患肢避免按摩挤压热敷，防止栓子脱落发生肺栓塞。 3. 保持呼吸道通畅，观察呼吸的节律、强弱的变化，必要时给予吸氧。 4. 密切观察生命体征，动脉血氧饱和度的变化。
4. 抗凝药物使用的观察要点是什么？	1. 按时用药，定期更换皮下注射部位。 2. 在用药过程中掌握药物的用药原则，了解各种药物的不良作用，注意观察用药后的效果。 3. 观察皮下注射部位是否有出血点，询问患者是否有牙龈出血、皮下出血、呕血、黑便等症状出现，如有异常及时通知医生并遵医嘱停药或更改剂量。 4. 定时监测血常规。 5. 做好患者宣教。
5. 如何预防术后下肢静脉血栓形成？	(1) 尽量减少患者卧床时间，以利于患者早期下床活动，鼓励患者术后早期功能锻炼（踝泵练习，抬高双下肢等）。 (2) 避免术中止血带使用时间过长，压力过高，同时应避免滥用止血药物。 (3) 术后伤口周围轻度肿胀是正常现象，如发现肢体远端发展成可凹性水肿并伴浅静脉充盈，皮肤青紫等，多为静脉淤滞所致。 (4) 每天测量下肢周径，并在患肢做好标记，对比观察双下肢皮肤颜色、温度、肿胀程度和感觉。

小 结

通过对患者的全程护理，使护士掌握了胸腔闭式引流的护理要点；掌握了影响下肢静脉血栓形成的主要因素、发生静脉血栓的主要护理措施、抗凝药物使用的观察要点，以及如何预防术后下肢静脉血栓形成等相关知识。在护理过程中的重点是如何预防术后下肢静脉血栓形成，护理的难点是护理措施如何有效的应用。静脉血栓如未及时治疗，将造成不同程度的慢性深静脉功能不全，影响生活和工作能力，甚至致残。此病例也提示我们，在护理过程中应多与患者交流，多关心患者并严密观察病情。护理人员在临床工作中采取积极的预防措施，掌握患者的病情动态变化，为患者提供更优质的护理，使患者更快地康复。做到及早预防、及早发现、及早治疗。减少该病的发生率,这样也可降低患者住院天数、致残率、医疗费用和死亡率。

(殷淑珍 刘 敏)

参考文献

[1] 董晓丽,刘莉,张莹. 急性下肢深静脉血栓患者的护理体会 [J]. 实用医药杂志,2010,27 (11):1003-1004.

[2] 王琴. 下肢静脉血栓非手术治疗的观察与护理 [J]. 中国社区医师(医学专业) 2010,12 (18):204.

[3] 徐金美,周丽华. 一例高位胸椎肿瘤切除术的护理 [J]. 天津护理,2004,12 (1):49.

[4] 熊勤,王咏梅. 胸椎肿瘤行人工椎体置换术患者围手术期的护理 [J]. 现代护理,2006,12 (28):2709-2710.

[5] 刘星星. 胸腔闭式引流术的护理问题及对策 [J]. 中国实用神经疾病杂志,2011,14 (18):93.

[6] 苟静. 胸腔闭式引流术的临床应用及护理体会 [J]. 中国医药指南,2011,9 (25):143-144.

1例肛周会阴坏死性筋膜炎并发多脏器功能受损患者的护理

一、病历资料

(一) 简单病历摘要

患者,男,82岁,因"咳嗽、咳痰1周,伴发热、呼吸困难3天",急诊入院。1周前患者受凉后出现咳嗽、无发热、咯血,伴肛周疼痛,未及时就诊。4天前肛周疼痛加剧就诊于我院肛肠科,行"切开引流术"后出现发热,体温38.5℃,伴畏寒,咳褐色黏痰,并出现呼吸困难、喘息、血压下降,肛周及阴囊红肿、疼痛,并出现破溃。

既往病史:慢性支气管炎病史30余年,高血压30余年,10年前被诊断为不稳定性心绞痛,完全房室传导阻滞,肛裂6年,高脂血症,痛风,前列腺增生病史。

住院期间主要医疗诊断:肛周会阴坏死性筋膜炎,肺部感染,上消化道出血,快慢综合征。

(二) 病程介绍

患者因高龄、多发基础病、病情危重于入院第2天转入ICU病房继续治疗。入院时体温 37℃，脉搏 110 次/分，呼吸 20 次/分，血压 160/80mmHg，听诊双肺呼吸音粗，散在少量干啰音。肛周及阴囊红肿、破溃，可见渗液，无明显波动感及捻发感。实验室检查：白细胞 $13.94×10^9/L$（$3.97～9.15×10^9/L$），中性粒细胞百分数 92.2%，血小板 $141×10^9/L$（$85～303×10^9/L$），肌酐 174μmol/L，尿素氮 25.6mmol/L，凝血酶原时间 18.0s，活化部分凝血活度 29.0s，D-二聚体 0.33μg/ml，尿钠肽 1777.1pg/ml。胸片示双肺间质改变合并感染，心脏增大，右膈面抬高。胸部 CT 示：右肺上叶炎性改变，双侧胸腔少量积液，心影增大。肛周 B 超示阴囊壁、阴茎皮肤增厚，血流丰富伴阴囊壁内气体样强回声，肛周皮下异常回声。超声心动示心室壁节段运动异常，左心房增大，左室舒张功能减退，射血分数 56%，心包少量积液，给予患者特级护理，心电监护。

治疗：抗感染：根据细菌培养及药敏结果应用哌拉西林钠舒巴坦钠、替考拉宁、甲硝唑磷酸二钠等抗生素联合治疗。循环支持：血管活性药控制血压。局部处理：及时患处清创换药。为家属进行 ICU 健康宣教。

入院第 3 天　患者肛周、会阴皮肤红肿、溃烂，渗出大量脓性分泌物，被诊断为肛周会阴部坏死性筋膜炎，予坏死组织培养，结果显示为大肠埃希菌、屎肠杆菌感染，立即予接触性隔离，加强全身抗感染治疗，伤口局部清创消毒。

入院第 4 天　患者在全身麻醉下行"肛周脓肿切开引流、清创术"，患者气管插管接呼吸机辅助通气。

入院第 8 天　患者行"坏死性筋膜炎切开、清创术"。

入院第 9 天　患者发生快慢综合征，发作频数，予植入临时心脏起搏器，起搏心率 60 次/分。

入院第 11 天　患者在 ICU 局麻下行局部红肿切开，分段橡皮筋引流。

入院第 13 天　患者排柏油便，胃镜下示十二指肠 3 处溃疡，内有血块，无活动性出血。

入院第 50 天　患者生命体征平稳，肺部炎症消失，肛周及会阴伤口愈合，一般状况良好。

二、分析与讨论

1. 坏死性筋膜炎有何特点？患者肛周脓肿为何导致如此严重的症状？	1. 坏死性筋膜炎是发生在肛周可波及会阴部的一种具有特殊症状的由多种细菌感染引起的软组织感染性疾病，可致广泛的皮肤、皮下组织和筋膜坏死。病程进展快速，常并发全身症状，很快发展为败血症致死亡，病死率极高

续表

	2. 肛周脓肿引起坏死性筋膜炎可归纳为以下两点： （1）患者免疫力低下，如糖尿病、恶性肿瘤术后化疗、高龄、营养不良者 （2）原发病治疗不当，如肛周脓肿手术不及时或手术引流不彻底。患者高龄、基础疾病多等因素导致患者病情危重。坏死性筋膜炎病情凶险，可导致全身感染，甚至引起多脏器功能衰竭
2. 患者在 ICU 期间生命支持护理的重点内容有哪些？	针对患者原发病及多器官功能受损的情况，护理重点包括： 1. 循环系统：患者有冠心病、高血压病史，心功能较差。入 ICU 病房 1 周后被诊断为心律失常、阵发性房颤、快慢综合征，床旁植入临时心脏起搏器，设置起搏心率 60 次/分。严密观察患者的心律和心率，如有异常及时报告医生。保证起搏器工作正常，远离电磁干扰，保持起搏器电池电量充足。协助患者翻身时，防止起搏器导线受到牵拉。监测患者出入量，预防心衰。予患者硝酸异山梨酯 50mg/50ml 泵入控制血压，监测血压情况，及时调节药物泵剂量。观察患者有无头痛等药物副作用。2 周后患者心律转为窦性心率，律齐，予撤除临时心脏起搏器 2. 呼吸系统：患者全身麻醉术后返回 ICU，经口气管插管接呼吸机辅助通气。由于患者肺部存在感染，高龄、基础疾病多等因素，脱离呼吸机及拔除气管插管的时间延长，气道护理非常重要。插管期间，做到适度气道湿化，适时吸痰，防止意外拔管，保证气囊压力在正常范围内，严格无菌操作，预防呼吸机相关肺炎的发生。监测呼吸机参数，与医生合作根据动脉血气分析情况及时调整呼吸机参数。协助患者锻炼呼吸肌功能，在病情允许的情况下尽快脱机拔管。患者成功拔除气管插管后，予储氧面罩吸氧，可自行咳白黏痰，护士观察并记录患者的呼吸、咳痰情况，每 2 小时予翻身拍背，指导患者深度排痰 3. 消化系统：患者十二指肠溃疡、排柏油便。急性期遵医嘱予去甲肾上腺素冰盐水胃管冲洗，加用抑酸药泮托拉唑钠 40mg Q12h。当日血红蛋白 46g/L，立即输悬浮红细胞 800ml，严密观察患者胃液及大便的色、量、质，监测血红蛋白的变化、药物副作用及输血反应。数日后，患者血红蛋白在正常范围，无柏油便，便潜血阴性

续表

3. 患者肛周、会阴部换药的要点？应用抗感染药物时护士的观察要点？	正确换药及抗感染药物的使用是治疗护理局部感染灶的关键措施。具体如下： 1. 换药一般在患者排便后进行。先用温水清洁肛门，注意观察局部创面的颜色变化、有无分泌物及引流是否通畅。对肛周及会阴部患处进行切开引流、清除坏死组织，双氧水冲洗伤口，分段橡皮筋引流条嵌入脓腔处，进行引流，外敷无菌纱布棉垫，每日2次伤口换药。患者切开引流后，渗出大量黄绿色脓性分泌物，且大便次数增多、量多质稀。外敷的无菌纱布棉垫常被分泌物和粪便污染，不利于伤口的愈合。除常规换药外，护士需经常观察患者的伤口情况，及时清理污物和换药。清理时先用一次性纸巾进行常规清洁，后以0.9%生理盐水进行伤口及周围皮肤冲洗，用0.5%碘伏棉球由内向外消毒伤口，注意伤口内的窦道也要消毒彻底。更换无菌纱布及棉垫，保持局部的清洁干燥。协助患者翻身，避免伤口附近皮肤受压而加重坏死。患者意识清楚后，经常询问患者是否排便。换药过程中动作轻柔，避免加重患者疼痛 2. 根据分泌物培养情况合理使用抗生素。患者肛周、会阴部严重感染，合并肺部感染，予哌拉西林钠舒巴坦钠、替考拉宁、注射用甲硝唑联合治疗抗感染。使用抗生素期间，注意患者体温的变化，观察伤口分泌物的颜色、性状及量。监测患者对药物的反应，有无头晕、恶心、皮疹等，并关注患者血常规的变化。观察有无真菌感染迹象
4. 患者意识清楚后，护士对患者进行健康宣教及预防并发症的护理内容应该包括哪些方面？	由于患者病情危重，住ICU期间不能下床活动及使用呼吸机时间较长，患者易发生继发性肺部感染、下肢深静脉血栓、压疮等并发症，护士在护理中应协助患者预防并发症并教会患者预防的方法： 1. 鼓励有效咳嗽　协助患者取上身微向前倾体位，嘱患者缓慢呼吸数次后，深吸一口气，屏气数秒，然后进行2~3声短促有力的咳嗽，缩唇将残余气体吐出，循环2~3次，休息几分钟后重新开始 2. 预防下肢深静脉血栓　鼓励患者在床上进行四肢活动。教会患者踝泵练习的方法，即足背伸与跖屈各持续5~10秒，再内外翻转或向内向外绕环为1组，每小时尽量做够10组。使用间歇式充气压力泵每天2次，每次20分钟以上。护士在使用间歇式充气压力泵时要观察泵的运行情况，有无电源脱落、管路和腿套粘扣松脱、机器有无报警发生，注意管路勿打折、剐蹭，防止损伤

续表

3. 饮食　告知患者进食低盐、低脂饮食，忌油腻、辛辣及海鲜等高嘌呤食物，避免诱发基础病
4. 预防压疮　鼓励患者勤翻身，使用气垫床。对骨突部位使用皮肤保护贴膜保护
5. 出院指导　保持肛周清洁，每次大便后用温水清洗；预防上呼吸道感染；适当运动，如太极拳、慢走等；监测血压，如有不适及时就诊

小　结

呼吸机的使用使患者的呼吸功能得到恢复；紧急安装临时心脏起搏器是抢救突发严重缓慢心律失常的重要手段。合理用药，根据分泌物细菌培养情况使用抗生素，加用胸腺素 $α_1$，丙种球蛋白等药物提高免疫力。合理使用免疫调节剂如免疫球蛋白、干扰素等，预防和控制感染及耐药菌的产生和传播。感染伤口的换药和护理使患者的感染局限并消退，促进伤口的愈合。通过医护及科室间的通力协作，给予该患者各脏器功能的对症处理，肛周会阴部感染灶的治疗和护理，严格消毒隔离及心理护理，使得患者治愈。护士的精心护理是患者治愈的重要环节。在管理过程中注意为患者选择经验丰富、知识技能过硬的责任护士，以能够及时发现病情变化并进行妥善处理，固定责任护士以确保工作的连续性。对责任护士加强换药培训，并对该患者进行病例分析，使各层次护士得到知识技能的提高。对患者及其家属进行健康宣教，使患者了解病情并主动配合治疗、护理工作，家属能够遵守ICU探视制度，避免交叉感染，配合护士进行患者的心理疏导。

（李佳佳　骆金铠）

参考文献

[1] 董文娟，杨向东，王钧冬. 重症肛周坏死性筋膜炎5例治疗体会 [J]. 结直肠肛门外科，2010，16（4）：250-251.

[2] 李林强，孟庆辉，梁德森. 肛周脓肿致腹壁及腹膜后坏死性筋膜炎1例 [J]. 中国实用外科杂志，2010，30（7）：619.

[3] 常红，刘淑珍，岳鹏等. 间歇式充气压力泵预防缺血性脑卒中后下肢深静脉血栓形成的护理 [J]. 中华护理杂志，2011，46（7）：714-715.

[4] 刘承鸾，张浩，柳永华等. 临时起搏器的临床应用 [J]. 实用心脑肺血管病杂志，2008，16（8）：47-48.

[5] 尉晓燕，李京立，李静. ICU院内感染的危险因素与预防对策 [J]. 现代中西医结合杂志，2010，19（11）：1399.

1例产后出血患者的护理

一、病历资料

(一) 病历摘要

初产妇,38岁,因"宫内孕 37^{+2} 周,双胎妊娠,头\头位"入院。规律产检,既往体健,孕期检查基本正常。入院后第2天行联合麻醉下子宫下段剖宫产术,大婴儿2300g、小婴儿2600g。术中因子宫收缩欠佳,予卡贝缩宫素 $100\mu g$ 静脉冲入,妥塞敏 1g 静脉点滴(氨甲环酸),催产素 20IU 静脉冲入,离开手术室时予米索前列醇 $200\mu g$ 舌下含服,术中出血 250ml。术毕返回病房后,产妇仍子宫收缩差,至术后 95 分钟时共计出血 1660ml,给予按摩子宫并先后予缩宫素、晶体液、悬浮红细胞、血浆、凝血酶原复合物和纤维蛋白原等促进宫缩收缩、纠正凝血功能并抗休克治疗,出血仍未控制,遂予子宫动脉栓塞术。栓塞后半小时内阴道出血 50ml,效果较好,后子宫收缩好,阴道出血不多,产后4天顺利出院。

(二) 病程介绍

术前和术中情况 初产妇,38岁,因"宫内孕 37^{+2} 周,双胎妊娠,头\头位,"入院。规律产检,既往体健,孕期检查基本正常。术前血常规、凝血功能正常,血红蛋白 141g/L。考虑患者高龄,且为双胎,入院后第2天行联合麻醉下剖宫产术,于 10:50、10:51 分别娩出两男婴,大婴儿2300g、小婴儿2600g。术中子宫收缩欠佳,先后予卡贝缩宫素 $100\mu g$ 静脉冲入,妥塞敏 1g 静脉(氨甲环酸),催产素 20IU 静脉冲入,离开手术室时予米索前列醇 $200\mu g$ 舌下含服,后子宫收缩好转返回病房。术中生命体征正常,入量 1000ml,尿量 200ml,出血 250ml。

11:40 术后返回病房,查子宫偏大,轮廓尚清,收缩不佳,宫底脐上3指,血压 120/70mmHg,脉搏 100次/分,呼吸 20次/分,血氧饱和度 99%。按摩子宫可见大量暗红色血液自阴道涌出,称重 490ml。予心电、血压、血氧饱和度监护,保暖、低流量吸氧,并 20IU 缩宫素入生理盐水 500ml 中快速静脉滴注。此时患者意识清楚、躯干皮肤温度正常,手足皮肤温度低。

11:50 产妇主诉发冷,宫底脐上2指,收缩较前好转,持续按摩子宫,阴道出血不多,血压 120/70 mmHg,心率 120次/分,血氧饱和度 96%,测快速血糖 7.4mmol/L。予乳酸钠林格 500ml 快速静脉滴注。

12:00 产妇诉自觉发冷,伴寒战,持续按摩子宫,宫底脐上2指,阴道出血 350ml。此时血压 120/60mmHg,脉搏 120次/分,呼吸 22次/分,血氧饱和度 96%。予静脉输入悬浮红细胞 400ml,并急查血常规和凝血功能,予热水袋保暖。

12:30 产妇神志清楚,宫底脐上2指,血压 120/60mmHg,心率 140次/分,呼吸 24次/分,血氧饱和度 96%,再次阴道出血 250ml,术后尿量共计 250ml。将产妇下肢抬高，增加回心血量，予静脉输入悬浮红细胞 800ml，血浆 400ml。血常规结果回报：血红蛋白 110g/L，血小板 45×10^9/L。凝血功能大致正常。

12：40 产妇仍主诉全身发冷，寒战较前好转，仍间断有阴道出血。血压 82/66 mmHg，心率 160 次/分，呼吸 22 次/分，血氧饱和度 100%。继续予补液、输血等治疗，行中心静脉置管。查血常规和凝血功能。

13：15 产妇神志清楚，主诉发冷，宫底脐上 2 指，阴道出血 570ml。血压 90/60 mmHg，心率 150 次/分，呼吸 35 次/分，血氧饱和度 100%。颈外静脉置管成功，测中心静脉压 5cmH$_2$O。血常规和凝血功能结果回报示血红蛋白 117 g/L，血小板 59×10^9/L，PT 15s，APTT65.7s，Fib 1.28 g/L，A 56%。予凝血酶原复合物 200IU，纤维蛋白原 1g 静脉输注，阴道出血 350ml，术后累计阴道出血 1660ml。准备送产妇入导管室。

13：25～13：55 子宫动脉栓塞术结束观察中。持续监测血压、脉搏，并继续予输血、补液、补充纤维蛋白原和凝血酶原复合物等治疗。术中产妇一直神志清楚，14：55 术毕，此时血压 128/86 mmHg，心率 137 次/分，呼吸 20 次/分，血氧饱和度 100%。术中阴道出血共计 1745ml。

14：25 子宫动脉栓塞术后半小时阴道出血共计 50ml，子宫底平脐，考虑子宫动脉栓塞术效果较好，返回病房。

剖宫产术后至此累积输注晶体液，入量 3600 ml，悬浮红细胞 3000 ml，血浆 1000 ml，血小板 200 ml，纤维蛋白原 2.5g。凝血酶原复合物 400IU，阴道出血共计 3405ml，尿量 302 ml。

二、分析与讨论

产妇术后返回病房时，血压 120/70mmHg，脉搏 100 次/分，宫底脐上 2 指，按摩子宫可见大量暗红色血液自阴道涌出，称重 490ml。这时考虑产后出血的主要原因是什么？应该如何处理？	产后出血的四种原因：子宫收缩乏力、软产道裂伤、胎盘因素、凝血机制障碍，其中子宫收缩乏力为产后出血的最主要原因。此产妇由于为双胎剖宫产，胎儿体重较大，宫底较高，按摩子宫可见暗红色阴道出血，以上特点均提示可能为子宫收缩乏力所造成的产后出血。大部分的产后出血发生在产后 2 小时内，因此，无论自然产或剖宫产均应严密监护生命体征、宫底高度、宫缩强度和阴道出血情况。如子宫收缩乏力，可宫底按摩促进子宫收缩，并同时立即遵医嘱使用促进宫缩的药物
产后出血时，判断失血量的方法有哪些？	判断产后出血量常用的方法有称重法、容积法、面积法、根据休克指数和血红蛋白、红细胞压积等方法进行判断。 （1）称重法是将出血后的敷料重量减去出血前的敷料重量为失血量，除以血液比重 1.05 即为失血容量。血红蛋白每下降 1g，估计失血量 400～500ml，红细胞压积下降 3% 约失血 500ml （2）面积法则受不同敷料使用的层数和吸水性等影响，应测定自己医院常用标准尺寸的敷料血量，以减少误差。隐性出血不适用于测量法和面积法

续表

失血性休克早期机体的代偿机制是什么？	机体在失血性休克早期，血容量的下降最初使机体先加快心率以维持有效循环血量，因而休克早期表现为心率的增加，而血压并不下降或仅轻度下降。当血容量进一步下降，机体会通过自身输血（非重要器官血液减少以保证心脏和脑重要器官的血供）和自身输液的方式（组织间液体减少以补充循环血量），因而抗休克治疗时，过早使用胶体会造成组织间液的进一步减少，加重细胞的代谢障碍
术后 20 分钟时患者血压 120/60mmHg，脉搏 120 次/分。请问此时休克指数是多少？如何根据休克指数判断失血量？	休克指数计算方法为：脉搏/收缩压。休克指数是一种较为方便的估算失血量的方法，尤其对于内出血的患者。估算方法见下表：休克指数（SI）：0.5 为正常，此时患者的休克指数为 1

休克指数	失血百分比	大约失血量
SI=0.5～1%	<20%	(500～750ml)
SI=1	20%～30%	(1000～1500ml)
SI=1.5	30%～50%	(1500～2000ml)
SI=2	50%～70%	(2500～3500ml)

失血性休克扩容治疗时首选的晶体液是什么？为什么？	不同液体的体内分布见下表：

	5%葡萄糖	平衡液(ml)	3%NaCL(ml)	5%白蛋白(ml)	血液(ml)
总体水分	1000	1000	1000	1000	1000
细胞内水分	666	0	−1500	0	0
细胞外水分	333	1000	2500	1000	1000
血管外水分	250	750	1875	0	0
血管内水分	83	250	625	1000	1000

失血性休克时，微循环灌注减少，组织间液和有效循环血量均减少。从上表可以看出，平衡液能够较好的补充循环血量和组织间液体，而 5%葡糖糖溶液主要分布在细胞内，组织间液和血管内液体均较少。高渗盐水造成细胞内大量脱水，有部分学者认为可能有助于休克的恢复，但未达成共识。白蛋白和血液对于组织间液的补充不利，因而也不作为首选。另外，乳酸钠在体内转化为碳酸氢根离子，并含有 K^+ 和 Na^+，对纠正电解质紊乱和酸碱平衡紊乱有一定作用

为什么做子宫动脉栓塞术？	子宫动脉栓塞术是一种介入性治疗方法，是指在血管造影配合下，由股动脉穿刺后将凝胶海绵等栓塞介质置入双侧子宫动脉。此手术可以达到暂时性阻断子宫动脉血供，并且缺血的子宫反射性收缩，从而达到止血的目的

	续表
子宫动脉栓塞术后为什么还要继续观察阴道出血量和子宫收缩情况？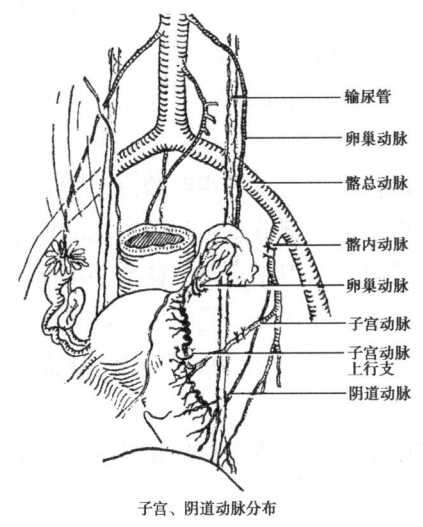子宫、阴道动脉分布	子宫主要由子宫动脉、卵巢动脉和阴道动脉供血，其中以子宫动脉为主。子宫动脉栓塞时通过暂时性阻断子宫动脉血供，使组织缺血，同时缺血时子宫收缩加强，从而达到减少出血的目的。但由于盆腔脏器具有丰富的侧支循环，且侧支循环在短时间内即可建立，因而动脉栓塞后仍应继续观察子宫收缩和阴道出血情况
什么叫延迟复苏？目的是什么？	近来，部分学者对于未控制出血的失血性休克患者提出了延迟复苏，即在出血未控制时，并不将患者的血压复苏至正常水平，而在接近正常稍低水平，以达到减少出血的目的。有研究显示，延迟复苏可以降低患者病死率，但目前对于延迟复苏的研究尚不充分，尤其对于临界血压的问题，目前认为平均动脉压升高至50～60mmHg可作为临界值。但对于颅脑损伤、老年患者和既往高血压病的患者，要慎重使用延迟复苏

小 结

产后出血是导致孕产妇死亡的主要原因之一，良好的抢救技能和医护配合是抢救成功的关键，而护士能够及时发现病情变化抓住抢救时机对预防难治性产后出血造成的孕产妇死亡有非常重要的意义。有学者为了便于记忆，将产后出血的抢救步骤为总结为"HAEMOSTASIS"，即 H：get Help（求助），A：Assess（评估）；E：Ensure availability of blood（保证血源，及时输血）；M：Massage the uterus（子宫按摩）；O：Oxytocin infusion（缩宫素使用）；S：Shift to the theater（转移至手术室）；T：Tamponade (balloon) or uterine packing（水囊压迫）；A：Apply compression sutures（宫腔填塞）S：Systematic pelvic devascularisation（盆腔动脉结扎）；I：Interventional radiologist（介入治疗）；S：Subtotal or total hysterectomy（子宫全切或次全切）。由于产后出血十分凶险，一旦进入DIC抢救非常困难，需要平素良好的培训和医护配合。

因产后出血经常非常凶险，因而及时寻求其他医护人员的帮助非常必要。迅速开放2条以上的静脉通路对于后续的抗休克治疗至关重要，如由于休克导致外周静脉开放困难，应该及时寻求其他医护人员帮助开放中心静脉。产后出血最常见在产后2小时内发生，而子宫收缩乏力是产后出血的最主要原因。该患者即为产后子宫收缩乏力。尽管部分子宫收缩乏力的患者并无明显的危险因素，但对于有高危因素的患者应该尤其注意产后2小时内严密观察和治疗产后出血，生命体征、宫底高度和阴道出血量的观察非常重要，此例患者为双胎，且两新生儿体重共计4900g，本身具有产后出血的高危因素。

子宫动脉栓塞是治疗难治性产后出血的较为有效的治疗方法，常用明胶海绵暂时性阻断，有文献表明子宫动脉栓塞术并不影响子宫的远期功能。部分患者行子宫动脉栓塞术的患者担心远期子宫的功能，护理中可针对性地给予宣教。但子宫动脉栓塞并不能治疗所有的产后出血，因而术后仍需要观察子宫收缩和阴道出血情况。同时应该注意穿刺点的护理和术侧肢体血运情况的观察，避免出现穿刺点局部血肿和远侧肢体缺血的情况。

总之，产后出血非常凶险且常难以预料，因而临床中加强病情观察，并具有良好的抢救能力方能保障患者的安全。

（卢 挈　张妍红）

参考文献

[1] 丰有吉，沈铿. 妇产科学. 北京：人民卫生出版社，2010.

[2] 赵汝昌，岳庆云. 严重失血性休克围手术期治疗的进展及评价. 实用医技杂志，2004，13（9）：1756-1757.

[3] Ramanathan G, Arulkumaran S. Postpartum hemorrhage. J Obstet Gynaecol Can，2006，28（11）：967-973.

[4] Soncini E, Pelicelli A, Larini P, et al. Uterine artery embolization in the treatment and prevention of postpartum hemorrhage. Int J Gynaecol Obstet，2007，96（3）：181-185.

[5] 中华医学会重症医学分会. 低血容量休克复苏指南（2007）. 中国实用外科杂志，2007，27（8）：581-587.

1例妊娠合并慢性肾功能不全的护理

一、病历资料

（一）病历摘要

28岁，经产妇，孕期未规律产检，因孕20周，慢性高血压合并子痫前期，肾功能不全可疑从急诊收入院。7年前自然分娩1女婴，现体健。入院后追问病史，发现既往肾功能不全，高血压病5个月，未规律治疗，血压最高240/140mmHg，双眼底高血压视网膜病变Ⅲ级，Cr 444mmol/L，BUN 18mmol/L，Hb最低69g/L，入院后给予降压、输血等治疗，第五天行水囊引产终止妊娠，胎膜娩出不全，行清宫术。产后病情平稳，转入肾内科进一步治疗。

（二）病程介绍

入院第1天：患者经产妇，孕期未规律产检。入院20天前出现双下肢水肿，休息后不缓解，未进行任何检查。10天前出现视物不清，7天前出现头晕，分别于外院两家医院就诊，血压最高210/150mmHg，考虑病情危重以"慢性高血压合并子痫前期"急诊转入我院。入院时血压240/140mmHg，脉搏98次/分，呼吸20次/分，体温36.9℃，尿蛋白（++）。患者自怀孕以来，饮食睡眠好，二便正常，孕期体重增加不详。入院时查体：背部、腹部可见陈旧性抓痕，无瘀斑，眼睑水肿，结膜稍白，双下肢水肿，余未见阳性体征。肾区无叩击痛，移动性浊音阴性。专科查体：宫高22cm，腹围110cm，胎心130次/分，子宫松弛好，无压痛。入院后予眼科会诊、超声心动、B超室进行床旁会诊和检查，一级护理，心电监护每30分钟监测血压、脉搏，记录出入量，观察意识、头痛、视物不清等症状，放置防跌倒标识并予其他安全措施。

入院后遵医嘱予乌拉地尔（压宁定）静脉泵入降压，硫酸镁静脉输注解痉治疗。并追问病史，患者诉近日小便次数和尿量减少，水肿加重，继续追问病史，诉其既往慢性肾功能不全病史，因第一胎为女孩，此次妊娠外院超声显示为男孩，因渴求男孩心切故隐瞒病史。具体情况：5个月前为治疗子宫肌瘤就诊于外院，血压180/160mmHg，被诊为高血压3级（极高危），慢性肾功能不全，肾性高血压，氮质血症，贫血（血色素64g/L），血肌酐及尿素氮升高，具体不详，后转入该院内科治疗半个月出院。自诉出院时血压平稳但具体数值不详，肾功能异常，出院时被建议上级医院治疗，但患者未进一步诊治。了解此病史后，立即停硫酸镁静脉点滴，并请肾内科会诊。后相关科室会诊结果：眼科会诊示双侧视网膜剥离，考虑为肾性高血压所致；床旁B超示轻度脂肪肝，双肾实质弥漫性改变，左右肾盂轻度积水，考虑与子宫增大压迫有关；产科B超示宫内孕相当于18^{+6}周；超声心动示左心房、左心室大，左心室壁增厚，LVEF 67%，Hb 79g/L，Cr 444μmol/L，BUN 18.8mmol/L，血气分析：$PaCO_2$：28.8mmHg，PaO_2 124mmHg，pH 3.9，CO_2-CP 18～20mmol/L，TP 51g/L，ALB 23g/L，血K^+ 4.8mmol/L。给予低盐低脂优质蛋白饮食。

入院第2天：降压药改用口服拉贝洛尔，复方a-酮酸3片Tid口服。每小时监测血压，血压维持在130～140/90～100mmHg，子宫松弛好，无压痛。营养科会诊，指导饮食。宫颈分泌物细菌培养，并于阴道擦洗。24小时尿蛋白定量最高8.9g。

入院第6天：宫颈分泌物细菌培养结果回报无细菌生长，经阴道放置水囊引产。静脉输入悬浮红细胞400ml，铁剂及维生素B_{12}口服。此孕妇为经产妇，产程进展快，严密观察产兆。当晚娩出一女性死胎，绒毛膜全层缺失，行清宫术。术后观察子宫收缩及阴道出血情况，子宫收缩好，阴道出血不多，予会阴擦洗 Bid。予维生素 B_6 口服抑制乳汁分泌，加强乳房护理。

入院第 9 天：产科方面病情平稳，转入肾内科治疗。

二、分析与讨论

1. 入院当时，医生开医嘱给予硫酸镁静脉泵入以预防子痫的发生。对于不规律产检的孕妇，使用硫酸镁时的要点有哪些？	对于重度子痫前期，硫酸镁是预防子痫的重要用药。但由于此药物治疗量和中毒量非常接近，且一旦出现中毒，患者有生命危险。由于子痫前期疾病本身容易出现肾功能受损，影响镁的排出，非常容易出现镁中毒。因而，对于无规律产检的孕妇，由于病史并不清楚，护理人员在询问病史时要了解入院前外院硫酸镁的使用情况及肾功能情况。如入院前无任何辅助检查的患者，可通过了解最近排尿情况，初步评估肾功能情况，以决定硫酸镁的给药速度。此孕妇通过进一步追问病史，发现了排尿情况的改变和既往肾功能不全，遂停用硫酸镁
2. 患者入院第 5 天，予终止妊娠行水囊引产，什么是水囊引产？水囊引产有哪些适应证？水囊引产有哪些禁忌证？患者行水囊引产后，护士如何观察？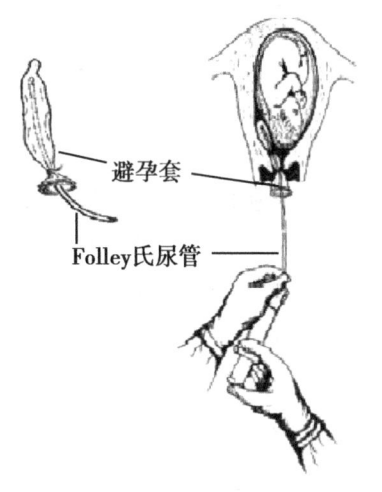	1. 水囊引产：是将水囊放置在于宫壁和胎膜之间，增加宫内压和机械性刺激宫颈管，诱发和引起子宫收缩，促使胎儿和胎盘排出的终止妊娠方法。水囊可以使用消毒处理后的避孕套，注入生理盐水 150～250ml。其引产成功率可达 90% 以上。平均引产时间大多在 72h 之内 2. 水囊引产的适应证：妊娠 14～27 周，要求终止妊娠而无禁忌证者；因某种疾病（如心、肝、肾、血液病和高血压病等）不宜继续妊娠者 3. 水囊引产的禁忌证：①急性传染病；②慢性疾病的急性发作期（如心力衰竭）；③妊娠期反复有阴道流血者；④生殖器官炎症或全身其他处有感染者缓引产，经治疗好转后，可考虑进行；⑤24h 内体温在 37.5℃ 以上；⑥有剖宫产史或子宫上有瘢痕者需十分慎重；⑦低置胎盘 4. 注意观察产兆（经产妇）：腹痛及阴道出血、流液情况，及时送入产房 5. 产后护理（子宫收缩、伤口、乳房护理）流产后注意阴道出血，预防产后出血，行会阴擦洗

续表

3. 此患者的血压控制目标与重度子痫前期有什么不同?	此患者为经产妇且远离围产期,因而入院后与患者和家属沟通后同意选择终止妊娠。对于肾功能不全的患者,控制血压对于远期肾功能保护非常重要,24小时尿蛋白1g以上的患者,建议血压控制在125/75mmHg。但对于长期血压较高的患者,迅速降压可能导致肾功能损伤,因而应该使患者血压缓慢下降。而对于重度子痫前期的患者,为了保证胎盘灌注,血压维持在140～150/90～100mmHg即可
4. 对于此类患者,饮食护理上有什么注意事项?	产科护理人员在慢性肾功能不全患者的饮食护理上,多并不十分专业,可根据自己医院情况请营养科会诊或请肾内科专业护士给予指导。控制血压对于慢性肾功能不全的患者肾功能保护非常重要,而食盐摄入对于血压控制很关键。建议患者每日食盐摄入量<6g。但由于酱油、醋等佐味品种均含有食盐,因而可建议食盐每日摄入在3g以内

小 结

妊娠合并慢性肾功能不全为妊娠期较少见的并发症,且病情危重。对于既往病史不详的患者,孕期慢性肾功能不全常常容易和子痫前期肾损害相混淆。对于重度子痫前期的患者,硫酸镁主要用来预防子痫的发生,而由于硫酸镁治疗量和中毒量非常相近,因而在患者病史和诊断不清楚前,医护人员应该相信追问患者尿量变化情况,对于排尿明显减少的患者应高度警惕硫酸镁中毒。

血压管理对于子痫前期和慢性肾功能不全的患者均非常重要,但两者血压控制目标不同。对于慢性肾功能不全的患者,控制血压对于肾功能保护非常重要。根据患者尿蛋白情况,24小时尿蛋白>1g的患者,建议血压控制在130/80mmHg,而24小时尿蛋白<1g的患者,建议血压控制在125/75mmHg。对于慢性肾功能不全的患者,产后选择合适的避孕方式非常重要。由于肾性贫血等原因造成抵抗力降低,且机体本身存在高凝状态,因而含有雌激素的口服避孕药不适合此类患者,而宫内节育器增加生殖系统感染的概率,因而采用工具避孕较为合适。

由于妊娠合并慢性肾功能不全非常少见,且为多学科交叉疾病,因而在护理中采用多学科会诊的方法,是提高护理质量的有效措施。此患者在产科引产后,转入肾内科继续治疗。

(李惠芳　卢　契)

参考文献

[1] 王吉耀. 内科学 [M]. 北京：人民卫生出版社，2008（4）：624-637.

[2] 孙丽洲. 产科诊断流程与治疗策略 [M]. 北京：科学出版社，2008（2）：162-164.

[3] 段涛，丰有吉，狄文. 威廉姆斯产科学，21 版. 济南：山东科学技术出版社，2006.

[4] 吴智丹，蔡婉静. 妊娠肾病综合征临床分析 [J]. 中国妇幼保健，2011，26（25）：3891-3892.

1 例双眼爆炸伤合并双上肢损伤患者的护理

一、病历资料

（一）病历摘要

某某，男性，30 岁，主诉"双眼被氢气桶炸伤视物不见 1 个月"以双眼爆炸伤、右眼球内异物、右眼角膜溃疡、双眼睑烧伤、双手爆炸伤、双手骨折固定术后、左手皮瓣移植术后、面部灼伤、左手拇指断端坏死收入院。入院时眼部专科检查见表 1。入院第 1 天，查体患者面部、头枕部、双上肢均有多处伤口，清创处理后，生理盐水擦拭，无菌纱布覆盖。患者因双手骨折固定术后，左手皮瓣移植术后，活动时平衡能力差。入院第 5 天，患者在全麻下行右眼人工角膜下玻璃体切除＋白内障摘除＋视网膜切开切除＋视网膜下积血清除＋视网膜伤道廓清＋视网膜光凝＋硅油填充术，术后给予抗炎、面向下体位等治疗。入院第 7 天，术后患者右眼最佳矫正视力光感，右眼眼压指测 Tn，皮肤伤口结痂，转入成型科继续治疗。

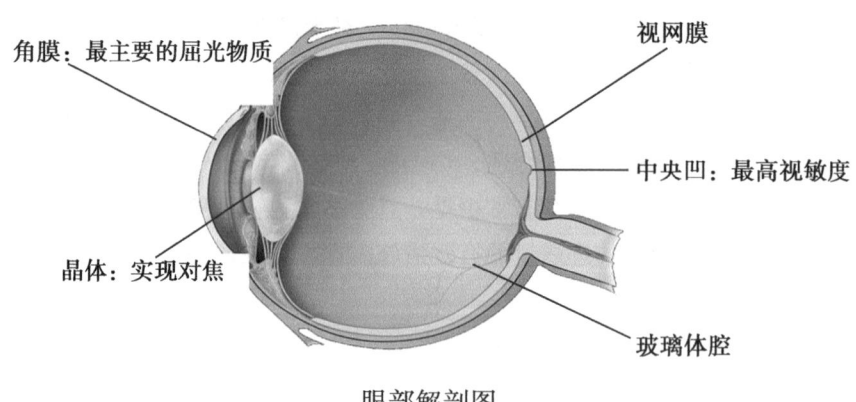

眼部解剖图

表1 入院眼部专科检查

眼别	右眼	左眼
视力	光感	0.05
眼压	6.8mmHg（气动眼压）	6.6mmHg（气动眼压）
眼睑	大量痂皮覆盖	少量瘢痕形成
结膜	混合充血，伴水肿，上方球结膜缝线在位	结膜轻度充血
角膜	上皮糜烂；可见尘状异物，基质水肿；中心区溃疡形成，下方实质层见一层金属异物存留	中央略偏颞上方见穿通伤口，已缝合，缝线在位，上皮缺损，见尘状异物存留；基质轻度水肿；KP（一）
巩膜	上方球结膜下见巩膜缝合伤口，缝线隐约可见	未见异常
前房	大量积血存留	深度正常；无积血
瞳孔	不能窥清	圆，4mm，对光反射：直接 迟钝，间接迟钝

（二）病程介绍

入院第1天，既往史：患者于1个月前被爆炸的氢气桶炸伤右眼，伤后无头痛、昏迷、恶心、呕吐。在当地医院就诊，诊断为双眼爆炸伤，双手爆炸伤，并行眼部伤口清创缝合术及双手部骨折固定术，半个月前取左侧腹部皮瓣移植至左手，为进一步治疗转入我院。全身评估：患者右眼上睑额头处见7cm×3cm的伤口，已结痂，清除结痂后见淡黄色脓性分泌物，清除分泌物，盐水擦拭，纱布覆盖。枕部见一约4cm×3cm的伤口，已结痂。清除结痂后见少量渗血、渗液，盐水擦拭。右手肿胀，有多处已结痂伤口，小指缺如，清除结痂后见脓性分泌物，中指第2指节掌侧有一1cm伤口，清除分泌物后可见骨组织。左手大拇指远端、无名指、小指缺如伴结痂，局部坏死。专科评估：患者右眼最佳矫正视力有光感，左眼最佳矫正视力0.05。右眼眼压6.8mmHg，左眼眼压6.6 mmHg。右眼睑大量痂皮覆盖，球结膜混合性充血，上方可见球结膜缝线，其下隐约见巩膜缝线，角膜上皮溃烂，中央呈灰白色溃疡区，角膜实质水肿混浊，可见尘状异物，下半部角膜实质层见金属色异物存留，伤口周围角膜混浊见皱褶，前房见大量积血存留，其余结构不能窥清；左眼眼睑少量瘢痕形成，结膜轻度充血，角膜中央略偏颞上方见穿孔伤口，已缝合，缝线在位，局部角膜水肿上皮缺损，可见尘状异物，KP（一），前房中，房闪（一），虹膜正常，瞳孔圆，对光反射迟钝，晶体轻度混浊，左眼眼底C/D=0.3，视网膜血管走行正常，A/V=2:3，视网膜未见出血及渗血，黄斑区中心光反射不可见。

辅助检查：患者血常规、肝功能、肾功能、血糖、凝血检查均正常。眼科B超示右眼玻璃体积血及膜状物，右眼球内异物，右眼视网膜脱离；超声生物显微镜示角膜混浊，前房浅，房角窄，晶体混浊，虹膜缺损，周边玻璃体混浊。相关科室会诊：骨科会诊意见为双手骨折钢钉内固定术后，右手中指背侧伤口部分结痂，部分近端皮肤裂开可见脓性分泌物，诊断为多发伤、双手克氏钉内固定术后伤口感染。成形科会诊意见为左手拇指远端缺如伴结痂，局部坏死，左手掌行旋髂线髂腹股沟皮瓣术后2周尚未断蒂，局部伴感染，右手中指背侧伴伤口感染。建议可待皮瓣术后3周断蒂及清创手术。

护理计划：

1. 消毒隔离。病室相对隔离，按时通风。患者物品专人专用。操作前后洗手，操作时严格按照无菌操作技术。密切观察患者眼部情况，局部滴用抗生素眼药水；保证眼部清洁，每日用生理盐水擦拭眼部分泌物，更换无菌眼垫。保持患者床单位及病号服的清洁，及时更换。

2. 皮肤护理。每日为患者进行伤口的消毒及清创处理，换药时彻底清除脓性分泌物，无菌纱布覆盖，观察伤口的颜色、面积、是否干燥等。

3. 眼部专科观察。每日测量视力、眼压，局部用抗生素眼药水预防眼部感染。

4. 生活、安全护理。患者左手与左腹部由皮瓣相连，走路稳定性差，右手克氏钉固定，故给予患者帮助，如进餐、饮水、如厕、床上擦身等。随时询问患者的需要，及时发现，及时处理。

5. 心理护理。患者意外受伤，焦虑，向患者及家属讲解疾病相关知识，取得患者信任，使之能够积极配合治疗与护理，使患者认识到负性情绪对可身心健康产生消极影响，鼓励患者勇敢面对现实，采取积极的生活态度，选择最佳生活方式。

入院第2天，患者右眼最佳矫正视力光感，左眼最佳矫正视力0.05。右眼眼压6.8mmHg，左眼眼压6.6 mmHg。为患者换药，额头处伤口有淡黄色脓性分泌物，右手肿胀，多处已结痂，中指第2指节掌侧有一1cm伤口，伤口干燥无分泌物，生理盐水擦拭，无菌纱布覆盖。

入院第3天，患者右眼视力光感：眼前，左眼视力指数：1m。眼压：双眼指测Tn。为患者换药，额头处7cm×3cm的伤口，有少量淡黄色的脓性分泌物，右手情况同前。

入院第4天，患者右眼视力、眼压同前。为患者换药，右眼上睑额头处伤口及手部伤口同前。为患者讲解玻璃体切除手术术前、术中及术后的注意事项。

入院第5天，为患者换药，右眼上睑额头伤口处有渗血、渗液，无脓性分泌物。右手背，中指伤口已结痂，各伤口盐水擦拭，纱布覆盖。患者在全麻下行右眼人工角膜下玻璃体切除＋白内障摘除＋视网膜切开切除＋视网膜下积血清除＋视网膜伤道廓清＋视网膜光凝＋硅油填充术，术后遵医嘱给予患者一级护理，面向下体位，局部滴眼抗感染、全身预防感染治疗。向患者讲解术后保持面向下体位的原因及重要性，使之积极配合。帮助患者选择合适的卧位用具，并教会患者运用卧位交替法。向患者讲解术后用药方面的相关知识。

入院第6天，术后患者右眼最佳矫正视力光感，右眼眼压指测T1。右眼眼睑上皮缺失，部分已结痂。为患者换药，右眼上睑额头处伤口有渗液，无渗血、脓性分泌物，生理盐水擦拭，无菌纱布覆盖。右手背伤口结痂已清除，可见3cm×1cm的皮肤破损，有渗血、渗液及少量脓性分泌物。右手中指第2指节掌侧1cm伤口已结痂。

入院第7天，术后患者右眼最佳矫正视力光感，右眼眼压指测 Tn。右眼眼睑上皮缺失，已结痂，结膜充血，缝线在位，角膜较前变清，缝线在位，前房中，上方虹膜缺损，瞳孔不圆，对光反射消失，相对性瞳孔传入障碍阴性，玻璃体腔硅油填充，眼底朦胧见视网膜在位。左眼球结膜周边充血，角膜伤口对合好，缝线在位，前房中，瞳孔正常，对光反射存在，眼底未见明显异常。为患者换药，右上睑额头处6cm×3cm伤口有渗液，无渗血、脓性分泌物。清除右手背伤口部分结痂，可见渗液、渗血，无脓性分泌物。右手中指处伤口已结痂。向患者及家属做出院指导，患者转入成型科继续治疗。

二、分析与讨论

患者系眼外伤合并肢体、皮肤损伤，除眼部专科的观察与护理外，患者的皮肤护理、预防感染、伤口处理、功能锻炼等也是护理的重点，现对与本患者相关的护理知识点进行讨论。

1. 眼爆炸伤的定义、处理原则？	眼爆炸伤主要为爆炸时冲击波及碎片造成眼部损伤，同时合并机械伤、异物伤和热烧伤等多种损伤，所以其对眼部损伤严重、双眼受累、致盲率高，常合并全身其他损伤等特点。眼部爆炸伤多有机械伤、异物伤及烧伤等多种损伤，在急诊手术处理机械伤、异物伤后，对烧伤的处理十分重要。药物治疗原则为预防感染、促进角膜上皮再生及促进积血吸收。围手术期及术后广谱抗生素应用可有效预防感染
2. 患者是感染伤口，如何预防术后眼内感染？	1. 操作前后洗手 2. 每日4次点用抗生素眼药水，术后加用激素类眼药水 3. 上睑皮肤每日换药，防止脓性分泌物入眼 4. 术前以抗生素生理盐水充分冲洗 5. 术中将患肢包裹，创造无菌区 6. 告知患者切忌手和眼的直接接触
3. 患者入院第1天，查体时发现患者面部、头枕部、双上肢均有损伤，伤口并附着黑色结痂。对于伤口上附着的黑色结痂组织或有窦道如何处理？	1. 伤口分类按颜色分为3类：红色伤口、黄色伤口、黑色伤口。黑色伤口的定义为颜色可以从棕色到灰黑色，伤口覆盖着焦痂以及厚厚的一层坏死组织。黑色伤口的护理原则：清创处理，对于黑色结痂组织可以进行清理，将黑色坏死组织去除，及时换药；清创可以减低伤口感染的风险并促进伤口修复 2. 窦道处理的方法：用细条状生理盐水棉球，深入窦道内将腐烂的组织清除干净，用盐水纱条轻轻塞入窦道内，窦道外留置纱条以便拔出及引流，外面覆盖无菌纱布

续表

	3. 全身观察：对于黑色结痂组织在进行清理前，应考虑患者全身情况，如营养、体温、有无其他并发症等。还要看黑色结痂是否可以痂下愈合，痂下有无波动感、周围皮肤是否红肿，这些可以提示痂下有无感染，如无感染可考虑痂下愈合
4. 患者合并双手骨折固定术后的功能锻炼？	1. 功能锻炼的目的及原则：目的：在不影响骨钉的前提下，尽快恢复患肢肌肉、肌腱、韧带、关节囊等软组织的舒缩运动，防止发生肌肉萎缩、骨质疏松、肌腱挛缩、关节僵硬等并发症 原则：功能锻炼应遵循动静结合、主动与被动结合、循序渐进的原则 2. 功能锻炼的方法：根据患者的伤情及个体特征制订计划内容，原则上以不引起剧烈疼痛为宜，目标是达到最大限度的关节屈伸度。行皮瓣修复的肢体住院期间一般留有克氏钉固定，应以关节按摩为主，待去除固定后方可进行手指各关节屈伸锻炼
5. 针对患者合并左手皮瓣移植手术后的观察与护理？ 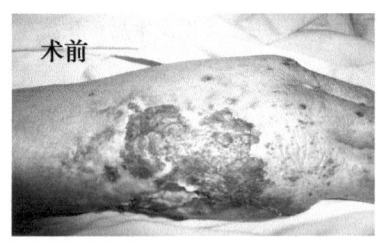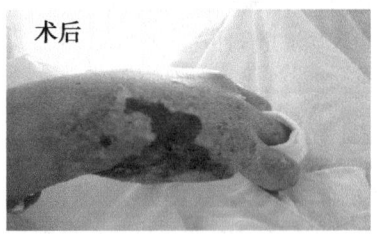 彩图 13	1. 术后观察内容：建立血循环观察记录单，重点观察皮瓣颜色、张力、温度、毛细血管充盈时间、皮瓣边缘渗血情况，并详细记录。护士要细心观察，及时发现病情变化，及时报告医生，给予及时处理 2. 预防感染：术后密切观察患者体温、血常规等变化，每日按时为患者换药，使用抗生素治疗，有效预防感染发生

6. 眼爆炸伤合并双上肢损伤患者行玻璃体切除、硅油填充术，术后采取面向下体位的护理及观察要点？ 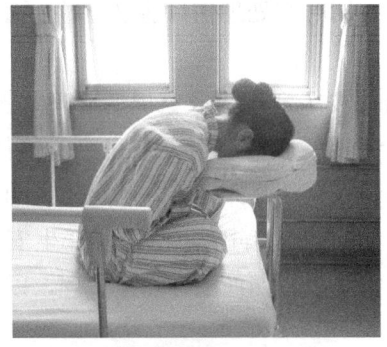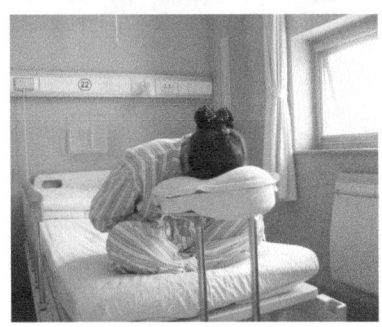 彩图 14	1. 术后采取面向下体位的目的及重要性： （1）为了更有效地发挥硅油的顶压作用。 （2）另一方面是为了减少并发症的发生。 2. 面向下体位的护理观察要点　告知患者术后保持卧位的原因及重要性，使之积极配合；选择合适的俯卧位用具；有效地运用卧位交替法，例如，俯卧位、低头坐位、低头站位、床上低头坐位 3. 安全护理　保证患者住院期间的安全，在检查治疗、护理时应有专人陪护。采取床上低头坐位时应加两侧床档，防止坠床。夜间应加强巡视，及时发现问题及时处理；防止患者摔伤 4. 舒适的护理　定时为患者变换体位，查看受压皮肤情况，防止压疮的发生。可以进行轻度的按摩以减轻患者的不适感

小　结

此病例为眼外伤合并其他器官组织外伤，通过对患者的护理，护士能够根据对患者进行专科及全身的评估和分析，有针对性地给予患者有效的护理措施，从而患者得到积极、有效地护理。在护理过程中此例患者的护理要点表现在，感染伤口交叉感染的预防，眼科手术后采取面向下体位的护理及观察要点；皮肤伤口的处理与护理；骨科双手骨折固定术后患肢的观察与功能锻炼；皮瓣移植术后的观察与护理等方面。

首先，入院后我们对患者进行了全面的评估，包括专科评估和全身评估；同时及时进行了相关科室的会诊及检查。针对患者的病情进行全面的了解，并制订护理计划。

患者住院期间，因为患者的损伤涉及多个学科，同时也加大了临床护理的工作难度。在术后患者保持面向下体位时，既要考虑患者如何保持正确的体位，也要考虑患者损伤的肢体和皮肤的受压情况。所以，术后首先要向患者讲解保持面向下体位的目的及重要性，使其了解术后保持卧位的原因及重要性，使之积极配合。同时选择合适的俯卧位用具，例如俯卧位垫及俯卧位架等，并教会患者有效的运用卧位交替法，定时为患者更换体位，例如：俯卧位、低头坐位、低头站位、床上低头坐位等。密切观察患者受压皮肤情况。

针对患者多处损伤的皮肤伤口，特别是上面附着的黑色结痂组织及有窦道的伤口应如何处理，我们也进行了总结。对于黑色结痂组织可以进行清创处理，将黑色坏死组织去除，及时换药；清创可以减低伤口感染的风险并促进伤口修复。窦道的处理应用细条状生理盐水棉球，深入窦道内将腐烂的组织清除干净，用生理盐水纱条轻轻塞入窦道内，外留置纱条以便拔出及引流，外面覆盖无菌纱布。同时在处理伤口前也应做全面的评估。

患者在入院后常有焦虑、恐惧、紧张等心理。首先要了解患者及家属的心理状况，有针对性地进行心理疏导，主动与患者交谈，同情、关心、安慰患者，取得患者信任，使之能够积极配合治疗与护理。并向患者讲解相关知识，介绍临床经验，满足患者的求知欲，解除患者的焦虑心情。护理人员应沉着冷静，细心观察病情，使患者产生安全感。同时关心、体贴患者，适当做好解释安慰工作，指导患者如何配合治疗护理，以调动患者的主观能动性。

（胡晋平　陈　榘）

参考文献

[1] 任秀华. 循证护理在玻璃体切除术后俯卧位病人康复应用探讨 [J]. 齐齐哈尔医学院学报，2008，21（29）：2653-2654.

[2] 刘君. 俯卧位应用于玻璃体切除眼内填充术后的研究进展 [J]. 中华现代护理杂志，2010，3（1）：39-40.

[3] 于博芮. 最新伤口护理学. 北京：人民军医出版社，2008.

[4] 张效房. 杨进献. 眼外伤学. 郑州：河南医科大学出版社，1997.

[5] 李艳军，宗海斌. 掌骨骨折内固定术后的康复护理 [J]. 医学信息（内、外版），2009，22（12）：1172-1173.

[6] 宋晖. 手部多发掌骨骨折术后功能锻炼指导 [J]. 实用手外科杂志，2008，22（1）：40.

1例真菌性鼻窦炎伴颅内感染合并糖尿病的护理

一、病历资料

（一）病历摘要

患者，女性，61岁，主诉"左侧头面部疼痛3个月，左眼视力下降1个月"于2007年1月19日入院。患者3个月前上呼吸道感染后出现左侧面部、额颞部疼痛，烧灼痛，白天为阵发性，每次持续30分钟，可自行缓解。夜间为持续性发作，服用止痛药无效。无鼻塞、脓涕，无全身发热，在当地医院就诊，行降压、降糖、抗感染治疗，效果不明显。其后仍出现持续性烧灼痛，疼痛范围扩展至左侧整个头面部，并出现左眼分泌物增多，1个月前出现进行性左眼睑下垂，左眼视力下降，于外院就诊，诊断为"海绵窦血栓性静脉炎，多组颅神经损害，鼻窦炎"。20天前行"鼻内镜下鼻内病变去除术，左视神经减压术"，术中见真菌团块样物，术后病理回报"真菌性鼻窦炎"，真菌镜检示：毛霉菌感染。患者术后头痛仍存在，但较前减轻，左眼视力消失，为进一步诊治收入院。

入院后针对侵袭性真菌性鼻窦炎采取全身抗真菌治疗，并局部用抗真菌药物鼻腔冲洗（两性霉素B 0.5mg Qd 冲洗），请眼科、神经内科、内分泌科、皮肤科会诊，协助诊治，帮助调节胰岛素剂量，指导抗真菌药物使用。

患者入院10天后出现左前臂红肿，皮温高，沿静脉走向触之疼痛，面积约6cm×3cm，给予50%硫酸镁湿敷，每日2次。2月3日上述症状消失。2月5日请ICU行PICC置管失败，考虑患者血液呈高凝趋势，暂不行此操作。

2月13日再次请血液科及相关科室会诊，因患者外周静脉药物刺激损伤严重，输液困难，拟行PICC静脉置管，请静脉输液组会诊，会诊意见为患者抵抗力低下，应尽量减少静脉穿刺，减少血管损伤，静脉穿刺留置可通过加强冲管来抗凝，但管外形成血栓，护理无法避免。根据患者情况在2月14日行左肘PICC静脉置管，管腔通畅，位置良好输液顺利。

(二) 病程介绍

入院第1天，患者因"左头面部疼痛3个月，左眼视力下降1个月"，于1月19日11：20am以"真菌性鼻窦炎、颅底侵犯"门诊收入院。患者术后疼痛症状较前减轻，但仍持续存在，左眼视力消失，仍存在眶尖综合征的表现。针对侵袭性真菌性鼻窦炎的治疗采取手术去除病变结合抗真菌治疗，辅以术腔冲洗等对症治疗。患者目前已行手术治疗，术中可见病变侵及黏膜，累及范围广，高度警惕颅底真菌感染加剧，颅内真菌病变发生的可能。遵医嘱给予伊曲康唑0.2g 口服抗真菌治疗。

入院第2天，患者仍诉头痛，无明显减轻，无发热，间断鼻塞，偶有陈旧血痂咯出，左侧面部不适，听力下降，查体见：左眼睑下垂，左眼球固定，左侧额纹较对侧变浅，鼓腮时双唇尚能闭合完全，口角无明显偏斜，鼻腔内可见干痂紧密附着，未见脓性分泌物。患者应用两性霉素B 1mg静脉滴注，未诉明显不适，血糖控制欠佳。

入院第3天，患者第2次应用两性霉素B 2.5mg静脉滴注，无明显不适。患者午餐前血糖27.3mmol/L，午餐后血糖27.5mmol/L，急查尿常规尿糖（++++），给予胰岛素8U缓慢静脉滴注，睡前复查血糖14.2mmol/L。8pm体温38.8℃，主诉胃部不适，恶心，给予患者物理降温，吲哚美辛（消炎痛）栓肛门塞入，睡前体温降至37℃。

入院第4天，患者持续性头痛，较前略缓解，今晨体温36.3℃，仍诉胃部不适，无明显恶心呕吐，无眩晕，今晨空腹血糖13.4mmol/L，早餐后血糖9.6mmol/L，患者眶尖综合征仍存在，且出现了进行性的周围性面瘫。遵医嘱予病重通知，一级护理。血常规回报：WBC 15.9×10^9/L，PLT 80.6×10^9/L。尿常规：尿糖（++++）。为减少两性霉素B的副反应，加强其药物有效性，改用两性霉素B脂质体。

入院第 5 天，患者神志清楚，头痛较昨日减轻，左侧眼睑仍下垂，14：00pm 测体温 38.5℃，14：50pm 复测体温 38.8℃，遵医嘱给予消炎痛栓 0.03g 肛门塞入，16：20pm 复测体温 38.2℃，17：00pm 患者诉头晕、恶心，测血糖 12.5mmol/L，血压 140/75mmHg，脉搏 108 次/分，嘱患者多饮水。患者全天血糖控制在 7.7～20.7mmol/L。

入院第 6 天，患者主诉头痛较昨日明显减轻，精神好，进食欠佳，考虑与两性霉素 B 的使用有关。嘱患者多饮水，加快药物代谢。今日血糖控制在 11.6～16.4mmol/L。

入院第 7 天，患者意识清楚，左眼睑下垂及口角向左侧偏斜无改善，8：30am 诉头痛加重，给予氨酚待因（Ⅱ）0.5g 和双氯芬酸钾片 25mg 口服后效果不佳，10：30am 诉头痛加重，左侧牙痛厉害，伴大汗，立即遵医嘱给予盐酸哌替啶 50mg 肌注，11：30am 诉头痛减轻，测体温 37.7℃，脉搏 98 次/分，给予冰袋物理降温，13：30pm 复测体温 37.3℃。

入院第 8 天，患者神志清楚，轻度头痛可耐受，9：10am 测餐后血糖 6.0mmol/L，10：10am 诉心慌，大汗，血压 120/75mmHg，脉搏 98 次/分，协助患者平卧，进食牛奶 150ml，20 分钟后缓解。13：10pm 午餐后血糖 10.0mmol/L。患者未诉不适。

入院第 9 天，患者神志清楚，全身无力，烦躁易怒，轻度头痛可耐受，左侧眼睑下垂，口角向左侧歪斜未见改善，给予鼻腔冲洗，可冲出大量痂皮，未见脓性分泌物。餐后血糖控制在 6.3～13.7mmol/L。

入院第 12 天，患者意识清楚，仍诉全身无力，头痛较前几日减轻，日间进食可，餐后血糖维持在 7.9～17.1mmol/L，左前臂皮肤温度高，微痛，给予消肿 2 号外敷。继续给予抗真菌治疗。

入院第 14 天，患者神志清楚，仍诉头痛，以枕部明显，可耐受，未服用止痛剂，左前臂红肿处给予 50％硫酸镁湿敷，可搀扶下床如厕，14：00pm 测体温 37℃，改用伊曲康唑抗真菌治疗。

入院第 16 天，患者仍感后枕部疼痛，可耐受。急查凝血功能，结果回报：纤维蛋白原 942mg/dl，给予氯吡格雷 75mg 口服，继续给予鼻腔冲洗，抗真菌治疗。

入院第 27 天，患者神志清楚，头部疼痛可耐受，16：00pm 给予左肘留置 PICC 管，插入深度 29cm，穿刺点予贴膜覆盖。遵医嘱给予 10ml 生理盐水对 PICC 管正压封管 Q8h。

入院第 28 天，今日给予患者左肘部 PICC 穿刺处更换贴膜，穿刺点处未见出血，红肿，无疼痛，上肢周径 20cm。管路通畅，妥善固定。

入院第 33 天，患者今晨急查血钾回报为 2.57mmol/L，遵医嘱给予口服氯化钾 20ml，静点乳酸钠林格加氯化钾 10ml，口服缓释钾 1g，每日 3 次。左肘部 PICC 输液通畅，继续抗真菌治疗。鼻腔冲洗仍有黑褐色干痂，头痛症状减轻。

入院第 46 天，患者今晨急查血钾回报为 3.29mmol/L，遵医嘱持续给予补钾治疗。患者未诉心慌，大汗等不适。持续给予鼻腔冲洗，可见黑褐色干痂。

入院第 59 天，患者神志清楚，无恶心，呕吐，仍有间断头痛，可耐受，PICC 管妥善固定，插入深度 29cm。持续给予鼻腔冲洗，可见黄褐色豆渣样分泌物，量少。午餐后血糖 7.9mmol/L。

入院第 61 天，患者神志清楚，无恶心呕吐，PICC 固定好，敷料清洁，插入深度 29cm，遵医嘱今日出院，给予出院指导。患者顺利出院。

二、分析与讨论

1. 真菌性鼻窦炎的定义和病因？ 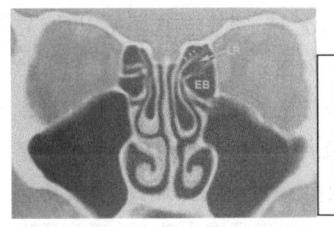 正常鼻窦解剖 真菌性上颌窦炎	1. 定义 （1）鼻窦黏膜组织，甚至骨质的真菌感染性疾病； （2）鼻窦黏膜对真菌的反应性病变； （3）真菌在鼻窦内呈团块状聚积。 2. 病因： （1）外界环境：气候潮湿，环境污染； （2）局部因素：鼻窦通气引流受阻，局部慢性炎症； （3）全身因素：低免疫、低血氧、低通气、高血糖。
2. 真菌性鼻窦炎的治疗？	1. 手术。鼻内镜手术、上颌窦根治术、鼻侧切开术 2. 药物。两性霉素 B 是首选。可静脉输液或局部鼻腔冲洗
3. 两性霉素 B 的副作用及相应的护理措施？ 两性霉素 B 是临床上药效较强的抗真菌药物。作用机制是通过与敏感真菌细胞膜的甾醇结合，损伤细胞膜的通透性，导致细胞内物质如钾离子、核苷酸和氨基酸外漏，破坏细胞的正常代谢，从而抑制其生长。	1. 高热 （1）减慢输液速度； （2）保暖； （3）物理降温：冰袋或酒精擦浴； （4）药物降温：出汗后嘱患者多饮水、及时更换衣服； （5）保证每日营养供给。 2. 静脉炎 （1）表现为输液部位沿静脉走向出现条索状红线，局部组织发红，肿胀，疼痛； （2）硫酸镁外敷：每日 2 次，每次 30 分钟抬高患肢； （3）局部热敷； （4）护士注意无菌操作，减少空气中的微粒污染； （5）输入液体温度在 25～35℃为宜； （6）鲜土豆片、芦荟外敷。
4. 患者焦虑如何处理？	1. 告诉患者治疗方案，做好长期治疗的心理准备 2. 讲解相关知识如鼻腔护理、糖尿病饮食、自我调整等，增加交流，心理支持 3. 家属陪伴

	续表
5. 护士在静脉输液管理中的作用？	(1) 静脉输液是此患者的唯一治疗方法，且持续时间长，静脉炎及血液的高凝状态造成的输液困难是护理的主要问题，护士每日留置针穿刺，最多保留1天，反复穿刺给患者造成痛苦，患者处于紧张焦虑状态，痛不欲生 (2) 留置PICC，有血管外血栓的危险，确实使医生及家属两难选择。在此情况下，我们再次坚持PICC导管置入，说服医生及家属，在2月14日成功置入PICC导管，缓解了患者家属及护士的压力，使治疗过程发生根本性的转机。静脉输液属于护理专业范畴，我们的坚持来自于专业知识及工作经验，此病历的护理成功启示是，护士在静脉输液治疗中要争取主动，为医疗提出合理建议

小 结

患者疾病特点是鼻窦侵袭性真菌感染侵及颅底及眼眶，伴糖尿病、低钾血症，全身状况差，抵抗力低。长期疾病的折磨，造成患者焦虑、烦躁，心理压力大。入院后主要以抗真菌治疗。在使用两性霉素B静脉输液时，发生了静脉炎。由于患者血管条件差，第一次PICC置管失败，而患者需要长时间用药，在我们的坚持下，我们最终选择再次为患者PICC置管，并获得成功，使患者能完成整个疗程的用药，经过我们精心护理，患者好转出院。

（药晋红　付雪雁）

参考文献

[1] 廖梦娟. 两性霉素B治疗艾滋病患者真菌感染的毒副作用观察 [J]. 当代护士，2008：8：68-69.

[2] 金琦，陈璇. PICC管的临床应用和护理进展 [J]. 护理实践与研究，2009，6 (24)：113-115.

[3] 翁娉婷. 静脉炎防治与护理进展 [J]. 福州总医院学报，2008，15 (2)：130.

[4] 黄选兆，汪吉宝，孔维佳. 实用耳鼻咽喉头颈外科学 [M]. 2版. 北京：人民卫生出版社，2008：157-159.

1例大疱性表皮松解坏死型药疹患者的护理

一、病历资料

(一) 简单病历摘要

患者，男性，68岁。主因"发热4天"，于2006年12月18日就诊于我院急诊，诊断为重度肺炎，Ⅰ型呼吸衰竭。12月19日行气管插管，给予抗感染治疗，为进一步治疗收入RICU。患者病情好转，12月22日拔除气管插管，继续抗感染等对症治疗。12月23日患者痰培养铜绿假单胞菌，给予环丙沙星，哌拉西林钠/三唑巴坦钠等抗感染治疗，治疗第3日后出现躯干及四肢散在红斑，压之褪色，逐渐延及全身。3日后在红斑部位逐渐出现大小不等的薄皮水疱，烫伤样外观。皮科多次会诊，最终诊断为"中毒性表皮松解坏死型药疹"，水疱表皮逐渐起皱剥脱。剥脱糜烂后有大量渗出液，形成大片表皮松解坏死。口唇、眼睑、会阴也逐渐出现水疱及破溃，给予停用可疑抗生素改用亚胺培南抗感染，营养支持，抗过敏等治疗，对破损皮肤采用传统的紫草油湿敷和外敷膜，经过精心的护理，患者皮肤痊愈，病情好转，于2007年1月22日出院。

(二) 病程介绍

入院第1天 患者4天前无明显诱因出现发热，测体温38.3℃，伴鼻塞流涕，自服"感冒冲剂"后症状无缓解，于外院行胸片示"肺炎"，给予抗感染治疗3天无效，于2006年12月18日就诊于我院急诊，血气分析示Ⅰ型呼吸衰竭，诊断为重度肺炎，Ⅰ型呼吸衰竭，于12月19日行气管插管后收入RICU继续治疗。入院查体：T38℃，BP 169/96mmHg，神志清楚，呼吸急促，频率约30次/分，急性病容，口唇略发绀，双肺呼吸音粗，双下肺少许湿啰音，以左侧为重。左前臂外侧可见一大小约1.5cm×1.5cm皮肤破溃，腹部皮肤可见散在红色斑疹。患者既往有高血压病史30余年，现服用硝苯地平缓释片降压治疗，血压情况不详。脑出血病史8年，曾行去颅骨减压术，术后遗留左侧肢体活动障碍，咳嗽无力。胆囊炎病史2年。否认药物食物过敏史。

入院第3天 患者病情好转，无发热，予以拔除气管插管，改接鼻导管吸氧。

入院第4天 患者神志清楚，无发热、呼吸困难、咳嗽，自行咳白痰。痰培养标本回报为铜绿假单胞菌，给予环丙沙星，哌拉西林钠/三唑巴坦钠等抗感染治疗，营养支持。

入院第6天 患者神情，无发热、呼吸困难。患者腹部红斑部位逐渐出现大小不等的薄皮水疱，烫伤样外观。请皮科会诊，怀疑药物过敏可能，暂停环丙沙星、哌拉西林钠/三唑巴坦钠等可能导致过敏的药物，改用亚胺培南抗感染治疗。

入院第7至10天 患者偶有发热，体温最高37.5℃，红色斑疹逐渐蔓及全身，出现散在红团，压之可褪色，皮肤多处出现薄皮水疱，部分水疱已破溃，部分水疱表皮逐渐起皱剥脱。剥脱糜烂后有大量渗出液，形成大片表皮松解坏死。口唇、眼睑、会阴也逐渐出现水疱及破溃。请皮科多次会诊，最终诊断为"中毒性表皮松解坏死型药疹"，对破损皮肤采用传统的紫草油湿敷和外敷贴膜保护治疗。

入院第11至30天　患者未发热，全身散在红色斑疹及红团逐渐消退，破溃皮肤逐渐愈合，新生组织形成，病情好转进入康复阶段。

二、分析与讨论

此案例的成功救治与护理，主要体现在护士第一时间学习了解中毒性表皮松解坏死型药疹的临床特征及治疗用药，严密观察病情变化，做好环境管理及保护性隔离，积极进行创面的治疗护理，有针对性地对患者及家属进行健康教育等方面。现就上述关键环节加以分析讨论。

1. 患者入院第4天，痰培养为铜绿假单胞菌，给予环丙沙星、哌拉西林钠/三唑巴坦钠等抗感染治疗。2天后在红斑部位逐渐出现大小不等的薄皮水疱，烫伤样外观。皮科多次会诊，诊断为"中毒性表皮松解坏死型药疹"。水疱表皮逐渐起皱剥脱，剥脱糜烂后有大量渗出液，形成大片表皮松解坏死。口唇、眼睑、会阴也逐渐出现水疱及破溃。那么"中毒性表皮松解坏死型药疹"是什么病？该如何治疗？ 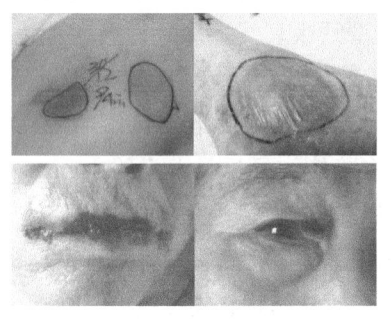 彩图15	1. 大疱性表皮松解型药疹是最严重的药疹之一，其病死率高，起病急骤，初期四肢躯干皮肤出现红斑样皮疹，而后皮疹迅速遍及全身，发展成松弛性大疱或大面积表皮松解，似浅表Ⅱ度烫伤，稍一搓，即脱落形成糜烂，同时也可伴有口腔、眼结膜、呼吸道、胃肠道黏膜的糜烂、溃疡，部分患者发生肝肾损害，严重者可因感染致肝肾衰竭、电解质紊乱或内脏出血而死亡 2. 大疱性表皮松解型药疹治疗方面主要是： （1）及时停用致敏药物； （2）若无禁忌尽早使用糖皮质激素，如氢化可的松（300～500）mg/d，甲基泼尼松龙（1～2）mg/(kg·d)，重症可加大剂量； （3）静脉注射丙种球蛋白； （4）免疫抑制剂治疗； （5）局部治疗，重视消毒隔离及注意皮肤黏膜护理。 3. 密切观察用药后反应及药物治疗效果，及时评估及时修改治疗及护理措施
2. 患者住院出现大疱性表皮松解型药疹，除全身皮肤改变外，发热和流感样症状也常于皮疹数天后出现。因为与烧伤类似，失去了皮肤屏障的保护作用，进而会出现菌血症、高分解代谢、水电解质紊乱、感染中毒性休克等。观察病情变化及做好保护性隔离就显得尤为重要。	1. 测量T、P、R、BP，1次/4小时，观察创面有无水肿、疼痛，颜色及气味的变化，观察有无痂下积液，如有脓液应立即切痂引流，换药，1～2次/天。记录24小时入出量。 2. 将患者相对隔离，无陪住。病室放置空气净化机，并用紫外线灯照射消毒1次/天，每次1小时。病室内桌椅、地面等用1%含氯消毒液擦拭，3次/天。患者床单、被套、枕套经高压灭菌后使用，每两天于换药后更换，有污染随时更换。医务人员接触患者穿隔离衣，严格无菌操作。

续表

	3. 维持水、电解质、酸碱平衡。随时观察患者病情变化，遵医嘱检查血常规、电解质、肾功能、血气分析。因急性期创面渗出，加之采取暴露疗法，体液丢失较多，极易导致循环衰竭，遵医嘱每日液体入量3000～3500 mL，给予白蛋白或血浆静脉输入，以补充丢失的白蛋白，并维持有效血容量。观察全身的渗出情况。
3. 患者住院出现大疱性表皮松解型药疹，皮损与烧伤类似，全身大面积失去了皮肤屏障的保护，"皮肤完整性受损"成为主要护理问题，如何做好皮肤护理？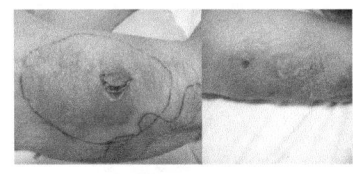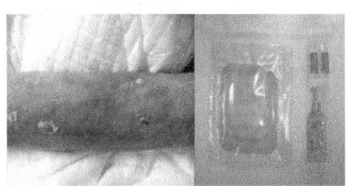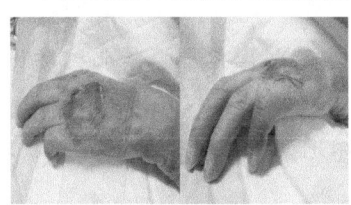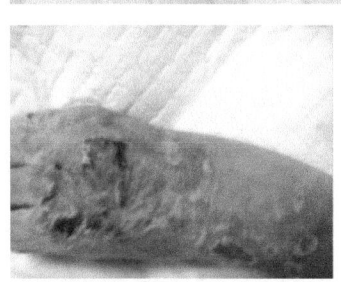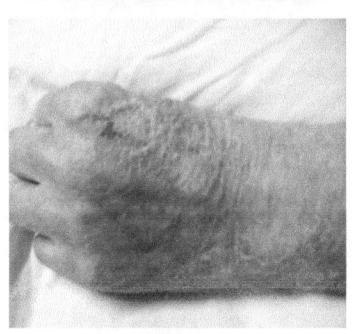彩图16	1. 眼部护理：百利特眼药水4次/日滴眼，及时清除分泌物；无菌盐水纱布湿敷 2. 口腔护理：溃疡处涂口腔溃疡凝胶；0.1%雷夫奴尔液漱口，轻轻擦拭；0.1%雷夫奴尔液湿纱布湿敷 3. 会阴护理：阴囊破溃处盐水消毒后涂紫草油；0.1%雷夫奴尔液湿纱布湿敷；无菌纱布托起阴囊 4. 四肢躯干皮肤的护理 (1) 紫草油湿敷法：盐水清洁皮肤，保留水疱外的薄皮，外涂紫草油湿纱布覆盖，保持湿润 (2) 敷膜法：透明膜、溃疡贴、渗液吸收贴、溃疡粉 5. 敷膜作用机制 (1) 较强的自溶清创能力，选择性的清除坏死组织，吸收大量的渗出液和有毒物质； (2) 维持适宜的氧分压，促进血管和肉芽组织的形成； (3) 维持创面适宜的湿度，促进伤口愈合； (4) 构建一层防御外周细菌侵入的屏障，为上皮细胞再生提供理想条件。 6. 心理护理：药疹所致全身皮肤损伤，不仅给患者带来身体上的痛苦，而且家属（患者儿子）感到十分恐惧和焦虑，担心疾病的预后以及由此产生的巨大经济负担，对医务人员有过激的语言。对此，在操作过程中多关心体贴患者，动作轻缓，尽量减轻患者痛苦。向患者及家属耐心讲解该病的病因、治疗和护理方法，与家属共同讨论并制订照顾患者的措施，鼓励家属多与患者沟通，给予心理安慰与支持。向患者详细介绍了该病皮肤损伤的转归特点，糜烂处愈后不会留下瘢痕，仅有短时的色素沉着，以消除其紧张恐惧心理。患者了解预后后积极配合治疗。

小　结

重症药疹常危及患者的生命，治疗大疱性表皮松解萎缩坏死型药疹，首先要停用一切可疑药物，治疗要及时、准确，首选皮质类固醇激素，用量要足，尽快控制病情发展。由于皮肤创面大，应选择应用抗生素以预防继发感染，应选用不易过敏的药物，由于体液经皮肤创面大量渗出，注意补液、纠正电解质紊乱、补充蛋白质的丢失。同时治疗成功与否，护理工作起着决定性的作用。通过制订有效的护理计划及措施，使用敷膜的方法治疗剥脱了的皮肤损害，避免了传统紫草油外敷容易污染被服和伤口易污染的缺点，使患者平稳渡过感染期，无并发症的发生，最终康复出院。

（乔红梅　刘志平）

参考文献

[1] 杨丽华，赵秀峰，程晓华．13例大疱性表皮松解坏死型药疹患者的护理．中华护理杂志，2006，41（10）：911-912.

[2] 胡文梅．1例大疱性表皮松解坏死型药疹的护理．护理学杂志，2002，17（4）：316

[3] 刘玉莲，王寒冰，乔冬梅．中毒性表皮松解症的护理体会．华北国防医药，2004，2（2）：139.

[4] 楼香玲，张艳飞．1例大疱性表皮松解萎缩坏死型药疹患者的护理．护理研究，2006，20（7B）：1873-1874.

思考篇

病例简介-冠心病

患者某某，男，43岁，以"间断胸痛3天，再发5小时"由急诊入院。

患者近3天于每天傍晚轻度活动后出现胸痛，可忍受，为闷痛，向肩胛下放射，持续2~3分钟可自行缓解，不伴晕厥，无恶心、呕吐、腹痛，无呼吸困难，未予诊治。5小时前早餐后出现胸骨后闷痛，较剧烈，向后背放射，伴大汗、恶心，呕吐1次，为胃内容物，量约100ml，持续不缓解，4小时前来我院急诊就诊，查血压100/60mmHg，心率60次/分，心律齐，心界不大，$A_2 > P_2$，各瓣膜听诊区未闻及病理性杂音，未闻及心包摩擦音，心电图示"Ⅱ，Ⅲ，aVF，$V_{3R~5R}$，ST段抬高"，诊为急性下壁心肌梗死，急诊行经皮冠状动脉介入治疗（PCI），结果为："冠状动脉左主干（LM）正常，右冠状动脉前降支（LAD）近端狭窄40%，左冠状动脉回旋支（LCX）中段不光滑，右冠状动脉（RCA）近端完全闭塞"。对RCA植入1枚支架，术中患者出现一过性心动过缓，心率33次/分，给予阿托品0.5mg静脉注射，同时在右股静脉处行临时起搏器植入术，术中顺利，起搏心率设定为70次/分，心电示波为起搏心律。术后病情稳定，转入心脏监护病房继续治疗。发病以来患者食欲好，每晚持续睡眠8小时，醒后精神好，近3个月体重无变化。

请回答
1. 该患者专科身体评估内容有哪些？
2. 该患者支架术后重点护理内容有哪些？
3. 对该患者进行健康宣教的重点内容有哪些？

病例简介-心肌梗死

患者，男，37岁，以主诉"胸闷、胸痛8天，加重10小时"由平车推入院。

患者于8天前连续脑力劳动30小时后突发左胸闷痛，伴出汗，无放射，不伴心悸、恶心、呕吐，自服速效救心丸5粒，10分钟后症状明显减轻。7天前患者偶感左胸稍闷痛不适，快走等活动时加重，休息5分钟后可缓解。于外院就诊，建议留院观察，但患者离院。3月9日于我院就诊，诊断为急性下壁心肌梗死。于3月14日4pm行PCI术、术中植入临时心脏起搏器后收入心脏监护病房。3月15天5pm转入普通病房。自发病以来，饮食为半流食，睡眠好，二便正常，体重变化不大，入院后以卧床休息为主。患者吸烟10余年，每天7~8支，未戒烟，不嗜酒；其母亲患冠心病，否认其他家族史。入院身体评估：身高：170cm 体重：80kg T：36.9℃ P：74次/分 R：21次/分，BP：

118/62mmHg。发育良好，营养中等，神志清楚，表情自然，查体合作。听诊两肺呼吸音粗，未闻及干湿啰音及胸膜摩擦音。专科查体：心尖搏动于左锁骨中线1cm第五肋间内侧1cm处，未触及震颤，心率74次/分，心律齐，各瓣膜听诊区未闻及病理性杂音，未闻及心包摩擦音。辅助检查：2006年3月9日查心电图示Ⅱ、Ⅲ、aVF异常Q波，T波低平，$T_{Ⅲ、aVF}$倒置；查心肌酶示CK-MB 63U/L，CK 921U/L，LDH 263U/L，TnT：1.4ng/ml；2006年3月15日复查心肌酶，示LDH 277U/L，HBDH 245U/L，TnT 0.57ng/ml。目前主要采取降血脂、扩张冠状动脉、抗血液凝集，抗血小板聚集，降血压以及减轻心肌耗氧量治疗。

请回答
1. 急性心肌梗死的典型症状是什么？
2. 急性心肌梗死患者行支架手术后伤口观察要点有哪些？
3. 急性心肌梗死患者如应用抗凝血药物，护理观察要点是什么？

病例简介-慢性心力衰竭

患者，女，76岁，以"间断呼吸困难3年，加重3天。"由门诊收入院。

患者近3年来多于受凉后出现夜间阵发性呼吸困难，伴咳嗽、咳痰，无咯血、乏力、疲倦、心悸、尿少、大汗、腹胀、食欲缺乏、恶心、呕吐等不适，持续不缓解，多次于我院住院治疗，诊断为"慢性心功能不全、心功能Ⅲ级"，给予抗感染、扩血管、利尿等治疗好转出院。近2个月患者出现双下肢水肿、尿量减少。3天前患者受凉后出现夜间阵发性呼吸困难，不能平卧，持续不缓解。无咳嗽、咳痰、咯血、乏力、疲倦、心悸、尿少、大汗、腹胀、食欲缺乏、恶心、呕吐，为进一步诊治收入院。患者入院后神志清楚，营养良好，主动体位，主诉活动后呼吸困难、能平卧，查体双肺可闻及散在湿啰音，叩诊心界不大，听诊心率73次/分，律齐，各瓣膜听诊区未闻及杂音、无心包摩擦音，双下肢轻度可凹性水肿。治疗给予抗感染、扩血管、利尿等药物，日常生活可部分自理，如厕，沐浴需人协助。睡眠良好、食欲好、二便正常、体重无明显变化。患者既往有高血压病40余年、能够坚持服药，血压控制平稳。主诉对此疾病的饮食、用药、活动不太了解。

请回答
1. 该患者专科身体评估内容有哪些？
2. 该患者主要护理诊断有哪些？
3. 该患者主要护理措施有哪些？

病例简介-慢性阻塞性肺疾病

患者，男，63岁，以"呼吸困难1个月，加重3天"为主诉，由平车推入院。

患者1个月前患者无明显诱因呼吸困难加重，活动耐力由平地步行100～200m降为静息即有喘息，伴口唇、肢端发绀，夜间不能平卧，伴咳嗽咳痰加重，咳黄黏痰，不易咳出，家中自行吸氧，口服抗生素（具体不详）治疗，无好转。近3天出现精神差，嗜睡。2011年6月23日就诊于我院急诊，查血常规示：白细胞$10.7×10^9/L$，血气示pH：7.13，$PaCO_2$：136 mmHg，PaO_2：56 mmHg，予无创呼吸机辅助通气，但效果差，给予气管插管，有创呼吸机辅助通气，为进一步治疗以"Ⅱ型呼吸衰竭、慢性阻塞性肺病"收入呼吸监护病房。入院后，患者神志清楚，经口气管插管呼吸机辅助通气，呼吸机通气方式A/C，FiO_2 50%，R 12次，TV 460ml，PEEP 4cmH$_2$O。治疗给予抗感染、平喘、化痰、对症等。患者绝对卧床，半卧位，床头抬高30°。防压疮气垫工作正常，骨突处垫软枕。与患者使用写字板沟通。听诊肺部呼吸音低，大气道可闻及湿啰音，患者可自主咳嗽，给予经气管插管吸痰，为黄白色黏痰，适时给予气道内滴入湿化液，呼吸机加温、湿化器工作正常。

请回答
1. 该患者存在哪些护理问题？
2. 该患者存在哪种类型的呼吸衰竭？依据是什么？
3. 该患者应用有创呼吸机辅助通气，其重点护理内容有哪些？

病例简介-肺间质纤维化

患者，女，74岁，以"发热伴咳嗽气短6天"为主诉平车推入院。

患者6天前无明显诱因出现发热，体温38.3℃，伴畏寒，气短，活动后加重，咳嗽，咳白黏痰，于我院门诊查血常规：白细胞$6.64×10^9/L$，胸片：双肺间质性改变伴感染，CT示肺间质纤维化，电子支气管镜示左肺上下叶支气管黏膜弥漫充血水肿。给予阿奇霉素静点3天及雾化，吸入平喘治疗后仍发热，体温最高38.9℃，后于我院急诊查血气示：pH7.52，PCO_2 28mmHg，PO_2 69mmHg，SaO_2 95%。予吸氧，雾化吸入，平喘，拜复乐静脉输液治疗1天，气短减轻，仍间断发热，体温波动在37.5～38.8℃，为进一步治疗收入院。患者现给予呼吸机辅助通气，呼吸机通气方式A/C，R 12次/分，FiO_2 45%，TV 460ml，PEEP 10cmH$_2$O，吸痰为黄白黏痰，量约40～50ml/d。

患者既往慢性咳嗽咳痰20余年，晨起时咳嗽明显，咳痰为白色黏液或浆液性痰，偶可带血丝；夜间阵发性气短10余年，不能平卧。吸烟30余年，每日2~3支，已戒3个月，无饮酒嗜好。

请回答
1. 该患者肺部听诊的特点有哪些？
2. 该患者存在的护理问题有哪些？依据是什么？
3. 该患者存在语言沟通障碍，其护理措施有哪些？

病例简介-支气管哮喘

患者，男，44岁，以"喘息症状加重1天"为主诉由轮椅推入院。

患者近几日活动后喘憋加重，咳嗽、咳痰，约10ml/d。查体示该患者双侧肺叩诊清音，双肺呼吸音清，可闻及散在哮鸣音。肺功能检查显示阻塞性通气功能障碍，可逆试验阳性。肺部X线示双肺纹理增多。血气分析显示PCO_2 47.5mmHg，PO_2 110.9mmHg。血常规示白细胞9.5×10^9/L，红细胞压积0.39%，淋巴细胞百分数17.4%，中性粒细胞百分数79.2%，中性粒细胞绝对值7.5×10^9/L，嗜酸性粒细胞百分数0，嗜酸性粒细胞绝对0.00×10^9/L，单核细胞百分数2.9%，平均血小板体积8.3fL，诊断为"支气管哮喘"。

请回答
1. 该患者主要应采取的治疗方式有什么？
2. 该患者目前存在哪些护理问题？
3. 针对患者存在的护理问题，如何进行护理？

病例简介-2型糖尿病

患者，男性，48岁，以2型糖尿病、糖尿病周围神经病变、糖尿病视网膜病变、糖尿病肾病3期收入院，主诉乏力，双下肢麻木，随机血糖5.6mmol/L。

患者糖尿病病史20余年，应用胰岛素强化降血糖，空腹血糖控制在8.0~10.0mmol/L，餐后两小时血糖控制在12.0~15.0mmol/L；支气管哮喘病史40余年；酒精性肝病病史1年；前列腺增生病病史1年；外周动脉硬化症病史3年。患者一般状况：身高173cm，体重46kg，神志清楚，体型消瘦。全身皮肤可见散在色素沉着，四肢活动自如，双足趾间肌挛缩，双下肢无水肿，双足皮肤干燥。双下肢触觉存在，针刺觉、振动觉消失，足趾关节位置觉缺失，双下肢皮肤温度、皮肤颜色正常，双侧足背动脉搏动一致。四肢肌力、肌张力正常，双侧肱二头肌、三头肌腱反射正常，双侧膝、跟腱反射未引出，双侧 Babinski 征阴性。为进一步调整血糖及完善相关检查收入院。入院后主要予胰岛素强化降糖、营养神经治疗。

请回答
1. 低血糖症状有哪些？如何自救？
2. 如何指导糖尿病患者进行足部护理？
3. 如何判断患者 BMI 值是否正常？

病例简介-脑出血

患者，男性，72 岁，以"吞咽困难伴行走右偏 2 天"于 2011 年 9 月 29 日平车收入院。

患者 2 天前工作中突然头痛，为后枕部疼痛；恶心伴呕吐，吞咽困难及饮水呛咳，行走向右偏斜；无发热及意识不清，无视物不清、视物成双及视物旋转，无耳鸣、听力下降，右侧肢体肌力 0 级，持续不缓解，逐就诊于我院急诊。行头颅 MRI 示脑出血，予甘露醇脱水降颅压、脑复康保护脑细胞，葡萄糖补充能量及下胃管等对症治疗后，患者自觉症状较前好转，现为进一步诊治收入我科。患者仍诉头痛，精神睡眠可，胃管进食，3 日未排便，体重无明显改变。

目前患者生命体征 T：36.4℃ P：80 次/分 R：18 次/分 BP：200/100mmHg 患者神志清楚，言语流利，右侧肢体肌力 0 级，左侧肌力 5 级，双侧肢体腱反射（++），右侧 Babinski 征阳性；指鼻试验、跟膝胫试验、轮替试验不配合；右侧肢体针刺觉减退，右侧肢体位置觉、运动觉消失。

请回答
1. 肌力如何分级？具体的标准是什么？
2. 该患者存在的护理问题有哪些？
3. 针对该患者存在的护理问题，如何进行护理？

病例简介-脑梗死

患者，男性，52 岁，以"头晕 1 周，伴右侧肢体麻木，无力 36 小时"收入院。

患者于 2011 年 9 月 28 日由轮椅推入病室。患者 1 周前进食时突然眩晕，伴视物旋转，无头痛、恶心、视物模糊，无肢体无力、麻木，复视，数秒钟后自行缓解。3 天前突发右手麻木，数秒钟自行缓解，36小时前看电视时突发右侧肢体麻木，活动受限，无意识不清、言语障碍、饮水呛咳、吞咽困难，症状持续不缓解，就诊于我院急诊。急查头颅MRI示右侧脑桥新鲜梗死，多发腔隙性脑梗死。诊断"脑梗死"，予拜阿司匹林、疏血通治疗，病情无明显变化，今为进一步治疗收入院。发病以来，患者精神、食欲、睡眠可，大小便正常。

目前患者生命体征 T：36.6℃ P：72次/分 R：18次/分 BP：180/100mmHg。神志清楚，言语流利，双侧瞳孔等大等圆，眼球各向运动充分。右侧肢肌力为3级伴麻木，左侧肢体肌力为5级，腱反射正常未引出，右侧Babinski征（+）。右半身针刺感觉减退，共济运动不配合。

请回答

1. 肌力如何分级？具体的标准是什么？
2. 该患者存在的护理问题有哪些？
3. 针对该患者存在的护理问题，如何进行护理？

病例简介-肾病综合征

患者，女，28岁，以"间断双下肢水肿4年余，加重伴胸闷2周"为主诉步行入院。

患者4年余前无明显诱因出现双下肢可凹性水肿，晨轻暮重，2天后迅速发展至大腿，伴腹胀，尿色加深，尿中泡沫增多，尿量减少至500～600ml/d，于我院住院治疗查血白蛋白16g/L，24小时尿蛋白7.6g，肾功能正常。予泼尼松龙及环磷酰胺治疗，症状缓解后出院，此后间断出现双下肢水肿。半月前，无明显诱因出现双下肢水肿，数天后发展至大腿及后背，伴胸闷、憋气、乏力等不适。为进一步诊治收入院。既往史：甲状腺功能减退4年余，入院前2天患中耳炎，否认肝炎、结核、高血压、糖尿病、心脏病史。入院后查体：呼吸运动正常，语颤正常，呼吸规整，双肺呼吸音清晰；心前区无隆起，心尖搏动正常，心浊音界正常，心率80次/分，律齐，各瓣膜听诊区未闻及杂音；腹平坦，无腹壁静脉曲张，腹部柔软，无压痛、反跳痛，腹部无包块。肝、脾未触及，Murphy征阴性，肾区无叩击痛，移动性浊音阳性，肠鸣音正常，4次/分，双下肢及后背重度可凹性水肿。患者活动后有胸闷、憋气表现。四肢肌力、肌张力未见异常。辅助检查如下：WBC 7.09×10^9/L，PLT 244×10^9/L；凝血：Fib 6.75g/L，TT 10.0s INR 0.69；肝功能：TP 38g/L，ALb 15.2g/L；肾功能：Cr 79μmol/L，BUN 11.3mmol/L；血脂：T-CHO 15.36mmol/L TG 5.75mmol/L；24小时尿蛋白定量10.949g/d；腹部B超：双肾实质回声稍增强，腹腔游离积液，液深约10cm。

请回答
1. 该患者最可能的诊断是什么？
2. 该患者的专科评估要点有哪些？
3. 该患者可能出现的并发症有哪些，简要叙述其护理要点？

病例简介-消化道出血

患者，男性，61岁。以"乏力、腹胀5年，间断黑便2年，呕血3日"为主诉平车入院。患者5年前无明显诱因出现乏力、伴头晕，休息后不能缓解，就诊于当地医院，腹部CT检查示脾大、腹水，血常规检查示红细胞增多，血红蛋白170g/L，诊断为：真性红细胞增多症，予中药治疗（具体不详），症状无缓解。3年前逐渐出现腹胀，乏力较前加重，伴胸闷憋气，尿中无泡沫，伴双下肢轻度水肿，间断就诊于当地医院，予利尿剂治疗可缓解。2年前无明显诱因出现黑便1次，量约200g，无头晕、眼花、心悸、未诊治。1年前再次排黑便1次，量约300g，于当地医院输液治疗后（具体不详）黑便消失。3天前无明显诱因呕吐鲜红色血液，量约2500ml，无头晕、眼花、心悸、出汗等，就诊于我院急诊，予三腔二囊管压迫止血、抑酸、补液、输血、降低门静脉压力治疗后，未再呕血，期间共排柏油便5次，量共800g，便后乏力明显，伴腹胀。患者自发病以来，精神差，睡眠饮食尚可，大小便正常。

查体：身高：163cm 体重：卧床未查 T：37.0℃ P：84次/分 R：20次/分 BP：75/30mmHg 神志清楚，精神差，慢性病容，全身皮肤黏膜、巩膜无黄染，结膜苍白。双肺呼吸音粗，未闻及干湿啰音，无胸膜摩擦音。腹软，无腹壁静脉曲张，全腹无压痛、反跳痛。肝肋下未及，脾Ⅰ线9cm，Ⅱ线11cm，Ⅲ线-1cm，Murphy症阴性，移动性浊音阴性。肠鸣音正常，4次/分，下肢无水肿。

实验室检查：血常规：白细胞 27.5×10^9/L，RBC 2.49×10^{12}/L，Hb 71g/L，PLT 529×10^9/L，中性粒细百分数93.5%，凝血：PT 14.3s，A 49.9%，APTT 33.0s。

请回答
1. 目前，该患者最主要的护理诊断是？依据是什么？
2. 针对该患者，护理评估的重点内容有哪些？
3. 针对患者出血问题，其护理要点有哪些？

病例简介-再生障碍性贫血

患者，男性，27岁，以"双上肢及足背多发淤点2周，伴发热1周"收入院。

患者于 2011 年 7 月 4 日步行入病室。患者 2 周前无明显诱因出现双上肢及足背多发瘀点，于外院查 PLT $80×10^9/L$，WBC $2.3×10^9/L$，Hb 90g/L，行骨髓穿刺检查示骨髓有核细胞增生减低，巨核细胞未见。近 1 周伴持续发热，最高可达 40℃，本院门诊以"三系减少，发热待查"收入院。患者发病以来，无乏力、恶心、呕吐，无皮肤瘙痒、皮肤感染，无尿频、尿急、尿痛，无尿中泡沫增多。小便每日 4～5 次，为淡黄色尿液，每日量 1500～1800ml。目前患者生命体征 T：38℃　P：100 次/分　R：20 次/分 BP：120/70mmHg。体格检查：发育正常，营养良好，贫血面容，表情自如，自主体位，神志清楚，查体合作，全身皮肤黏膜无黄染，双上肢及足背多发瘀点，全身浅表淋巴结肿大。

请回答
1. 对该患者身体评估时，应重估哪几个方面？
2. 该患者存在的护理诊断有哪些？
3. 针对该患者存在的护理问题，如何进行护理？

病例简介-过敏性休克

患者，女，18 岁，患者阑尾切除术中出现过敏性休克，术前青霉素皮试阴性，术中静点抗生素头孢哌酮/舒巴坦钠（舒普深），1 分钟后出现头晕、恶心、呼吸困难，SPO_2 91%，HR 140 次/分，BP 40/20mmHg，脉细弱，四肢末端发冷，全身皮疹，前胸及上臂内侧皮肤散发直径 1cm 左右红斑，肠鸣音减弱，1 次/分。紧急抢救过敏性休克，在血管活性药物支持下完成手术，术后转入重症监护病房。转入后镇痛剂持续泵入，持续镇静状态，双侧瞳孔等大等圆，直径 3mm，对光反射存在。去甲肾上腺素泵入维持血压。气管插管接呼吸机辅助呼吸，插管深度 23cm，呼吸 20 次/分。听诊肺部呼吸音清，无干湿啰音，Q2h 监测血气分析，代谢性酸中毒状态，5%碳酸氢钠持续泵入纠正酸中毒。留置右锁骨下中心静脉，置入深度为 13cm，中心静脉输液，扩充血容量治疗，在监测中心静脉压的情况下补液，晶体液胶体液交替输注，监测每小时尿量，静脉输入莫西沙星抗感染。监测生命体征，同时给予生活照顾和心理支持，鼓励患者，减轻焦虑。

患者 6 年前游泳后出现荨麻疹，行过敏源试验，具体结果不详。

请回答
1. 气管插管患者的护理要点是什么？
2. 镇静患者的护理要点有哪些？
3. 过敏性休克典型临床表现有哪些？

病例简介-甲状腺瘤

患者，女，58岁，干部。以"发现左颈部肿物半年"为主诉，于2011年10月5日步行入院。

患者半年前查体时，发现左颈部有一肿物，约红枣大小，伴心悸，心率增快，最快达130次/分，手抖。大便由每日1次的黄软成形便变为4～5次的稀便，就诊于我院门诊，甲状腺扫描示双侧甲状腺增大，右叶伴"热"结节，左叶伴"冷"结节。T_3：451ng/dl，T_4：28.8ng/dl，（ng/dl×12.87＝pmol/l）诊为"甲状腺高功能腺瘤"。给予丙硫氧嘧啶100mg，3次/日，口服。现T_3、T_4恢复正常。TSH＜0.5 uIu/L，心悸减轻，大便成形。目前，甲亢控制平稳，为行手术治疗于2011年10月5日门诊以"甲状腺高功能腺瘤"为诊断步行入院，准备择期手术。患者发病以来未诉不适，生活全部自理，近半年前体重减轻9kg。

请回答
1. 该患者手术后护理诊断是什么？
2. 患者服用丙硫氧嘧啶，作为责任护士，应该重点观察哪些内容？

病例简介-胃癌

患者，男，81岁，以"上腹部刺痛1年，加重4个月"为主诉步行入院。

患者入院前1年多于饭前出现上腹部阵发性刺痛，每次持续约1分钟，不伴放射痛，进食后缓解，不伴腹胀、腹泻、反酸、烧心、恶心、呕吐。于外院诊断"十二指肠溃疡"，给予保守治疗，效果欠佳。4个月前，患者腹痛症状加重，进食后不缓解。1个月前外院胃镜检查，病理结果提示：胃窦小弯前壁巨大溃疡面，可见低分化腺癌浸润伴溃疡形成，为进一步治疗收入院。患者自发病来神志清楚，精神状态一般，食欲一般，睡眠良好，二便正常。于入院后第7天在全麻下行腹腔镜探查，中转开腹胃癌根治术。术后第5天开始恢复饮食，术后第9天，患者出现恶心、呕吐，呕吐物为胃内容物，诊断为"术后残胃蠕动无力"，给予禁食水、洗胃、胃肠减压、静脉营养等治疗。目前患者的生命体征：T：36.2℃；P：78次/分；R：18次/分；BP：157/89mmHg。患者既往高血压病20年，口服硝苯地平30mg Qd，血压控制在140～160/80～90mmHg；1979年患淋巴结结核，已愈；1977年患血吸虫病，已愈；糖尿病15年，口服拜糖平、格列喹酮（糖适平）控制血糖，血糖控制可；吸烟30支/日×40年，已戒10年；饮酒40年，每日3～5两，已戒10年。

请回答

1. 术后，如何帮助患者有效咳痰？
2. 下肢静脉血栓的预防措施有哪些？
3. 什么是胃瘫综合征？其临床表现有哪些？

病例简介-颈椎病

患者，女，54岁，以"双侧上肢麻木10余年，加重伴无力1月余"步行入院。

患者于1年前无明显诱因出现双上肢麻木，呈进行性加重，平卧休息后可稍缓解。近1个月来无明显诱因出现双手麻木加重，呈持续性，伴恶心，眩晕，行走无踩棉花感。患者自发病以来神志清楚，精神状态一般，食欲一般，睡眠良好，二便正常。

入院后第2天在全麻下行"颈椎前路内固定手术"。术中出血少，手术顺利，安全返回病房。术后给予持续血压、心率、血氧饱和度监测，双鼻导管吸氧2L/min。主诉咽部疼痛，有痰不易咳出，给予雾化吸入。术后6小时生命体征平稳，遵医嘱停监测及氧气吸入。

术后第1天：今日伤口负压引流量为10ml，拔除引流管，伤口敷料干燥。患者主诉咽部疼痛有所减轻，雾化吸入后痰液能顺利咳出。今日食欲欠佳，1两/餐，3餐/天。饮水约800ml。夜间连续睡眠3~4小时，晨起精神良好。与患者交谈时发现患者对术后康复存在顾虑，向患者讲解术后饮食、饮水、康复等相关知识，患者消除顾虑，并对术后康复期的相关知识能够叙述。今日已协助患者下床活动，拔除尿管。

术后第2天：患者今日已正常饮食，排便1次，为黄软成型便。伤口敷料干燥，遵医嘱今日出院。

请回答

1. 患者术后主要护理问题有哪些？
2. 该患者需要手术治疗，其术后指导有哪些？
3. 此病的临床表现有哪些？病理征包括哪些内容？

病例简介-右胫腓骨骨折、踝关节骨折

患者，男，54岁，以"外伤后下肢疼痛3天"为主诉由轮椅推入院。

患者3天前打球时滑倒摔伤右下肢，红、肿、热、痛明显，疼痛剧烈，难以忍受。右胫骨、踝外侧压痛明显，受伤部位无软组织开放性损伤，无血管损伤。入院前X片

提示右腓骨骨折、踝关节骨折。急诊行石膏固定。为进一步诊治,经急诊收入我院。患者自受伤以来神志清楚,精神状态一般。体格检查身高:170cm 体重:60kg T:36.5℃ P:60次/分 R:20次/分 BP:110/70mmHg。

发育正常,营养良好,正常面容,表情自如,自主体位,神志清楚,查体合作。视诊下肢皮肤青紫,轻度肿胀,皮肤完整无破损,无畸形。患肢无明显短缩,骨折端无成角、旋转。

请回答
1. 该患者石膏固定患肢的观察要点与护理有哪些?
2. 针对患者患肢疼痛应如何进行护理?
3. 该患者骨折后,患肢肿胀的护理有哪些?

病例简介-髋关节置换

患者,男性,65岁,以"左髋部疼痛不能活动及站立1天"收入院。

患者于2011年6月6日平车推入病室。患者1天前骑自行车时不慎摔倒,左侧肢体着地,当即左髋部疼痛,难以忍受,不能活动及站立,无头痛头晕,恶心呕吐,由他人救起后送至医院,X光片示左股骨颈骨折头下型,门诊以此诊断收住我科。患者入院以来,无头痛头晕、乏力、恶心、呕吐,无皮肤瘙痒,皮肤破损,肢体远端感觉活动基本正常,足背动脉可触及,末梢循环良好,远端双足色素沉着,无畸形、下肢静脉曲张及杵状指(趾),关节正常,下肢无水肿。四肢肌力、肌张力未见异常,双侧肱二、肱三头肌腱反射正常,双侧膝、跟腱反射正常,双侧Babinski征阴性。患者于6月8日在联合硬膜外麻醉下行左髋关节置换术,手术过程顺利。目前患者生命体征 T:36.2℃ P:80次/分 R:17次/分 BP:120/70mmHg。

请回答
1. 患者可能的临床诊断是什么?
2. 患者主要的护理问题有哪些?
3. 自理缺陷患者的护理措施有哪些?

病例简介-膝关节置换

患者,女性,72岁,以"双膝关节行走时疼痛10年,右侧膝关节较重"收入院。
患者于10年前出现双膝关节行走时疼痛,右侧膝关节较左侧膝关节疼痛症状重。

10年间反复出现双膝关节交替肿胀。近2年行走时疼痛症状加剧，上下楼梯时疼痛剧烈，膝关节肿胀次数增加。近2个月来患者不能下蹲，左膝关节屈曲角度为90°，右膝关节屈曲角度为30°。近1周休息时膝关节同样出现疼痛症状，行走需要扶拐杖才能减轻疼痛。

昨日在硬膜外麻醉＋蛛网膜下腔阻滞麻醉下行"右膝关节置换术"，手术顺利，术中出血150ml。术后给予持续血压、心率、血氧饱和度监测，双鼻导管吸氧2L/min。患肢给予留置股神经阻滞麻醉泵止痛。右膝关节给予自体血回输装置作为伤口引流，引流液为陈旧血性液。昨日伤口引流量为480ml，自体血回输450ml。

术后第1天，查血常规结果显示Hb89g/L，急查电解质示血钾3.2mmol/L。患者右下肢抬高，伤口敷料表面干燥。右侧胫骨前皮肤发亮，皮纹消失，右足背动脉搏动有力。患肢皮肤颜色、温度与左侧没有区别。患者已经完成今日康复计划。

术后第2天，9am拔除伤口引流，2pm拔除股神经止痛泵，4pm护士及家属搀扶患者床边站立5分钟。患者持助行器，在家属和护士保护下，自行行走100m。

请回答
1. 患者术后第1天主要护理问题有哪些？
2. 膝关节置换患者如何观察患肢血运情况，哪些为异常现象？
3. 术后第1天患者主动和被动康复内容有哪些？各项康复项目的作用有哪些？

病例简介-下肢深静脉血栓

患者，男，56岁，以"左下肢肿胀疼痛进行性加重2日"急诊轮椅推入院。

患者主诉乘坐飞机过程因劳累在飞机上入睡约2小时后出现左小腿肿胀疼痛，自认为与旅途劳累有关，在家休息，正常活动未卧床，未到医院进行就诊。近两日来发现左大腿开始肿胀，左下肢比右下肢明显增粗，疼痛逐渐加重，皮肤颜色与右下肢相比有改变，皮肤温度升高。发病以来，饮食正常，二便正常，无胸闷、心悸症状，于2011年10月5日10：00am于急诊就诊，B超示：左髂股静脉血栓形成。查体：左臀部以下肿胀、张力增高，为可凹性水肿，下肢、腹股沟及患侧腹壁浅静脉怒张，深静脉走向压痛，皮肤潮红，足背动脉搏动可触及。急查血常规、血生化、凝血结果正常，血D-Dirner 103μg/ml，于2011年10月5日1：00pm急诊入院，急诊在导管室局麻下行下腔静脉滤器植入术，左下肢深静脉取栓溶栓术。术后给予一级护理，普食，绝对卧床，生命体征监测平稳。0.9%氯化钠250ml＋肝素12500U，16ml/h经外周静脉泵入；尿激酶25万U＋0.9%氯化钠50ml经右腹股沟溶栓导管泵入12.5ml/h，急查APTT Q4h，根据APTT结果及时通知医生调整肝素组液体泵入液量。观察患者口腔黏膜、皮肤无出血点，无胸闷、心悸主诉，测量患肢周径并记录，左下肢肿胀逐渐消退。术后第2天复查静脉造影示左下肢深静脉溶栓术后，造影后遵医嘱停肝素组及尿激酶组液体泵入，口服华法林抗凝治疗，对患者进行饮食、用药及监测凝血指标宣教，出血倾向自我观察指导，功能锻炼指导，患者于术后第 4 日出院休养。

请回答
1. 该患者的临床表现有哪些？
2. 该患者出现何种症状考虑为急性肺栓塞？
3. 该患者应用抗凝药，如何观察其出血倾向？

病例简介-脊髓损伤

患者，女，26 岁，以"双下肢运动感觉消失，间断不自主抽动，不能自行床上坐起 3 个半月"为主诉，由平车推入院。

患者 3 个半月前从 15 米的高处坠地，当即昏迷，30 余小时后逐步苏醒，腹部、双下肢感觉丧失，不能活动，无便意。于当地医院 MRI 示胸 4 锥体压缩性骨折，相应节段脊髓受压变性。受伤时伴发骨盆骨折、双侧髋臼、双侧肋骨骨折、脾破裂、胸部闭合性损伤、肝破裂，行脾全切术、肝破裂修补术，并行输血治疗。

因患者一般情况不稳，伤后行保守治疗，3 个半月来，患者上述症状无改善，间断可见双下肢不自主地抽动。自主排大便，但无便意，持续尿管导尿。可自行床上坐起。患者产后抑郁 4 个月，有自杀行为，服氢溴酸西酞普兰片（喜普妙）治疗症状控制良好。

请回答
1. 该患者存在哪些护理问题（至少 3 项）？
2. 针对该患者情况，如何进行皮肤护理？

病例简介-肾结石

患者，男，56 岁，于 2011 年 10 月 17 日步行入院。患者于两年前感左腰部疼痛伴有尿频、尿急、尿痛，偶有尿不尽感，腰痛为酸痛，无放射痛，无肉眼血尿，就诊于当地医院，建议多饮水，好转。后间断发作，症状同前。否认肝炎、结核等传染病史；否认糖尿病、心脏病史，否认手术外伤、精神病史、输血史，否认食物药物过敏史，预防接种史不详；既往高血压病 10 余年，口服硝苯地平控制可，具体不详。患者发病以来，无乏力、恶心、呕吐，无发热、腹胀。患者入院生命体征 T：36℃ P：82 次/分 R：20 次/分 BP：137/70mmHg。

请回答

1. 为明确诊断，对该患者身体评估时，应有哪几项辅助检查？
2. 患者于2011年10月20日行经皮肾镜碎石术，术后第2天，留置尿管和肾造瘘管，患者生命体征 T：37.6℃ P：82次/分 R：20次/分 BP：137/70mmHg 该患者存在的护理问题有哪些？
3. 针对该患者存在的护理问题，如何进行护理？

病例简介-心脏瓣膜病

患者，女，67岁，以"间断活动后出现呼吸困难4个月"为主诉入院。

患者4个月前无明显诱因出现活动后呼吸困难，步行100～200m即可出现气短，休息后好转，能爬2～3层楼，日常活动无明显受限，伴乏力、疲倦、头晕，查体示心界左下扩大，锁骨中线距前正中线8.5 cm；心率80次/分；心律齐，主动脉瓣第二听诊区，肺动脉听诊区可闻及收缩期吹风样杂音，主动脉瓣听诊区可闻及粗糙收缩期杂音，气管左偏。超声心动结果示主动脉瓣畸形，主动脉瓣钙化伴狭窄，左心房、左心室增大，左心室壁增厚，二尖瓣反流，肺动脉高压，左心室舒张功能减退。诊断为"心脏瓣膜病，主动脉瓣畸形，主动脉瓣狭窄（重度），甲状腺功能亢进"。予以保守治疗症状好转。患者当时有换瓣手术指征；但因甲状腺功能亢进，手术风险大，未进一步手术治疗，先行甲状腺功能亢进治疗。近期甲状腺功能检查未示甲状腺功能亢进，为求手术，收入我科。患者神志清楚，睡眠正常，二便正常，体重上升约5kg。既往史：颈椎病史5年余，未经诊治；甲状腺功能亢进，入院之前曾药物治疗，但未治愈。

请回答

1. 换瓣术后如何做好华法林的健康教育？
2. 如何评估患者有无出血倾向？
3. 针对术后护理问题"心律失常-房颤"的护理措施有哪些？

病例简介-食管癌术后肺不张

患者，男性，78岁，"进行性吞咽困难1月余"，以食管癌收入院。

患者1个月前无明显诱因出现进食后哽噎感，多于进食较干的食物后出现，此后症状进行性加重。1周前觉进食时哽噎感伴有胸骨后疼痛不适，5天前在外院行电子胃镜检查示食管隆起性病变，病理示中分化鳞癌。2010年9月17日以食管癌收入院。入院后完善各项检查，于2010年9月21日在全麻下行左开胸食管癌切除，食管胃弓上吻合，淋巴结清扫术。现术后第3天，一级护理，禁食、禁水，遵医嘱给予静脉补液、抗感染治疗，鼻导管吸氧，氧流量2L/min，雾化吸入Qid，留置胃管接负压吸引通畅，引流液为少量胆汁样液。留置胃管，今日拟鼻饲营养液。中心静脉输液通畅，穿刺点及周围皮肤无异常，胸腔闭式引流通畅，引出少量浆性液。协助并指导患者刷牙、漱口，口腔黏膜完整，间断翻身并协助患者下地活动，全身受压部位皮肤无压红。术后未排便，腹胀，尿管已拔除，协助患者如厕，小便1500ml～2000ml/d，尿色清亮淡黄。夜间连续睡眠4～5小时，晨起精神可。雾化吸入后协助患者拍背Qid，患者痰液黏稠，害怕伤口疼痛，咳嗽无力，肺部听诊左肺呼吸音低，胸片示左下肺高密度影，肺不张可能。目前患者生命体征 T:37.2℃ P:80次/分 R:18次/分 BP:145/80 mmHg。

请回答

1. 这名患者可能会出现哪种术后并发症（或出现了哪种并发症）？针对此并发症应如何护理？
2. 如何对患者的疼痛进行评估及护理？
3. 针对该患者带管期间存在的护理问题应如何进行护理？

病例简介－肩袖撕裂

患者，男，28岁，以"左肩疼痛2个月余"为主诉步行入院。

患者2个月前无明显诱因出现左肩疼痛，伴无力。最初休息时无疼痛，无夜间痛，无绞索，伴活动受限未曾诊治，症状无好转来我院就诊。外院行MRI检查诊断为"左肩袖撕裂"。患者既往体健，否认肝炎、结核、高血压、心脏病、糖尿病、脑血管疾病、精神疾病；否认手术史、外伤史及食物药物过敏史。自发病以来神志清楚，精神状态一般，食欲一般，睡眠良好，二便正常。患者在全身麻醉下行左肩关节镜检查，肩袖缝合修补术，术后返回病房。神志清楚，T：36℃，P：72次/分，R：16次/分，BP：115/75mmHg。患侧肩关节伤口敷料无渗出，骨关节肌间沟管接止疼泵，患侧肢体以护肩保护固定。患肢手腕背伸柘屈正常，手指活动正常，皮肤温度正常，桡动脉搏动有力。患侧肢体触之有感觉。术后给予头孢呋辛1.5g静脉输液Bid抗感染治疗。术日晚11：00pm患者主诉伤口疼痛明显，疼痛评分8分，护士予协助按压止疼泵止疼，11：30pm患者主诉伤口疼痛未缓解，遵医嘱予盐酸哌替啶50mg、盐酸异丙嗪25mg肌内注射止疼，0：00am患者安静入睡。术后第1日晨起精神好，护士给予指导康复训练指导，并协助医生伤口敷料换药。术后第2日，复查肩关节X光片，结果正常。术后第3日准予出院。

请回答

1. 肩袖损伤的特殊实验检查有哪些？

2. 肩袖缝合术后前 3 天的康复练习分别有哪些？
3. 肩袖缝合术后都存在哪些护理问题？相应诊断依据和护理措施分别是什么？

病例简介-盆底器官膨出

患者，女，64 岁，以"阴道脱出块状物 5 个月余"为主诉步行入院。

患者 5 个月前无明显诱因发现阴道脱出块状物，约 3cm×3cm 大小，脱出物颜色变红，有破溃及出血，于行走、咳嗽、提重物时脱出，平卧位后可自行还纳。偶有咳嗽时少量漏尿及排尿不畅感，近 10 天觉腰部坠痛不适、腹部坠胀感，无排便困难、排尿困难、急迫性尿失禁。于我院门诊就诊，查体 POP-Q 评分 Aa＋3，Ba＋7.5，C＋7.5，Pb 2，Gh 6，TVL 7.5，Ap－3，Bp－3，D－3；外阴正常，已婚型，皮肤黏膜正常。阴道口可见脱出物 4cm×3cm 大小，通畅，阴道黏膜正常，无异常分泌物；宫颈表面有散在溃疡，接触时有少量出血，无抬举痛；子宫萎缩，前位，均匀，表面光滑，活动正常，无压痛。患者发病以来，饮食、睡眠良好，二便正常，无体重减轻。

请回答
1. 该患者目前的诊断是什么？
2. 针对妇科宫颈检查结果应给予的护理措施是什么？
3. 对于该患者现阶段应给予的活动、饮食指导是什么？

病例简介-子痫前期（重度）

患者孕 31^{+4} 周，G_1P_0，孕期无规律产检。2 周前出现下肢水肿，休息后不缓解，近 1 周来体重增加 3kg。6 小时前出现头痛，无腹痛和视物不清等不适。遂于外院急诊就诊，测血压 190/120mmHg，予硝苯地平（心痛定）10mg 口服后转入我院。患者孕期体重共计增加 20kg，发病以来精神状态良好，食欲良好，无恶心呕吐，睡眠正常，无夜间呼吸困难，二便正常。入院时生命体征：T：36.5℃，P：108 次/分，R：20 次/分，BP：190/120mmHg。随机尿蛋白（＋＋＋）。辅助检查：眼底动静脉比 1∶3，无渗出和出血；血常规：红细胞 $3.65×10^9/L$，白细胞 $5.5×10^9/L$，血红蛋白 105g/L，血小板 $89×10^9/L$；肝功能 TP 45g/L，ALB 26g/L，余正常；Cr 80μmol/L，BUN 3.5 U/L；心肌酶：LDH 345U/L，余正常；凝血功能：大致正常；超声心动：左心室肥厚，LVEF 65%；妇科超声：宫内孕相当于 28^{+5} 周，S/D 4.5。查体：面色口唇无发绀，下肢水肿（＋＋），肝区叩痛阴性，胎心 130 次/分，NST 反应型。

请回答
1. 患者完善检查后，诊断为子痫前期重度，请问子痫前期重度的概念？
2. 重度子痫前期常见的并发症是什么？
3. 硫酸镁中毒表现有哪些？如何解救？

病例简介-支原体肺炎

患者，男，7岁，以"发热伴咳嗽5天"为主诉步行入院。

患儿5天前无明显诱因出现轻咳，有痰，偶有淡黄色黏稠痰，不影响睡眠，发热，体温最高为38.2℃，头孢菌素治疗1日效果不明显，改为静脉输入三代头孢菌素2天，咳嗽逐渐加重，发热逐渐增高，最高体温达40℃。在外院查咽部支原体可疑，改用阿奇霉素静脉输入2天仍无效，前来我院就诊。

患儿自发病以来神志清楚，精神状态良好，睡眠较好，不思饮食。查体：T：39℃，HR：120次/分，R：30次/分，BP：105/70mmHg。

查体：患儿呈急性热病容，口唇无发绀，口腔黏膜正常。咽充血，扁桃体Ⅱ°肿大。胸廓正常，胸骨无叩痛。双肺呼吸音粗，左肺呼吸音略低，左前胸偶闻中小水泡音。

入院后行阿奇霉素抗感染，肺力咳及雾化吸入止咳、化痰。3日之后，体温逐步下降，并保持在36.5℃以下。入院之后，患儿对医院的环境感到不适应，对于医护人员有较大的恐惧感。

入院后的辅助检查：
血常规：WBC 7.6×10^9/L，中性粒细胞75.4% PLT 142×10^9/L
CRP：9mg/dl
肺炎支原体IgM：阳性
胸片：右上肺见大片模糊影，与右上纵隔分界不清
结核抗体：阴性
PPD试验：阴性

请回答
1. 该患儿可能是哪种肺炎？确诊该病还需要何种检查？
2. 高热患儿的护理要点有哪些？
3. 该患儿还存在哪些护理问题？

病例简介-新生儿高胆红素血症

患儿，女，生后5天，孕38周自然分娩，无宫内窘迫、无窒息，Apgar评分1分钟、5分钟、10分钟均为10分。患儿母亲既往体健，无产前用药史。生后2小时开奶，前2天母乳量少。生后2天，患儿颜面皮肤出现黄染，测末梢胆红素值为11.3mg/dl。患儿吃奶好，母乳量不足，补充配方奶。排胎便，量少，未见腹胀，遵医嘱继续观察。生后3天，黄染渐延至躯干、四肢皮肤，未测胆红素。尿色黄，染尿布，未见神经系统阳性体征。入院当天发现手足心、巩膜黄染明显，复测胆红素为15.3mg/dl，为进一步诊治收入新生儿病房。

入院查体：身长52cm，头围33cm，体重3200g，体温36.5℃，心率132次/分，呼吸34次/分，血压68/44 mmHg。巩膜、躯干、四肢及手足心可见黄染，程度中等，色泽亮黄。躯干散在红斑。全身皮肤无硬肿、水肿、脱皮。心、肺、腹查体无异常。患儿一般情况好，反应好，哭声响，吸吮有力，睡眠良好，尿色黄，染尿布，大便为黄色软便。生理反射正常，病理反射未引出。

请回答
1. 患儿诊断为"高胆红素血症"的依据是什么？
2. 胆红素脑病的观察要点是什么？
3. 请简述光照疗法的护理措施？

病例简介-扁桃体炎

患者，男，41岁，以"反复咽部肿痛伴发热30年，出现咽异物感1年"为主诉步行入院。

患者30余年来每次于受凉后出现咽部肿痛，伴发热，体温最高39.0℃，伴进食困难，不伴有四肢关节疼痛、胸闷气短、腰痛血尿，自行使用抗生素药物治疗后症状能缓解。此后上述症状反复发作，每年2～3次，抗生素治疗后可稍缓解。3年前外院查体发现左侧扁桃体新生物，大小不详，无咽部异物感，无咽部疼痛，无呼吸困难及吞咽困难。以后肿物逐渐增大，1年前出现咽部异物感，无疼痛，无咯血，不伴呼吸困难、吞咽困难，偶有发热。3天前就诊我科门诊，建议入院手术治疗，以"慢性扁桃体炎、扁桃体肿物"收入病房。患者自发病以来，精神可、饮食、睡眠良好，二便正常，体重变化符合正常生长发育水平。拟择日手术。既往史：1个月前体检发现血压升高，最高可达140/90 mmHg，未予治疗。3年前在我院行右膝半月板及前交叉韧带手术。否认肝炎、结核等传染病病史，否认药物过敏史。

请回答
1. 患者专科身体评估要点有哪些？
2. 该患者手术后的护理问题有哪些？依据是什么？
3. 患者术后的专科护理要点有哪些？

病例简介-青光眼

患者，女，40岁。患者因"右眼胀痛伴视力减退2个月"，于2011年2月28日以"右眼慢性闭角型青光眼"收入院。

患者既往因"左眼原发性慢性闭角型青光眼"于我院行左眼小梁切除＋丝裂霉素＋虹膜周切＋前房成形术。入院眼部检查：右眼视力1.0，眼压14.6mmHg，周边前房深度<1/4。CT示左眼视力0.12，眼压13.5mmHg，周边前房深度<1/2。CT、UBM示右眼前房浅，1/4房角窄，3/4房角闭，虹膜激光造孔术后；左眼房角闭，抗青光眼滤过手术术后。Octopus30°视野示右眼鼻上及颞下可见视野缺损；左眼管状视野。

患者自发病来神志清楚，对疾病知识了解较少，比较紧张，向患者进行疾病的相关知识宣教。患者于3月1日在局麻下行右眼小梁切除＋MMC＋虹膜周切＋前房成形术，术后出现恶心、呕吐、眼部胀痛伴头痛、视力下降症状，诊断双眼恶性青光眼发作，给予全身及局部抗炎、降眼压治疗。患者恶性青光眼发作期间，双眼视力差，生活自理能力缺陷，协助患者生活护理。查血电解质示血钾低，给予患者口服缓释钾补钾治疗。患者既往有便秘病史，术后给予饮食指导、通便灵药物治疗。患者又于3月15日和3月22日分别在局麻下行双眼白内障超声乳化、人工晶体植入、后囊环形撕开、玻璃体切除、瞳孔成形、前房成形术，术后恢复良好，病情平稳，眼压控制稳定，于3月29日出院。

请回答
1. 该患者的临床表现有哪些？
2. 该患者存在哪些护理问题（至少3项）？
3. 针对以上护理问题，其护理措施是什么？

病例简介-眼外伤

患者，男，35岁，以"双眼被鞭炮炸伤后视物不见1周"为主诉步行入院。

患者于1周前双眼被鞭炮炸伤，于外院行双眼睑及眼球清创缝合术，术后给予全身和局部抗感染治疗，为进一步治疗于我院门诊以"双眼爆炸伤"收入院。患者自发病来神志清楚，精神可，食欲可，睡眠良好，二便正常。入院眼部检查右眼视力无光感；左眼视力无光感；右眼眼压无法测量；左眼眼压T-3；双眼睑高度水肿，可见多处不规则皮肤撕裂伤，已缝合；左眼下睑外翻，下睑鼻侧皮肤缺损，下睑中央缺损，球结膜混合充血，角膜混浊，眼球内陷。B超显示双眼玻璃体积血、双眼视网膜脱离、双眼脉络膜脱离、双眼后巩膜裂伤。患者于入院第5日在全麻下行右眼探查＋巩膜清创缝合＋玻璃体切除＋硅油填充术，入院第10天在全麻下行左眼玻璃体切除＋视网膜光凝＋硅油填充术。术后右眼视力无光感；左眼视力无光感，右眼眼压Tn；左眼眼压Tn，给予面向下位，全身及局部抗感染治疗，恢复良好，病情平稳出院。

请回答

1. 该患者可能存在的护理问题有哪些？
2. 针对以上护理问题，其护理措施有哪些？

病例简介-天疱疮

患者，男，62岁，退休人员，于4个月前经常出现口腔糜烂，影响进食。3个月前在腋下及胸背部出现数个黄豆大小水疱，疱壁较薄，松弛易破，破后形成溃疡面不易愈合，伴疼痛，未及时治疗。3天前因水疱增多，疼痛加重。以"口腔、腋下及胸部水疱糜烂4个月加重3天"为主诉，于2011年6月19日步行入院，诊断为"寻常型天疱疮"，给予支持疗法、药物治疗（皮质类固醇合用免疫抑制剂）、局部治疗及血浆置换，患者自患病以来神志清楚，查体合作，触诊疱壁易破溃，尼氏征（＋），生活可以自理。

请回答

1. 激素治疗的原则和注意事项？
2. 该患者存在的护理问题有哪些（至少3项）？
3. 如何预防患者感染发生？

思考篇答案

病例简介-冠心病

1. 监测患者的心率、血压、电解质情况,观察手术伤口情况;股静脉穿刺处有无渗血、瘀斑、血肿;评估双下肢皮肤颜色、皮肤温度及足背动脉搏动强弱是否一致。

2.(1)持续心电监护24小时,严密观察有无心律失常、心肌缺血、心肌梗死等急性期并发症。

(2)观察伤口有无出血、瘀斑、血肿,双下肢皮肤颜色、皮肤温度是否正常,足背动脉搏动强弱是否一致。

(3)严密监测患者尿量,术后12小时内尿量要大于1000ml。

(4)留取尿常规、便常规,观察患者有无泌尿系统及消化系统出血倾向,观察患者皮肤、黏膜、牙龈有无出血。

3.(1)指导患者术侧肢体制动,下肢定时做踝泵练习。

(2)告知患者有胸痛等不适时及时通知医护人员。

(3)应用抗血小板药物,进行穿刺后穿刺处按压时间要大于10分钟。

(4)指导患者进食低盐、低脂半流食。

(5)保持患者大便通畅,必要时应用开塞露。

(6)告知患者一定要按医嘱服药,不要自行停药或改变剂量,如有不适及时与医护人员沟通。

病例简介-心肌梗死

1. 疼痛为最早出现的最突出的症状,其性质和部位与心绞痛相似,但多无明显诱因,且程度更剧烈,常呈难以忍受的压榨、窒息或烧灼样,伴有大汗、烦躁不安、恐惧及濒死感,持续时间可长达数小时或数天,服硝酸甘油无效。部分病人疼痛可向上腹部、下颌、颈部、背部放射,易被误诊。少数急性心肌梗死病人可无疼痛,一开始即表现为休克或急性心力衰竭。

2.(1)观察伤口有无出血、瘀斑、血肿。

(2)观察双下肢皮肤颜色与温度、感觉与运动功能有无变化,双侧足背动脉搏动是否一致、是否减弱或消失。

3.(1)告知患者按医嘱服药,不要自行停药或改变剂量,如有不适要及时与医生沟通。植入药物洗脱支架的患者氯吡格雷至少服用1年,阿司匹林需要终身服用。随意停药可能发生支架内血栓形成,导致急性心肌梗死或猝死。

(2)穿刺部位按压时间要大于10分钟。

(3)留取尿常规、便常规,观察患者有无泌尿系统及消化系统出血倾向,观察患者皮肤、黏膜、牙龈有无出血。

(4) 监测血常规、凝血功能。

病例简介-慢性心力衰竭

1. 患者神志清楚，营养良好，查体合作，口唇无苍白、发绀，未见颈静脉充盈、怒张，未见颈动脉异常搏动。胸廓无畸形，双肺可闻及散在湿啰音，未闻及胸膜摩擦音。心前区无隆起及异常搏动，叩诊心界不大，听诊心率73次/分，律齐，各瓣膜听诊区未闻及杂音、无心包摩擦音。双下肢轻度可凹性水肿。

2. (1) 气体交换受损：与左心衰致肺淤血有关。

(2) 体液过多：与右心衰致体循环淤血有关。

(3) PC：电解质紊乱：与应用大剂量利尿剂有关。

(4) 部分自理能力受限：与心功能不全、医源性限制活动有关。

(5) 知识缺乏：缺乏有关药物、饮食、活动方面的知识。

3. (1) 气体交换功能受损的护理措施：①评估患者呼吸频率、节律、双下肢水肿情况；②监测生命体征变化、神志变化；③遵医嘱给予低流量吸氧 2L/min，注意观察患者吸氧后症状是否改善、管路是否通畅；④保持舒适体位：抬高床头，使病人处于半卧位或高枕卧位；⑤指导病人有效的呼吸技巧，教会病人缩唇腹式呼吸；⑥遵医嘱给药，注意观察用药后的患者反应。

(2) 体液过多的护理措施：①详细记录 24 小时出入量，维持体液平衡；②限制液体摄入量，限制钠盐的摄入量；③定期测量下肢周径，测量位置：膝关节上 20cm，膝关节下 15cm；④做好患者的健康宣传教育。

病例简介-慢性阻塞性肺疾病

1. (1) 气体交换受损：与肺部炎症有关。

(2) PC：肺性脑病。

(3) 清理呼吸道无效：与痰液黏稠，患者气管插管无法将痰液咳出有关。

(4) 有皮肤完整性受损的危险：与长期卧床有关。

(5) 自理能力缺陷：与患者气管插管及医源性限制有关。

(6) 语言沟通障碍：与患者气管插管有关。

2. Ⅱ型呼吸衰竭。患者的血气分析：pH 7.13，PaO_2 56mmHg，$PaCO_2$ 136mmHg。

3. (1) 病情观察：观察患者的神志、生命体征、出入量、皮肤、黏膜及周围循环状况，监测呼吸机各项参数变化。

(2) 管路护理：妥善固定气管插管，每班测量外露长度及气囊压力，保持呼吸机管路的通畅，避免打折、扭曲和漏气。

(3) 气道护理：加强气道的湿化，保持气道通畅，及时吸引，观察痰液性状、量的变化。

(4) 防止交叉感染。

(5) 保证患者安全，防止意外拔管。

(6) 注意皮肤护理，保持皮肤清洁、干燥，骨突处垫软枕，使用防压疮气垫或气垫床。

（7）改善营养状况。

（8）心理护理：采用多种沟通方式与患者进行沟通，针对患者的心理状态进行心理护理。

病例简介-肺间质纤维化

1. 双肺呼吸音低，可闻及湿啰音。

2. （1）气体交换受损：与呼吸面积减少引起通气和换气功能障碍有关。

（2）自理能力缺陷：与医源性限制有关。

（3）有皮肤完整性受损的危险：与患者长期卧床、呼吸机辅助通气、医源性限制有关。

（4）语言沟通障碍：与患者气管插管有关。

3. （1）要主动亲近患者，与患者交谈，诊疗和护理过程与患者进行沟通。

（2）采取多种沟通方式与患者进行沟通，例如：写字板、手势等非语言沟通方式，以缓解患者的恐惧、焦虑的心理。

（3）注意密切观察患者的表情和动作，以便及时发现问题。

（4）注意人文关怀，解除患者紧张及消极心理。

（5）进行非语言沟通时注意安全，防止意外拔管。

病例简介-支气管哮喘

1. 脱离过敏原，平喘，抗感染。

2. （1）低效性呼吸型态：与支气管痉挛和变性炎症有关。

（2）PC：继发感染：与患者应用激素类药物有关。

3. （1）评估患者呼吸困难的原因、性质。

（2）评估可能引起患者感染的因素，观察患者皮肤、黏膜情况，监测患者体温变化及血常规。

（3）保持室内空气清新。

（4）抬高床头，使患者处于半卧位，利于呼吸。

（5）遵医嘱予持续低流量吸氧。

（6）指导患者正确使用气雾剂，在吸入含有激素的气雾剂后必须漱口，防止口腔真菌感染。

（7）加强巡视病房，一旦发现患者有哮喘发作的先兆，及时通知医生予以处理。

（8）哮喘发作时要陪伴患者，以减轻其紧张情绪，并满足患者的生活需要。

（9）患者睡前喘憋症状明显时，遵医嘱给予平喘药或气雾剂。

（10）限制探视人数，防止交叉感染。

（11）进行有创操作时，严格无菌操作，避免医源性感染。

病例简介-2型糖尿病

1. 低血糖表现有自主神经系统症状和体征，包括手抖、出汗、心慌、饥饿感、忧虑不安、感觉异常、面色苍白等；中枢神经功能不全的症状和体征，包括虚弱乏力、头痛、头晕、视物不清、精神病样改变（认知、行为）、痴呆、低体温、癫痫发作、昏迷等。

一般口服 15～20g 葡萄糖。最理想是口服葡萄糖片 15～20g；果汁、可乐、雪碧等饮料，约 150ml；馒头、饼干等碳水化合物，约 25g。15 分钟后症状不缓解、血糖仍低于正常可以重复一次。

2.（1）洗脚用温水，洗前用手试水温，用中性香皂清洗足部，尽量不要泡脚（除非为软化趾甲便于修剪），用浅色的柔软的吸水性强的毛巾轻轻擦干，特别注意趾缝间的皮肤不要擦破。干燥的皮肤擦干后，应使用润滑乳液或营养霜，充分按摩，但不能用于趾间。

（2）要学会正确的剪趾甲的方法。修剪时，不要把趾甲剪的过短，剪趾甲时必须平剪，可以用小锉子将趾甲边缘修圆滑，有视力障碍者，请家人帮助修剪。

（3）无论在室内还是室外，不要赤脚行走和赤脚穿凉鞋、拖鞋，防止异物损伤足部皮肤。冬天不要使用电热毯、热水袋及加热器烘脚，防止烫伤。

（4）经常进行足部检查：每天检查足部，看不见的部位可使用镜子帮助检查，如足底和脚趾间。如果本人不能进行检查，应该请家人或其他人帮助检查。如有任何问题，应及时请教医生及糖尿病专科护士。

（5）鞋、袜穿着合适：合适的鞋子应该是一双鞋尖部宽大，鞋头距足趾有一定距离，不能挤压脚趾，鞋面透气性好。买鞋的时间应该选在下午或黄昏。购置的新鞋，初穿时应先试穿半小时，检查足部有无被挤压或摩擦处，没有才能逐步增加穿用时间。穿鞋前应检查鞋内是否有小砂粒等异物，鞋子有破损要及时更新，以免伤及足部皮肤。要有穿袜子的习惯，选择吸水性好，透气性好，浅色纯羊毛或棉制品袜子比较适合，袜腰要宽松。袜子应每天清洗，保持清洁。

（6）足部小伤口避免使用碘酒等强刺激的消毒剂，也不要用紫药水等深色消毒剂，因药品的颜色会覆盖伤口感染的征兆。严禁使用硬膏、鸡眼膏或有腐蚀性的药物接触伤口，以免发生皮肤溃疡。若伤口 2～3 日无愈合或者局部皮肤有淤血、肿胀、发红、发热，应尽早就医，切勿自行处理伤口。

（7）定期看医生，低危人群接受足部检查每年至少一次，高危人群每次随诊或每 3 个月检查一次足部。足底有溃疡者可以每 1～3 周复查一次或根据病情随时就诊。

3. BMI＝体重（kg）/身高^2（m^2），在中国人群中 BMI 在 18.5～23.9kg/m^2 属于正常范围。

病例简介-脑出血

1. 肌力指被评估者主动运动时肌肉产生的收缩力，分六级。肌力六级具体标准是：0 级：完全瘫痪，测不到肌肉收缩；1 级：仅测到肌肉收缩，但不能产生动作；2 级：肢体在床面上水平移动，但不能抬离床面；3 级：肢体能抬离床面，但不能抗阻力；4 级：能抗阻力动作，但较正常差；5 级：正常肌力。

2.（1）头痛：病人主诉头痛。

(2) PC：再出血：与患者血压高有关。

(3) 有误吸的危险：与胃管鼻饲有关。

(4) 自理缺陷：与绝对卧床及右侧肢体肌力0级有关。

(5) 便秘：与病人活动减少，不习惯床上排便有关。

(6) 有皮肤完整性受损的危险：与右侧肢体肌力0级有关。

3. (1) 评估T、P、R、BP、意识、瞳孔、有无头痛、恶心、呕吐、肢体肌力、吞咽困难等情况，评估呕吐的性状，有无喷射性呕吐，了解头痛的性质，做好记录。

(2) 急性期绝对卧床休息2~4周，保持安静，避免情绪激动、用力排便等一切可使血压升高的因素。

(3) 预防感染，保持室内空气新鲜，保暖；定时翻身拍背，动作必须轻柔。

(4) 严密观察体温、脉搏、呼吸、血压、瞳孔及意识变化。如出现剧烈头痛、呕吐、视盘水肿、血压升高、意识障碍加重、脉搏变慢、呼吸不规则等，应警惕脑疝形成。

(5) 保持呼吸道通畅，头偏向一侧，鼻饲前病情允许可将床头抬高30°，以免误吸。

(6) 遵医嘱给予脱水剂，服药前评估心功能等情况。20%甘露醇250ml要求在30分钟内输完。使用甘露醇期间应监测血压及心、肝、肾功能、电解质和尿量等。

(7) 监测血电解质结果，掌握血电解质情况并遵医嘱给予相应处理，适量进食高钾食物。

(8) 吞咽功能障碍时进食避免误吸及窒息发生。不能进食时给予鼻饲饮食，有消化道出血现象者应禁食。注意观察患者进食情况，确保鼻饲安全。

(9) 保持大便通畅，便秘时遵医嘱给予缓泻剂。

(10) 做好基础护理，预防压疮、肺炎、泌尿系感染、深静脉血栓形成等并发症。

(11) 根据功能障碍程度，在康复师和医师的指导下进行良肢位摆放、肢体及吞咽等康复锻炼。

病例简介-脑梗死

1. 肌力指被评估者主动运动时肌肉产生的收缩力，分六级。肌力六级具体标准是：0级：完全瘫痪，测不到肌肉收缩；1级：仅测到肌肉收缩，但不能产生动作；2级：肢体在床面上水平移动，但不能抬离床面；3级：肢体能抬离床面，但不能抗阻力；4级：能抗阻力动作，但较正常差；5级：正常肌力。

2. (1) PC：高血压脑病：与血压高有关。

(2) 部分生活自理缺陷：活动：与右侧肢体肌力3级有关。

(3) 有受伤的危险：与头晕有关。

(4) 有皮肤完整性受损的危险：与右侧肢体肌力3级有关。

(5) 知识缺乏：缺乏有关所用药物及脑梗死预防保健的知识。

3. (1) 评估T、P、R、BP、意识、瞳孔、有无头晕、头痛、恶心、呕吐、失语、肢体肌力、吞咽障碍、呛咳等情况，做好记录。

（2）评估既往病史，是否有高血压、动脉粥样硬化、糖尿病或高血脂等病史，有无烟酒嗜好。

（3）了解血糖、血脂、血管超声、CT、MRI等检查结果。

（4）急性期绝对卧床休息，减少活动，减少探视，避免情绪激动。

（5）头晕时卧床休息，加用床档，防止坠床。嘱病人避免突然改变体位；改变体位时，动作宜迟缓，尤其转动头部时，更应缓慢进行。

（6）遵医嘱给药，观察药物效果及副作用。

（7）多饮水，进食低盐低脂，低胆固醇，富含维生素，清淡易消化的食物，注意观察患者进食情况。

（8）保持大便通畅，便秘者遵医嘱给予缓泻剂。

（9）预防感染，保持室内空气新鲜，保暖；定时翻身，预防压疮、肺炎、泌尿系感染、深静脉血栓形成等并发症。

（10）根据功能障碍程度，在康复师和医师的指导下进行良肢位摆放、肢体康复锻炼。

病例简介-肾病综合征

1. 肾病综合征。

2.（1）水肿程度评估：体重，尿量，小腿径围，腹围，腹部移动性浊音，胸部叩诊（浊音）、听诊（呼吸音减弱）。

（2）血栓表现评估：脑部：有无感觉异常，运动异常，监测血压。肺部：呼吸频率、深度的改变，肢体末梢是否存在发绀，有无单侧呼吸音减弱。下肢：双侧小腿径围是否大致相同。

3.（1）并发症：①感染（呼吸道、泌尿道、皮肤）；②血栓及栓塞；③低蛋白血症；④高脂血症：动脉硬化、血压升高；⑤急性肾衰竭。

（2）护理要点：①预防感染，监测体温变化；②预防压疮，减少皮肤受损的危险因素；③观察有无血栓及血栓栓塞的表现；④监测有无电解质紊乱；⑤准确记录出入量、体重变化；⑥卧床休息，低盐低脂优质蛋白饮食；⑦心理预防：预防焦虑、恐惧情绪。

病例简介-消化道出血

1.（1）体液不足：与患者血压低、血红蛋白71g/L有关。

（2）排便异常：患者排黑便。

（3）自理能力缺陷：与患者乏力及血红蛋白低需要绝对卧床有关。

（4）皮肤完整性受损：与血红蛋白降低患者绝对卧床休息制动有关。

2.（1）评估病人血压、体温、脉搏、呼吸的变化，病人有无头晕、心悸、出冷汗等休克表现。

（2）评估神志、末梢循环、尿量、呕血及便血的色、质、量。

（3）评估病人有无消化道出血表现及腹部体征：反复呕血；黑便次数增多、粪质变得稀薄、伴有肠鸣音亢进；循环衰竭的症状经充分补液未得到改善；血红蛋白浓度、红细胞计数、红细胞压积继续下降,网织红细胞计数持续升高。

(4) 评估实验室指标:如血红蛋白、红细胞计数、血尿素氮等。

3. (1) 病人患者绝对卧床休息,呕血时抬高床头15°~20°,头偏向一侧。

(2) 及时清理呕吐物,保持呼吸道通畅,做好患者的心理护理,安慰患者,消除紧张情绪。注意三腔二囊管的压力、充气时间、放气时间,并观察患者的呼吸情况。

(3) 判断有无再次出血的症状和体征。

(4) 关注病人主诉、严密观察病人有无出血表现(如呕血、黑便),评估病人失血量,密切观察病人生命体征,观察病人大便次数、量及性状。

(5) 给予病人心电、血压、氧饱和度监测,建立两条及以上静脉通路,遵医嘱补液、输血,进行对症处理。

(6) 准确记录病人24小时出入量,密切观察病人尿量,根据病人失血程度调整补液速度,观察药物的作用和副作用。

(7) 动态观察病人血常规、血尿素氮结果及其他检查结果。

(8) 病人活动性出血期间绝对卧床休息,防止意外发生,做好生活护理。

(9) 做好病人饮食、运动指导,预防下肢深静脉血栓。

病例简介-再生障碍性贫血

1. (1) 评估患者生命体征,有无发热。

(2) 观察患者是否贫血:贫血貌表现为面色苍白、口唇、眼睑结膜苍白。

(3) 观察患者有无出血:全身皮肤黏膜有无出血点、淤点、淤斑,有无牙龈出血、鼻腔出血。

2. (1) PC:出血。

(2) 体温过高:与感染有关。

(3) 活动无耐力:与贫血有关。

(4) 知识缺乏:缺少疾病相关知识。

3. (1) PC:出血的护理措施:①评估血小板减少程度,检查病人全身有无新发出血点,监测INR,报告医生;②指导病人预防出血:禁止挖鼻孔,牙签剔牙,用力抓挠皮肤,刷牙用软毛刷,必要时用漱口水,勿用力打喷嚏、咳嗽;③注射后,指导病人延长按压时间;④出现头痛,头晕,喷射性呕吐及时告知医生;⑤大便不要用力,必要时使用通便药;⑥加强环境管理,预防各种创伤。血小板$<5\times10^9$/L应卧床休息,减少活动;血小板$<2\times10^9$/L应绝对卧床,禁止活动;⑦选择少渣易消化饮食,以防消化道出血。

(2) 体温过高的护理措施:①评估患者体温情况,监测体温变化。体温在37.5℃以上每日监测体温4次,直至体温恢复正常后3天;②采取适当的降温措施。体温超过38.5℃,遵医嘱给予物理降温或药物降温,降温后半小时复测体温,在体温单上记录;③嘱病人卧床休息,在病人大量出汗、食欲缺乏及呕吐时,应密切观察有无脱水现象,防止病人虚脱造成跌倒摔伤等;④提供高维生素、高热量、营养丰富、易消化的流食或半流食,鼓励病人多饮水;⑤加强基础护理,及时更换病号服,保持干燥,并保持室内空气清新；⑥注意病人心理变化。

(3) 活动无耐力的护理措施：①适当休息，避免劳累和感染；②血红蛋白<60g/L时，应绝对卧床休息，加强床旁巡视；③合理安排活动计划，在活动之间给予充分休息；④患者活动后出现呼吸加快，脉搏过快，活动停止后3分钟仍未恢复，血压改变，胸痛，眩晕，应立即停止活动，并以此作为限制最大活动量。

(4) 知识缺乏的护理措施：①评估患者的文化程度和接受能力；②应用讲解、图例等易于接受的方法，对患者进行健康宣传教育。

病例简介-过敏性休克

1. (1) 妥善固定，防止牵拉，记录置管深度。

(2) 评估患者合作程度，合理约束双手。

(3) 保持人工气道通畅，适时无菌吸痰。

(4) 加强气囊管理，Q4h检测气囊压力。

(5) 对呼吸机送入气体进行加温加湿，温度37℃，湿度100%。

(6) 预防肺部感染，肺部物理治疗，如翻身、侧卧体位引流、排背等。

2. (1) 监测生命体征及瞳孔变化，注意有无血压下降、呼吸抑制、心动过缓；

(2) Q2h评估镇静效果，控制镇静剂量用量及镇静深度，实施每日唤醒计划；

(3) 合理约束，确保患者安全；

(4) Q2h翻身，保护患者皮肤，预防压疮；

(5) 注意保暖，合理冷疗、热疗，防止冻伤、烫伤；

(6) 保持肢体功能位，被动肢体活动，预防下肢深静脉血栓。

3. (1) 休克表现，即血压急剧下降到80/50mmHg以下，病人出现意识障碍，轻则矇眬，重则昏迷。

(2) 两个以上的下述器官受累表现。①呼吸系统：喉头水肿，痉挛，喉咙发硬，声音嘶哑，呼吸困难，咳嗽。支气管痉挛，肺泡内出血，哮喘，发绀；②心血管系统：有效循环血容量不足，休克。心动过速、传导阻滞、心肌缺血、梗死、心搏骤停；③皮肤：表现皮肤发红，瘙痒，荨麻疹；④消化系统：腹胀，呕吐，腹泻，严重者出现血性腹泻；⑤中枢神经系统：晕厥，嗜睡，抽搐，口中有金属味；⑥眼及鼻腔：结膜充血、瘙痒。鼻腔黏膜充血，卡他样分泌物，过敏性鼻炎，鼻部瘙痒；⑦血液系统：弥散性血管内凝血（DIC）。

病例简介-甲状腺瘤

1. (1) PC：出血。

(2) 部分自理障碍：与术后卧床输液有关。

(3) 疼痛：与手术切口有关。

2. 注意病人体温变化，有无皮肤瘙痒及红斑，有无食欲缺乏、恶心呕吐、腹泻、头痛、关节痛，观察是否存在白细胞减少及粒细胞缺乏的现象，注意肝功能的检查结果。

病例简介-胃癌

1. （1）评估病人清理呼吸道无效的相关因素：吸烟史长，术后痰液情况，伤口疼痛情况。

（2）进行健康教育，讲解痰液不能及时有效排出的后果，引起患者重视。

（3）教会患者深呼吸及有效咳嗽的方法。取坐位或半坐卧位，上身稍向前倾，双手十指交叉，压在切口部位上方，做数次深呼吸后深吸一口气，从肺部深处向外咳嗽3次。指导患者重新吸气，重复咳嗽1~2次。

（4）遵医嘱应用化痰药物。

（5）为患者叩背，鼓励患者咳痰，并在患者咳痰时保护伤口。

（6）观察患者痰液的性质、量、颜色。

2. 进行健康教育，讲解下肢静脉血栓的病因和后果，引起患者重视和配合。为患者穿抗血栓弹力袜；卧床期间指导并督促病人勤翻身，勤按摩，加强下肢活动（踝泵练习）。指导患者早期下床活动，并在活动期间观察患者呼吸情况。观察患者双下肢的皮肤温度、颜色、足背动脉搏动情况。

3. （1）胃瘫综合征是一种手术后的非机械性梗阻，是以胃排空延迟为主要临床表现的功能性胃排空障碍，也称为术后胃无力症。

（2）临床表现：上腹部饱胀感、恶心、呕吐。体征：上腹部压痛，振水音阳性，肠鸣音减弱。病人多于术后数日内停止胃肠减压、进食流质或由流质饮食改为半流质饮食后出现上腹饱胀不适、恶心、呕吐或顽固性呃逆等症状。一般疼痛不明显，进食后呕吐出大量胃内容物，可含有或不含有胆汁，呕吐后症状暂时缓解。胃肠减压抽出大量液体，每日可达1000~3000ml。患者可正常排气、排便，胃振水音阳性。

病例简介-颈椎病

1. （1）疼痛：与疾病有关。

（2）躯体移动障碍：与术后活动受限有关。

（3）焦虑：与担心术后康复程度有关。

（4）低效性呼吸形态：与咳痰无力有关。

（5）潜在并发症：肺部感染、泌尿系感染。

（6）知识缺乏：缺乏对术前、术后锻炼与活动方面的知识。

2. （1）术后体位指导：手术后应保持颈椎中立位，仰卧时应当使用低枕，或用1~4块柔软的厚毛巾叠起做枕头；侧卧时，头部垫枕头，保持颈部平直。

（2）饮食指导：术后鼓励患者多饮水，术后进流食或半流食，待疼痛减轻后改为普食，多食蔬菜、水果、高纤维素和高蛋白质饮食，保持大便通畅。

（3）心理指导：通过疾病相关知识宣教，增加患者康复信心，鼓励患者术后配合治疗及功能锻炼，根据自身的情况完成锻炼，要长期坚持，不依赖他人帮助。

（4）指导功能锻炼：握力练习、上肢肌力练习、深呼吸练习、踝泵练习、直腿抬高练习、正确坐起训练、站立及平衡练习、颈部抗阻肌力练习。

（5）指导正确佩戴围领方法及时间。

3. (1) 临床表现：慢性起病，外伤后加重；四肢麻木无力、活动不灵活，上肢持筷、系扣困难，下肢行走不便、步态不稳、踩棉花感、瘫痪；胸腹部束带感；括约肌功能障碍：尿频、尿急、排尿无力、尿不尽感、尿失禁及尿潴留。

(2) 病理征：Hoffmann 征；Rossolimo 征；Babinski 征；Chaddock 征。

病例简介-右胫腓骨骨折、踝关节骨折

1. (1) 石膏固定需将患肢抬高以减轻肿胀，足跟悬空可防止受压。保持外展中立位，防止足下垂及足外旋。

(2) 保持石膏清洁，防止污染。防止石膏断裂，刚固定好石膏时尽量避免搬运。

(3) 注意石膏固定肢体的保暖，防止冻伤。每日按摩石膏边缘及受压部位皮肤，促进局部血液循环，防止压疮。

(4) 石膏末端暴露肢体保持清洁，注意观察末梢血液循环及活动度，足背动脉搏动情况，发现异常及时通知医生。严格交接班，防止肢体缺血坏死及骨筋膜室综合征发生。

(5) 定时翻身更换体位，保持床单位清洁干燥，预防压疮。

(6) 如石膏内出现瘙痒等情况，嘱患者勿使用硬物搔抓以免损伤皮肤引起感染。

(7) 如出现神经压迫及出血等情况应及时报告医生妥善处理。

(8) 注意摄入纤维素含量高的食物预防便秘。

(9) 鼓励患者进行石膏近端及远端关节的活动，指导患者进行肌肉等长收缩练习，股四头肌练习及踝泵练习以促进血液循环。

2. (1) 评估患者的疼痛性质、程度、部位及出现时间，患者对疼痛的应对方法，影响疼痛的因素和病人对疼痛的耐受力。

(2) 在疼痛加重前，遵医嘱给患者使用止痛药，注意观察用药后的作用及副作用。

(3) 在病情允许的条件下，协助患者采取舒适的卧位。

(4) 在进行使疼痛加重的操作，如换药前，遵医嘱给患者使用止痛药以增强患者耐受疼痛的能力。

(5) 使用非药物措施减轻疼痛（分散注意力以减轻疼痛）。

(6) 耐心听取患者的主诉，表示同情和理解，并鼓励家属理解其疼痛，并给予适当的关心。

(7) 向患者说明止痛药药效时间，减少患者对成瘾的恐惧。

(8) 记录患者对减轻疼痛措施的反应。

3. (1) 抬高患肢高于心脏水平面，促进静脉回流，减轻肿胀。

(2) 骨突处可垫棉垫，使患者舒适，预防压疮。

(3) 注意观察患肢肿胀情况，重视患者主诉。

(4) 如有张力性水疱，小水疱可自行吸收，大水疱需用无菌注射器抽吸水泡内液体后消毒，注意防止破损处摩擦抓挠，保持局部皮肤清洁干燥。遵医嘱可进行局部烤灯促进皮肤干燥，但要避免烫伤。

(5) 督促患者做膝关节及趾间关节运动，以促进血液循环，减轻水肿，促进功能

恢复。

(6) 遵医嘱可给予甘露醇等脱水利尿药物以减轻水肿。

病例简介-髋关节置换

1. 左股骨颈骨折

2.（1）疼痛：与手术有关。

（2）自理缺陷：与术后卧床、活动受限有关。

（3）潜在并发症：下肢静脉血栓形成。

（4）知识缺乏：缺乏对术前、术后锻炼，注意事项与自理活动方面的知识。

（5）有跌倒的危险：与患者需持拐下床活动，高龄，高血压病史，术后贫血有关。

3.（1）评估患者的行为能力，日常生活活动状态，每天的活动量。

（2）评估皮肤的完整性，有无压红，局部组织淤血等。

（3）协助卧床患者洗漱、进食、排泄及个人卫生活动等。

（4）移动患者躯体时，动作稳、准，以免加重肢体损伤。

（5）告知患者康复过程，使患者心中有数，增强自理信心，并逐渐增加自理能力。

（6）鼓励患者做力所能及的自我活动。

（7）指导并协助患者进行功能锻炼。

（8）每30～60分钟巡视一次，呼叫器放在易取处，加强沟通，随时了解患者的需求并给予预见性的护理。

病例简介-膝关节置换

1.（1）疼痛：与手术有关。

（2）知识缺乏：缺乏对术后注意事项及功能锻炼相关知识的了解。

（3）焦虑：与担心术后康复程度及能否下地活动有关。

（4）躯体移动障碍：与术后活动受限有关。

（5）自理缺陷：与术后卧床、活动受限有关。

（6）潜在并发症：下肢静脉血栓形成。

（7）营养失调：低于机体需要量 与术后止疼药对胃的副作用导致进食量少及伤口失血有关。

2.（1）术后观察患肢皮肤颜色是否青紫；皮肤温度是否较健侧低；触诊患肢足背动脉搏动情况是否正常；患肢肿胀情况。

（2）血运异常现象：患肢皮肤颜色青紫，皮温低，足背动脉搏动消失，患肢肿胀等。

3.（1）主动康复内容：①踝泵练习，预防深静脉血栓；②股四头肌收缩练习，预防肌肉萎缩；③深呼吸练习：预防坠积性肺炎；④练习上肢力量：预防肌肉萎缩，为后期使用拐杖做准备。

（2）被动康复内容：膝关节屈曲练习，预防术区肌肉粘连，恢复关节功能。

病例简介-下肢深静脉血栓

1. 左下肢肿胀，疼痛，皮肤颜色改变，皮肤温度增高。
2. 突发性、难纠正、持续性的低氧血症，伴随胸痛，胸闷，呼吸困难，晕厥等症状。
3. 观察口腔黏膜，牙龈，皮肤有无出血，消化道出血：呕血，便血，颅内出血：意识状态，四肢肌力改变，头痛等症状。

病例简介-脊髓损伤

1. （1）自理能力缺陷：与双下肢瘫痪有关。
（2）有受伤的危险：与双下肢运动障碍及产后抑郁有关。
（3）有皮肤完整性受损危险：与双下肢感觉运动障碍有关。
（4）有体液不足的危险：与物理降温后大量出汗有关。
（5）知识缺乏：缺乏疾病康复知识。
（6）焦虑：与产后抑郁有关。
2. （1）每两小时翻身一次，必要时使用防压疮气垫。
（2）出汗及大小便后及时擦洗、更换衣物，保持皮肤清洁干燥。
（3）协助、指导正确佩戴支具。
（4）更换体位时动作轻柔。
（5）交接班床旁察看皮肤。

病例简介-肾结石

1. B超、腹部平片，必要时行静脉肾盂造影或CT。
2. （1）疼痛：与手术对肾和组织的损伤及引流管的位置有关
（2）潜在并发症：感染
（3）知识缺乏：缺乏对术后锻炼与活动方面的知识
3. （1）疼痛护理措施：①评估疼痛性质、部位、等级、起始和持续时间，发作规律、伴随症状和相关因素；②对能降低疼痛耐受性的因素进行评估；③然后设法去除或减少疼痛加重的因素；④与病人共同研究确定方法来减轻疼痛；⑤协助病人开始使用恰当、无创的解除疼痛的措施，如松弛法，皮肤刺激法等；⑥帮助病人使用镇痛剂以达到满意的效果；⑦协助家属对病人的疼痛做出积极的反应。

（2）潜在并发症：感染的护理措施：①评估病人的尿管和肾造瘘管引流液的颜色和量；②指导并协助病人在卧床和活动时能保持引流管的通畅和妥善固定；③每日行会阴部擦洗并观察有无异常分泌物；④伤口换药时严格遵循无菌原则；⑤告知病人多饮水，每日大于3000ml，可有效冲洗尿道预防感染；⑥遵医嘱按时按量行抗生素预防治疗；⑦定时评估病人生命体征和主诉，及时发现感染征兆

（3）知识缺乏的护理措施①评估病人对疾病、健康、手术过程的了解程度；②与其他参与照顾的人员进行沟通，以便满足病人的需要，并为其提供连续性的护理照顾；③对病人及家属手术后可遇到的事项作床边指导；④现场宣教并发放简单易懂的图文并

茂的宣教材料；⑤请患者及家属与肾结石术后的患者进行面对面的交流，打消疑虑；⑥简单解释医院的其他规章制度。

病例简介-心脏瓣膜病

1.（1）华法林每晚八点服用，剂量遵医嘱。如忘记服华法林，应尽快补服；但如果已超过12小时，则不要再服用，下次只需继续按正常剂量规律服药。

（2）该药存在累积效应，长期服药者即使已经稳定，一定时间后仍可能出现波动，故凝血指标稳定后每月至少复查凝血功能一次。

（3）华法林的主要副作用是延长凝血时间，出现皮肤黏膜出血及大小便带血时及时就诊，调整华法林剂量。

（4）华法林药效不足，就可能引发血栓复发，如出现呼吸急促、呼吸困难、吞咽困难、胸痛、腹痛、手脚疼痛（多为下肢胀痛）、眩晕等症状应及时就诊，明确原因。

（5）服药期间注意饮食请保持原有的饮食习惯。不要自己随意补充含有维生素K的营养素类的药物或保健品，因为维生素K会降低华法林的治疗效果。

（6）生活中注意自身保护：①尽量使用柔软的牙刷，牙线或牙签；②使用锐器（如刀、叉、针、剃毛刀、指甲刀等）时注意不要伤到自己；③注意避免参加剧烈的体育运动或易发生损伤的其他活动。如发生头部或身体其他部位的严重外伤，尽快到医院就诊做相关检查；④连续多日炎热天气时需要小心，因华法林的抗凝作用可能会增强。

2. 关注自己身体有无下列出血情况：眼结膜出血、皮肤淤斑、青紫和出血点，牙龈出血、鼻出血、大便带血或呈黑便，小便带血或呈红色或暗棕色等。

3.（1）心理护理，消除病人焦虑、恐惧情绪，给予必要的解释和安慰。

（2）床旁行心电监护，评估心率及心律情况，如有异常及时通知医生。

（3）遵医嘱给予抗心律失常药物并观察疗效及副作用。

（4）观察病人电解质情况，尤其是血清钾的数值。

（5）准备好抢救设备。

病例简介-食管癌术后肺不张

1. 这名患者可能会出现术后并发症"肺不张"。护理措施：①将氧气雾化面罩改为超声大雾化吸入，进一步增加湿化效果，稀释痰液，以利于痰液咳出；②增加拍背次数，由每次雾化吸入后拍背Qid改为拍背Prn，运用刺激气管咳痰法协助病人咳嗽；③每次协助排痰前，评估病人疼痛情况，将疼痛控制在病人能耐受的范围，并注意咳嗽期间的伤口保护，减轻疼痛；④床头抬高30°角，有利于呼吸；⑤保持口腔湿润，协助漱口Prn，口唇涂润唇膏；⑥遵医嘱补液并给予静脉化痰药物，保证液体入量；⑦注重与家属和病人沟通，强调咳痰的重要性，取得配合；⑧多鼓励患者，减轻紧张情绪，树立信心；⑨肺部听诊，记录病人每次排痰情况，异常时及时与医师沟通处理；⑩注意观察病人的胸片情况，必要时协助医师进行气管镜吸痰。

2.（1）评估疼痛性质、部位、程度、起始和持续时间及伴随症状和相关因素。

（2）运用疼痛评估量表对疼痛进行评估，评分为6分时，必须积极与医师沟通给予止痛剂。

（3）活动、翻身、咳嗽时注意伤口的保护，胸部给予弹力绷带包扎。

（4）告知病人自我保护的技巧、方法以减轻疼痛。

（5）协助病人使用恰当、无创的解除疼痛的措施。

（6）协助家属对病人的疼痛做出积极的反应。

（7）将疼痛控制在病人能耐受的范围，以便配合术后的咳嗽、活动等。

3.（1）反复强调各种管路的保护知识及发生意外时的处理方法，并做好固定，防止脱管。

（2）加强巡视，每30～60分钟一次，及时满足病人的需要。

（3）备好呼叫器，便于病人有事随时呼叫护士。

（4）协助病人洗漱、更衣，指导病人使用起床绳起卧并使用移动输液架助行。

（5）告知病人活动的注意事项，避免跌倒、脱管等意外发生。

（6）告知病人康复过程，使病人心中有数，增强自理信心，并逐渐增加自理能力。

（7）鼓励病人做力所能及的活动，逐步增加自我管理能力。

（8）介绍术后同类带管病人与其交流，现身说法，增加说服力。

病例简介-肩袖撕裂

1. 疼痛弧；外展抗阻痛；Neer's sign；改良 Neer's sign；Jobe's Test。

2.（1）术后第一天："张手握拳"练习，即用力、缓慢、尽可能张开手掌，保持2秒，用力握拳2秒，反复进行，在不增加疼痛的前提下尽可能多做。对于促进循环、消退肿胀、防止深静脉血栓具有重要意义。

（2）术后第二天：继续以上练习。

（3）术后第三天：继续以上练习。并由医生决定是否开始：①"摆动练习"：每个方向每日做2～3组，每组20～30次；②"耸肩"练习：每小时1组，每组5分钟；③"扩胸"练习：每小时1组，每组5分钟；④"含胸"练习：每小时1组，每组5分钟。

3.（1）知识缺乏：缺乏术后康复知识；护理措施：①了解患者的文化程度，评估患者学习能力；②合理安排讲授的内容，使其适量并易于接受；③向患者及家属讲解功能锻炼的重要性及注意事项；④使用各种方法提供信息，如图片、书面材料、视频等，使患者尽快掌握知识；⑤在患者理解的基础上，让患者重复有关的重要内容，直至理解和掌握。

（2）焦虑：与第二天手术有关。护理措施：①责任护士给患者足够的信心与鼓励，给患者讲成功的案例，树立信心；②给患者讲解缓解紧张情绪的方法，例如阅读喜欢的书籍，做深呼吸等；③护士和主管医生共同到患者床旁，让患者感到医护之间沟通顺畅，医护会共同解决患者问题；④告知患者大概的手术时间，让患者做好心理准备；⑤告知患者家属可以来院陪护的时间，减少患者担心；⑥评估患者焦虑程度，术前当晚可适当予药物；⑦告知患者术后有多种止疼方法，让患者了解疼痛是可以控制的。

（3）部分生活自理缺陷：与患者术后肩关节支具固定有关；护理措施：①评估患者

自理障碍的程度;②加强与患者沟通,了解患者日常生活习惯,为患者做好各项生活护理;③勤巡视病房,协助患者进餐、饭前洗手,大小便等,满足患者生活需要;④把日常生活用品放在患者易取之处;⑤做好晨晚间护理,及时更换被污染的用物,保持床单位及病室清洁。

(4) 疼痛:与手术切口有关;护理措施:①评估疼痛的原因,观察疼痛的部位、性质、强度、持续时间及病情变化;②向患者讲解疼痛的原因,疼痛与精神因素的关系,选择有效的应对方法,如与患者聊天、听音乐等分散其注意力;③减少可以增加疼痛的因素,倾听患者对疼痛的描述,控制周围环境因素,如噪声、光线;④必要时通知医生,给予止痛药物。

(5) PC:感染与手术切口有关;护理措施:①保持伤口敷料清洁干燥,如有渗出要及时通知医生给予换药;②注意观察患者体温变化,若体温明显升高、伤口疼痛时,应及时通知医生结合伤口情况判断并处理;③保证换药室清洁,每天定时进行紫外线消毒;④观察静脉输液时手部穿刺点情况。

病例简介-盆底器官膨出

1. 阴道前壁脱垂Ⅳ期、子宫脱垂Ⅱ期。
2. (1) 遵医嘱予1:5000的高锰酸钾溶液坐浴。
(2) 遵医嘱予碘伏溶液冲洗外阴及阴道。
(3) 遵医嘱给予小剂量雌激素软膏涂抹溃疡表面。
(4) 注意患者大、小便后会阴的清洁,嘱患者勤更换内裤。
3. (1) 活动指导:嘱患者尽量卧床休息,减少站立活动的时间,自理活动可分阶段、分步骤进行,外出检查应用轮椅推送。
(2) 饮食指导:指导患者加强营养,进食高蛋白、高热量、高纤维素、含粗纤维食物,保持大便通畅,必要时遵医嘱应用大便软化剂。

病例简介-子痫前期(重度)

1. 妊娠20周后血压升高≥160/110mmHg;和(或)尿蛋白≥2+或24小时尿蛋白≥2.0g,并在产后12周血压恢复正常水平。和(或)伴有以下情况:血清肌酐>106μmmol/L;血小板<100×10^9/L;血LDH升高;血清ALT或AST升高;持续性头痛或其他脑神经或视觉障碍;持续性上腹不适。

2. 母体从上到下最常见的并发症包括:高血压脑病、子痫;急性左心衰;Hellp综合征;急性肾功能损伤等。子宫和胎儿最常见的并发症包括:胎盘早剥、胎儿宫内窘迫、胎死宫内等。

3. 硫酸镁中毒表现为膝腱反射减弱或消失,尿量每小时小于25ml或24小时小于600ml,呼吸每分钟小于16次。常常以膝腱反射减弱或消失为首要表现。

硫酸镁中毒解救主要用钙剂,常用10%葡萄糖酸钙或10%氯化钙稀释后缓慢静脉注射。以10%葡萄糖酸钙最常用,静脉注射时注意预防药液外渗。

病例简介-支原体肺炎

1.（1）此患儿是支原体肺炎。

（2）血沉检查、血液冷凝集反应、血清抗体检测，有条件者可行支原体培养。

2.（1）评估患儿的年龄、病情、发热时间、程度、伴随症状、意识状态及生命体征的变化。

（2）嘱患儿卧床休息。

（3）体温监测：体温在38～38.5℃时给予物理降温；体温在38.5℃以上时，遵医嘱药物降温；有高热惊厥病史患儿，体温达到38℃时，遵医嘱给予降温、镇静处理；高热患儿降温处理后1小时、2小时各测体温一次，观察患儿有无虚脱表现，之后每4小时测量体温一次。

（4）鼓励患儿多饮水，加强口腔护理。

（5）饮食与营养：给予高维生素、高蛋白、清淡、易消化的流质或半流质饮食。

（6）病情观察：观察患儿有无咳嗽、气促、鼻塞、发绀、脱水等表现；记录出入量，如有入量不足时，遵医嘱补液。

（7）待患儿完全康复后方可进行预防接种。

3.（1）体温过高：与疾病有关。

（2）清理呼吸道无效：与肺部感染、痰液无法及时排出有关。

（3）焦虑：与不适应医院环境、对医护人员恐惧有关。

（4）疼痛：与输液、注射等护理操作有关。

病例简介-新生儿高胆红素血症

1.诊断依据：患儿出生48小时后血清胆红素＞12.9mg/dl，此患儿为生后5天，血清胆红素为15.3mg/dl。

2.胆红素脑病在重症黄疸时可发生，与胆红素浓度、血脑屏障成熟度及缺氧、酸中毒、败血症、高热、低体温、低蛋白血症、低血糖等危险因素有关。在临床应注意观察患儿有无反应差、精神萎靡、厌食，初期肌张力低，继而易激惹、高声尖叫、呼吸困难、惊厥或角弓反张、肌张力增高等表现。

3.（1）遵医嘱给患儿进行蓝光照射治疗。

（2）蓝光箱温达30℃以上方可将患儿放入，为患儿戴好眼罩、手套，穿好袜子。

（3）裸体放入蓝光箱中，尿裤向下折，使皮肤尽量暴露，男婴注意保护睾丸不被照射。

（4）记录入蓝光箱时间及出蓝光箱时间。

（5）观察大便性质、颜色和量。

（6）观察尿量，哭闹时随时喂水。

（7）每小时记录箱温一次，每4小时测体温一次，体温大于38℃时给予物理降温，头枕凉水袋或洗温水浴。

（8）光疗过程中观察副作用，注意患儿有无呕吐、腹泻、皮疹、青铜症等，如出现烦躁不安、高热、皮疹、皮肤发花等情况及时通知医生。

(9) 复查胆红素时，应关闭蓝光灯或将患儿抱出蓝光箱后再取血。

病例简介-扁桃体炎

1. (1) 用压舌板轻压患者舌前 2/3 处，使舌背低下，嘱患者发"啊"声，评估扁桃体的大小。分三度：扁桃体不超过腭舌弓和腭咽弓为一度；扁桃体超过腭咽弓为二度；扁桃体超过中线为三度。

(2) 询问病史：有无咽痛及咽痛程度；有无睡眠呼吸障碍；有无吞咽和语言障碍。

2. (1) 疼痛：与扁桃体有关；依据：患者的主诉；患者表现出不适症状及保护性体位。

(2) 潜在并发症：出血；依据：扁桃体术后创面无缝合；扁桃体周围有丰富的血管。

(3) 潜在并发症：感染；依据：手术所致的组织创伤；口腔欠清洁。

3. (1) 观察体温、脉搏、呼吸、血压。

(2) 观察伤口疼痛程度，疼痛影响进食、睡眠、活动时，及时遵医嘱用药。

(3) 观察咽部渗血情况。如发现睡眠时有频繁吞咽动作（观察喉结活动）或有脉搏变快，分泌物为鲜血时应立即通知医生。指导患者口中有渗血及时吐出，以便观察出血量。

(4) 全麻术后 2 小时颈部冰袋冷敷止痛、止血。

(5) 指导患者局麻术后 3 小时进冷流食，全麻术后 6 小时后进冷流食。1~3 天进流食，3~7 天进半流食，7~14 天软食，术后 2 周内勿食过热、过硬及酸性食物，如酸奶、西红柿等。

(6) 指导患者手术当日安静休息，少说话，尽量避免咳嗽。

(7) 保持口腔清洁，术后第一天开始进食后漱口，早晚刷牙。

(8) 术后第一天开始鼓励患者多讲话、多漱口、多进食，以增强体力，防止伤口粘连、瘢痕挛缩、后遗咽异感症。

病例简介-青光眼

1. 浅前房，虹膜膨隆，房角狭窄，眼痛伴同侧头痛，视力减退，鼻根部酸胀恶心，睫状充血，角膜雾状混浊，眼压高。

2. (1) 疼痛：与眼压升高有关

(2) 自理能力缺陷：与视力障碍有关

(3) 便秘：与长期卧床、活动减少、精神紧张有关

3. (1) 疼痛护理措施：①评估疼痛性质、程度、持续时间以及规律；②密切监测患者眼压变化；③及时通知医生，遵医嘱给予降眼压治疗以及止痛药物，注意对药物的副作用进行观察；④讲解造成眼压升高的因素，如避免长时间在暗室停留、每次饮水量不超过 300ml。降低非病理性眼压升高的概率。

(2) 自理能力缺陷护理措施：①评估患者的行为能力、日常生活活动状态，每天的活动量；②协助卧床患者洗漱、进食、排泄及个人卫生活动等；③教会患者使用床旁呼

叫器，鼓励患者寻求帮助；④按照方便患者使用的原则，将常用物品固定位置摆放，活动空间不设置障碍物。

（3）便秘护理措施：①评估患者排便习惯以及形态，了解便秘的原因；②给予患者促进排便的饮食指导，多食粗纤维食物如菠菜、香蕉等；③鼓励患者下地活动，增加胃肠蠕动；④遵医嘱给予患者通便药物。

病例简介-眼外伤

1.（1）皮肤完整性受损：与爆炸伤导致皮肤损伤有关。

（2）部分自理能力受限：（进食、如厕、沐浴）：与视力障碍有关。

（3）有皮肤完整性受损的危险：与采取被迫体位有关。

2.（1）皮肤完整性受损护理措施：①评估皮肤破损的部位、程度；②及时清除破损处结痂，以促进伤口愈合；③每日用生理盐水清洁破损处皮肤并用无菌纱布覆盖；④必要时遵医嘱给予抗感染药物；⑤指导病人如何清洁面部。

（2）部分自理能力受限（进食、如厕、沐浴）护理措施：①评估病人的自理能力；②协助病人洗漱、进食、排泄及个人卫生；③教会病人使用床旁呼叫器，鼓励患者主动寻求帮助；④按照方便病人使用原则，将常用物品固定位置摆放，活动空间不设置障碍物；⑤鼓励病人做力所能及的自我活动。

（3）潜在并发症：压疮护理措施①评估患者的皮肤情况；②经常变换身体姿势，改变受压部位，避免皮肤长期受压；③保持床单位的整洁，及时更换污染的病号服，减少对皮肤的不良刺激；④加强营养，增加抵抗力；⑤长时间受压处可用用具保护。

病例简介-天疱疮

1.（1）治疗原则：一是治疗适应证掌握是否准确；二是品种及给药方案选用是否正确、合理。

（2）注意事项：应用过程中要监测糖皮质激素的不良反应，如感染、代谢紊乱（水电解质、血糖、血脂）、体重增加、出血倾向、血压异常、骨质疏松、股骨头坏死等，小儿应监测生长和发育情况。糖皮质激素减量应在严密观察病情与糖皮质激素反应的前提下进行个体化处理，要注意可能出现以下现象：①停药反应：长期中或大剂量使用糖皮质激素时，减量过快或突然停用可出现肾上腺皮质功能减退样症状。轻者表现为精神萎靡、乏力、食欲减退、关节和肌肉疼痛，重者可出现发热、恶心、呕吐、低血压等，危重者甚至发生肾上腺皮质危象，需及时抢救；②反跳现象：在长期使用糖皮质激素时，减量过快或突然停用可使原发病复发或加重，此时应恢复糖皮质激素治疗并常需加大剂量，稳定后再慢慢减量。

2.（1）疼痛：与大面积糜烂或继发感染有关。

（2）PC：感染：与皮肤破损，应用糖皮质激素有关。

（3）皮肤完整性受损：与本病所致皮肤黏膜受损有关。

（4）营养缺乏：与疾病造成口腔黏膜糜烂，影响进食有关。

3.（1）限制探视，房间定时通风每日 2 次，每次大于 30 分钟。每日紫外线消毒

1小时。

（2）监测生命体征，特别是体温变化。遵医嘱定期监测血常规，观察皮损部位有无溢脓或发臭。

（3）水疱、大疱有破损情况下应使用经过高压灭菌处理的被服，并保证及时更换。

（4）经消毒后抽吸疱液，无菌纱布加压包扎，大疱破裂情况下应及时清除痂皮和污物，涂抹抗感染药膏。

（5）根据皮损细菌培养，药敏结果，遵医嘱给予敏感抗生素。

（6）加强营养，增强机体抵抗力。

附录

1. 临床常用检验正常值

	项目		正常值
肝脏疾病检查	丙氨酸氨基转移酶	ALT	男 9~50U/L 女 7~40U/L
	天冬氨酸氨基转移酶	AST	男 15~40U/L 女 13~35U/L
	γ-谷氨酰基转移酶	GGT	男 10~60U/L 女 7~45U/L
	拟胆碱酯酶	PCHE	203~460U/L
	碱性磷酸酶	ALP	男 45~125U/L 女 35~100U/L
	亮氨酸氨基肽酶	LAP	30~70U/L
	总胆红素	TBIL	3.4~20.5μmol/L（常规） 3~22.0μmol/L（急诊）
	直接胆红素	DBIL	0~5.2μmol/L
	总胆汁酸	TBA	0~10μmol/L
	总蛋白	TP	65~85g/L
	白蛋白	ALB	40~55g/L
	血清蛋白电泳	SPEP	白蛋白 57.2%~69.3% α_1-球蛋白 1.2%~3.2% α_2-球蛋白 3.8%~8.4% β-球蛋白 5.4%~11.4% γ-球蛋白 13.4%~22.0%
	Ⅳ型胶原	CGⅣ	<140ng/ml
	前白蛋白	PA	180~400mg/L
	血氨	NH$_3$	9~47μmol/L
肾脏疾病检查	肌酐	Cr	血清 53~130μmol/L 尿液 8.4~17.2mmol/24h
	尿素	BUN	2.9~7.5mmol/L（常规） 2.5~7.5mmol/L（急诊）
	尿酸	UA	血清 140~420μmol/L 尿液 1.5~4.5mmol/24h
	尿 N-乙酰-β-D 氨基葡萄糖苷酶	NAG	0.7~11.2U/ml
	肌酐清除率	Ccr	80~120ml/min
	β_2 微球蛋白	β_2-MG	血清 670~1320ng/ml 尿液 30~140ng/ml

续表

	项目		正常值
心肌损伤标志物检查	乳酸脱氢酶	LDH	血清 109～245U/L
	乳酸脱氢酶同工酶		LD_1 25.5～30.5%
			LD_2 32.8～40.8%
			LD_3 18.8～25%
			LD_4 5.9～9.9%
			LD_5 2.8～6.2%
	α-羟丁酸脱氢酶	α-HBDH	70～190U/L
	肌酸激酶	CK	30～170U/L
	肌酸激酶同工酶（MB）	CK-MB	0～24U/L
	肌酸激酶同工酶（电泳）		CK-MM 97%～100%
			CK-MB 0%～3%
			CK-BB 0
	肌钙蛋白 T	TnT	＜0.1ng/ml
	肌红蛋白	Mb	男 28～72ng/ml
			女 25～58ng/ml
血脂检查	总胆固醇	TC	2.9～5.7mmol/L
	甘油三酯	TG	0.45～1.8mmol/L
	高密度脂蛋白胆固醇	HDL-C	0.78～2.08mmol/L
	低密度脂蛋白胆固醇	LDL-C	＜3.62mmol/L
	载脂蛋白-AⅠ	Apo-AⅠ	1200～1900mg/L
	载脂蛋白-B	Apo-B	750～1500mg/L
	脂蛋白（a）	Lp（a）	＜300mg/L
	载脂蛋白-AⅡ	Apo-AⅡ	250～360mg/L
	载脂蛋白-CⅡ	Apo-CⅡ	22～44mg/L
	载脂蛋白-CⅢ	Apo-CⅢ	45～195mg/L
	载脂蛋白 E	Apo-E	29～53mg/L
	超敏 C 反应蛋白	US-CRP	0～3mg/L
糖代谢检查	葡萄糖	GLU	3.9～6.1mmol/L
	葡萄糖耐量试验	OGTT	空腹 3.6～6.1mmol/L
			120min ＜7.8mmol/L
	糖化血红蛋白	HbA1C	4.7%～6.0%
胰腺外分泌功能检查	脂肪酶	LPS	23～300U/L
	淀粉酶	AMY	血清 30～110U/L
			尿液 32～641U/L

续表

	项目		正常值
体液平衡与酸碱平衡紊乱	钾	K	血清 3.5~5.5mmol/L 尿液 51~102mmol/24h
	钠	Na	血清 135~145mmol/L 尿液 130~260mmol/24h
	氯	Cl	血清 96~106mmol/L 尿液 170~250mmol/24h
	二氧化碳结合力	CO_2CP	25~32mmol/L
贫血的生化检查	铁	Fe	男 7.9~35mmol/L 女 5.2~30mmol/L
	叶酸	FA	5.3~14.4 ng/ml
	维生素 B_{12}	$VitB_{12}$	187~1059pg/ml
	总铁结合力	TIBC	男 46.4~69.6μmol/L 女 37.5~60.7μmol/L
	不饱和铁结合力	UIBC	男 31~48μmol/L 女 35~48μmol/L
	转铁蛋白	TF	212~360mg/dl
	铁蛋白	SF	男性 20~400ng/ml 女性 8~140ng/ml
免疫功能的检查	免疫球蛋白 G	IgG	血清 96.94~16.18g/L CSF IgG 0.048~0.0586g/L
	免疫球蛋白 A	IgA	0.7~3.8g/L
	免疫球蛋白 M	IgM	0.60~2.63g/L
	免疫球蛋白 E	IgE	<100IU/ml
	补体 C3	C3	0.85~2.00g/L
	补体 C4	C4	0.12~0.40g/L
	总补体活性测定	CH50	23~46 IU/ml
感染免疫的检查	甲型肝炎抗体 IgM	HAV-IgM	0~1
	乙型肝炎表面抗原	HBsAg	阴性（0~1）
	乙型肝炎表面抗体	Anti-HBs	阴性 0-10IU/L
	乙型肝炎 e 抗原	HBeAg	阴性（0~1）
	乙型肝炎 e 抗体	Anti-HBe	阴性（>1）
	乙型肝炎核心抗体	Anti-HBc	阴性（>1）
	丙型肝炎抗体	Anti-HCV	阴性
	戊型肝炎抗体（IgM）	Anti-HEV-IgM	阴性
	快速梅毒血浆反应素试验	RPR	阴性

续表

	项目		正常值
感染免疫的检查	梅毒螺旋体颗粒凝集实验	TPPA	阴性
	艾滋病抗体初筛		阴性
	EB病毒抗体（IgM）	Anti-EBV-IgM	阴性（ISR≤0.90）
	C反应蛋白	CRP	0~0.8mg/dl
肿瘤标志物的检查	甲胎蛋白	AFP	<20ng/ml
	癌胚抗原	CEA	<5ng/ml
激素的检查	甲状旁腺激素	PTH	15~65pg/ml
	促肾上腺皮质激素	ACTH	7.2~63.3pg/ml
	促甲状腺素	TSH	0.55~4.78 uIu/ml
	游离三碘甲状腺原氨酸	FT3	2.3~4.2 pg/ml
	游离甲状腺素	FT4	0.89~1.80 ng/ml
血栓与止血检查	国际标准比率	INR	0.8~1.2
	凝血酶原活动度	A	80~150%
	凝血酶原时间	PT	8.8~12.8s
	活化部分凝血活酶时间	APTT	APTT 28~42s 比率（R）0.8~1.2
	纤维蛋白原定量	FIB	2.0~4.4g/L
	凝血酶时间	TT	TT 12~18s 比率（R）0.8~1.2
	D-二聚体	D-Dimer	<0.3μg/ml
血流变检查	血小板聚集试验	PAgT	22%~52%
	血小板黏附实验	PAdT	28%~55%
血常规	红细胞	RBC	男 4.3~5.8×10^{12}/L 女 3.8~5.1×10^{12}/L
	平均红细胞体积	MCV	80~100fl
	平均血红蛋白含量	MCH	27~34pg
	平均血红蛋白浓度	MCHC	316~354g/L
	红细胞分布宽度 CV	RDW-CV	11%~15%
	血红蛋白	HGB	男 130~175g/L 女 115~150g/L
	红细胞压积	HCT	男 0.40~0.50 女 0.35~0.45
	血小板	PLT	125~350×10^9/L
	血小板压积	PCT	0.17%~0.35%
	白细胞	WBC	3.5~9.5×10^9/L

续表

	项目	正常值
血常规	淋巴细胞百分数	20%~50%
	淋巴细胞绝对值	$1.1~3.2×10^9$/L
	中性粒细胞百分数	40%~75%
	中性粒细胞绝对值	$2.0~7.0×10^9$/L
	嗜酸性粒细胞百分数	0.4~8.0%
	嗜酸性粒细胞绝对值	$0.02~0.5×10^9$/L
	嗜碱性粒细胞百分数	0%~1%
	嗜碱性粒细胞绝对值	$0~0.06×10^9$/L
	单核细胞百分数	3%~10%
	单核细胞绝对值	$0.1~0.6×10^9$/L
	红细胞沉降率测定　　ESR	男 0~15mm/h 女 0~20mm/h
	网织红细胞计数　　Ret	儿童、成人 0.5%~1.5%；新生儿 2%~6%
尿液检查	红细胞数	0~25 个/UL
	白细胞数	0~30 个/UL
	管型（透明）	0~2.5 个/UL
	尿胆原	+-
	24 小时尿蛋白定量	<150mg/24h
	尿钙定性	阴性
粪便检查	便常规	成人黄褐色软便，婴儿较稀软，可呈黄色或金黄色。显微镜检查无红细胞、不见或偶见白细胞、无寄生虫卵、可见少量食物残渣
	粪便隐血试验 OB	阴性

备注：正常值范围与实验室所用试剂种类有关

2. 英文缩略语表

缩写	英文全称	中文名称
ARDS	Acute respiratory distress syndrome	急性呼吸窘迫综合征
BMI	Body mass index	体重指数
BP	Blood pressure	血压
CAG	Coronary arteriongraphy	冠状动脉造影
CCU	Coronary care unit	冠心病监护病房
COPD	Chronic obstructive pulmonary emphysema	慢性阻塞性肺气肿
CVP	Central venous pressure	中心静脉压
ECMO	Extracorporeal membrane oxygenation	体外膜肺氧和
FiO2	Fraction of inspired oxygen	吸入氧浓度
H	Height	身高
HR	Heart rate	心率
ICU	Intensive Care Unit	重症加强护理病房
LAD	left anterior descending artery	左冠状动脉前降支
LCX	Left circumflex artery	左冠状动脉回旋支
LM	Left main coronary artery	左冠状动脉主干
LVEF	Left ventricular ejection fraction	左心室射血分数
PCI	percutaneous coronary intervention	经皮冠状动脉介入治疗
PEEP	end expiratory positive pressure	呼气末正压
PICC	Peripherally inserted central catheters	经外周置入的中心静脉导管
P	Pulse	脉搏
RCA	Right coronary	右冠状动脉
R	Respiration	呼吸
SLE	systemic lupus erythematosus	系统性红斑狼疮
T	Temperature	体温
TV	Tidal volume	潮气量
W	Weight	体重

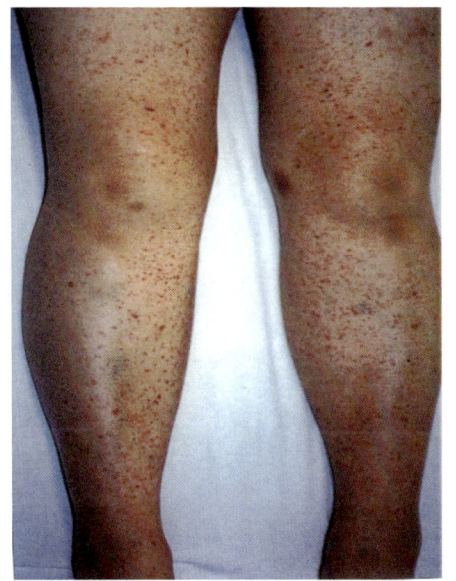
彩图 1

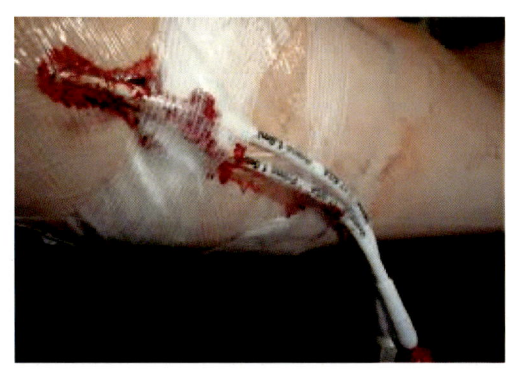
彩图 2

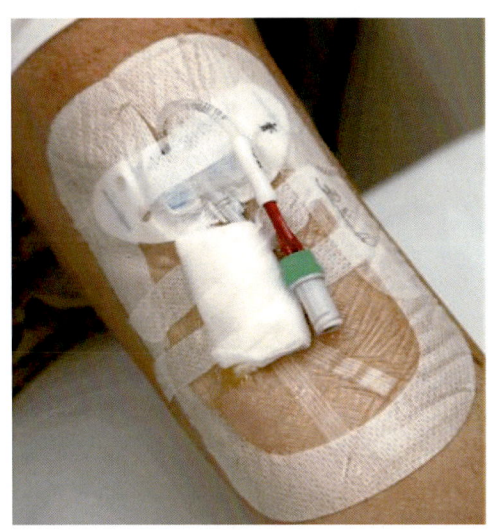
彩图 3

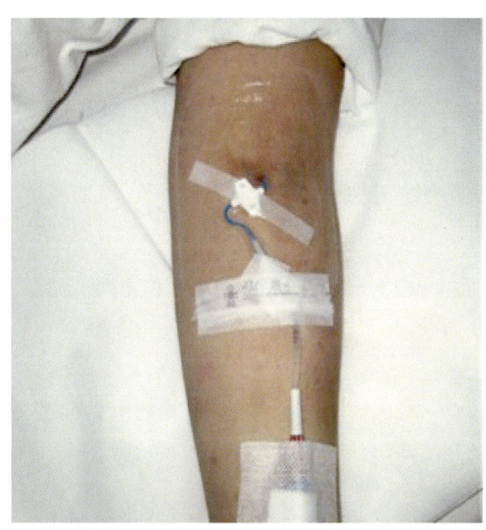
彩图 4

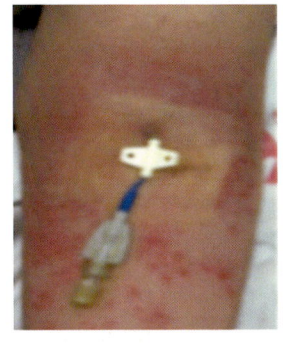
彩图 5

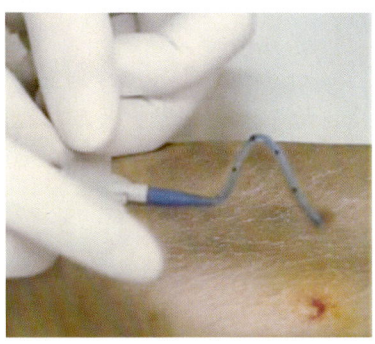
彩图 6

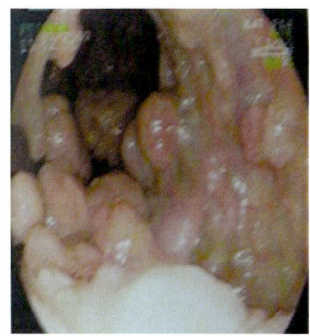
彩图 7

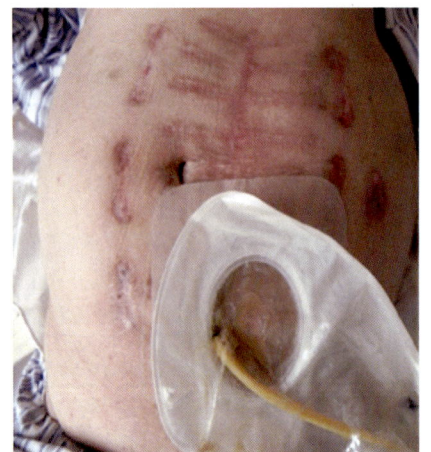

彩图 8

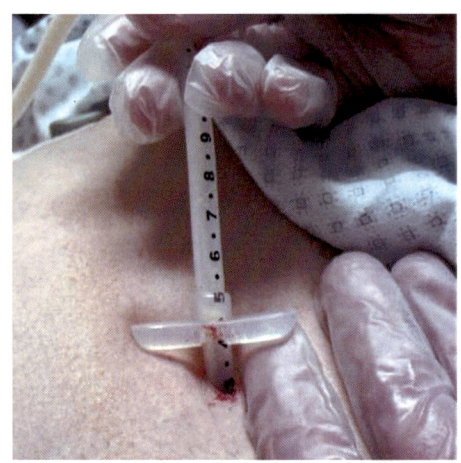

彩图 9

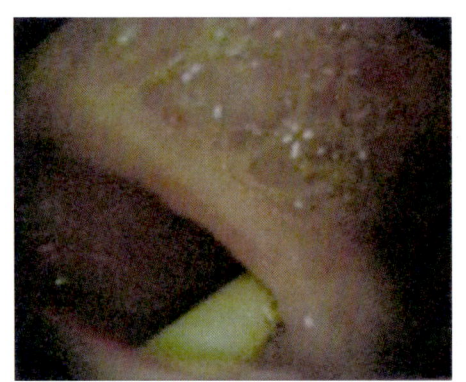

彩图 10

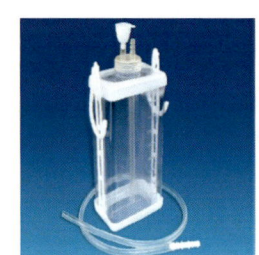

彩图 11

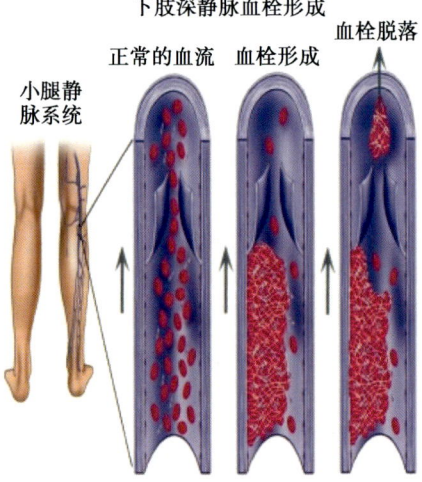

彩图 12

术前 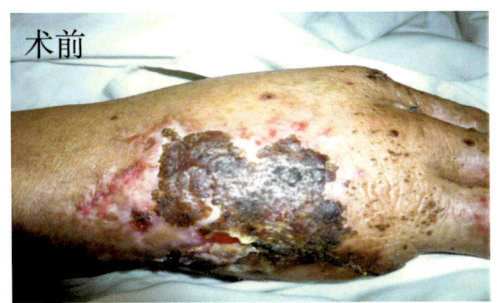 术后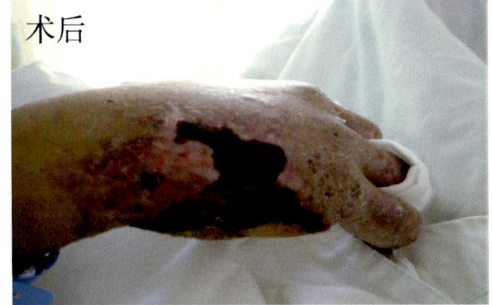

彩图 13

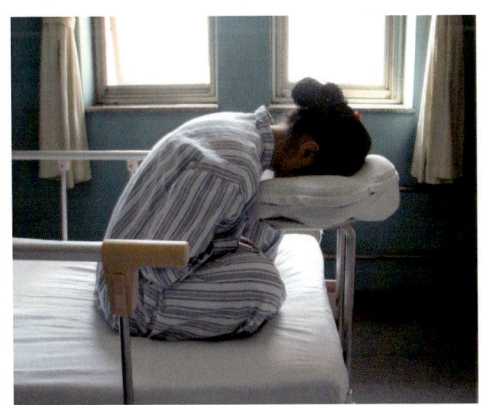 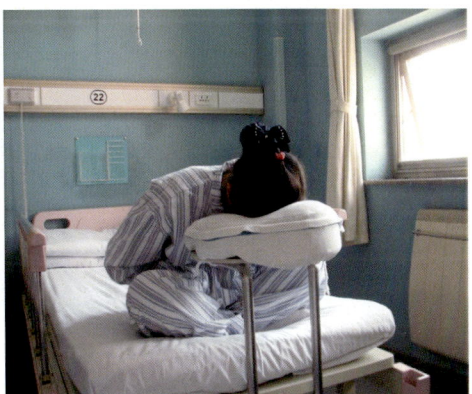

彩图 14

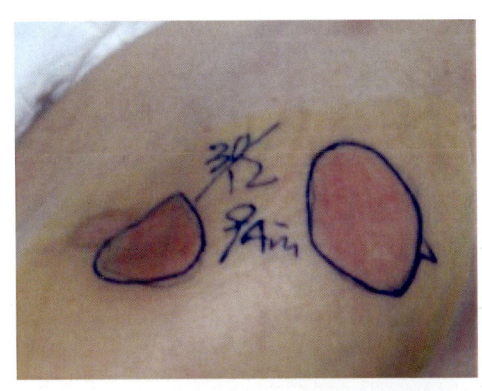 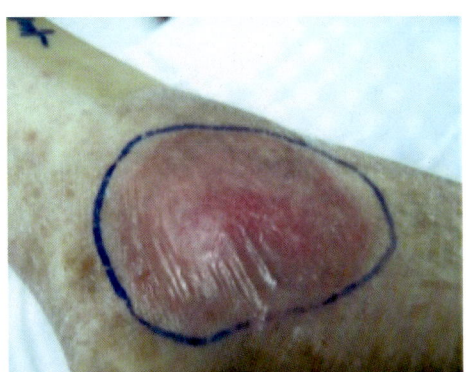
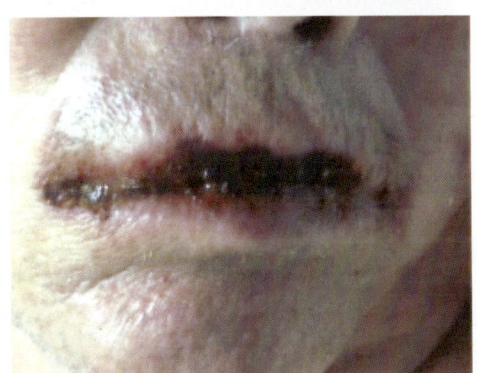 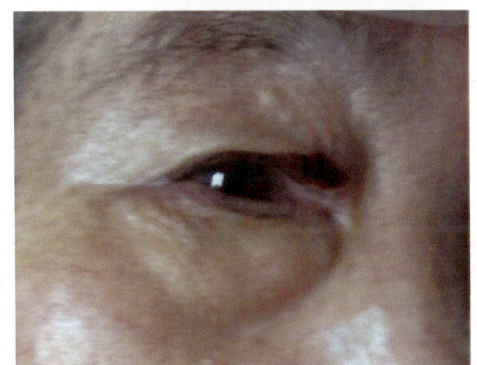

彩图 15

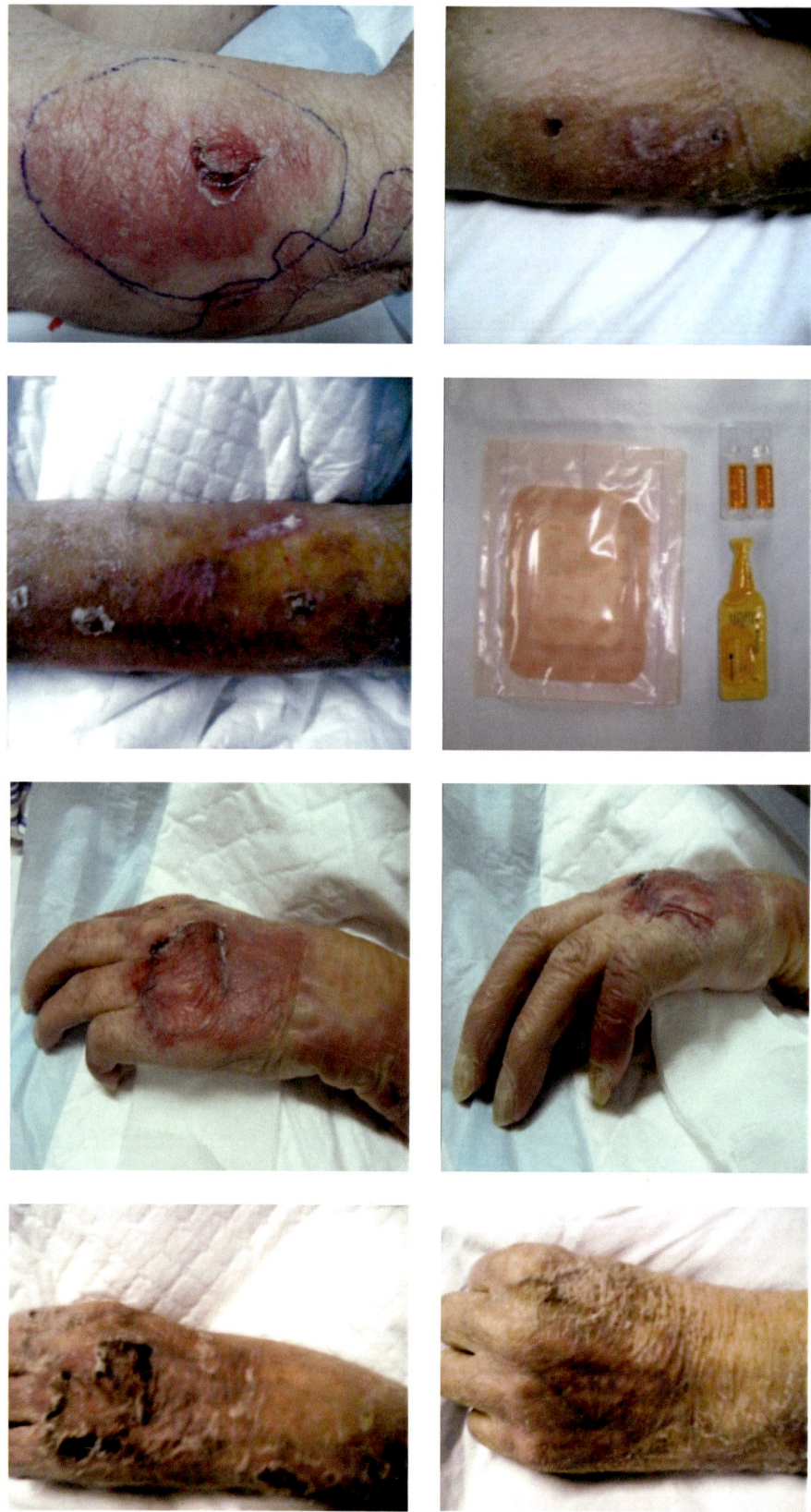

彩图 16